認知行動療法・薬物療法併用ガイドブック

エビデンスベイスト・アプローチ

ドナ・M・スダック 著
貝谷久宣 監訳

Combining CBT and Medication:
An Evidence-Based Approach

Donna M. Sudak　Kaiya Hisanobu

金剛出版

Combining CBT and Medication
An Evidence-Based Approach
by Donna M. Sudak

Copyright © 2011 by John Wiley & Sons, Inc.
All rights reserved.
Japanese translation published by arrangement with
John Wiley & Sons International Rights Inc.
through The English Agency(Japan)Ltd.

序　文

　通常みられる精神疾患には，さまざまな治療法がある。しかし残念ながら，薬物療法か心理療法か，あるいは両方を用いるかを明確に判断できるだけのエビデンスには乏しい。研究では認知行動療法（CBT）や薬物療法が精神疾患の諸症状に効果的とされているが，患者ごとに疾病の治療と維持療法に最適な治療の実施順や組み合わせを決定するには，エビデンスが不十分である。精神疾患は蔓延しており，苦痛で治療費も高額に上るため，完治状態を持続させることが患者にとっての幸福となる。治療を開始して患者の症状が安定すると，治療の中止時期や中止方法，中止順を決定することがさらに困難になる。

　また，費用対効果の最も高い高効率な治療法についても，医師が責任を持って提供しなければならない。データがある場合は，臨床診療で発生する問題に精神医療従事者が体系的に取り組み，安全かつ効果的，効率的，持続的な治療の順番や組み合わせを勧めることが理想である。医療費や人間の苦痛に鑑みると，これは医療活動における必須事項である。一般に医療現場では，患者の希望，診断結果，セラピストとの相性，処方者や認定心理療法士へのアクセス，症状の重症度，財源といった項目から，総合的に治療法を決定する。治療を開始した患者は，すでにプライマリーケア医から薬剤を処方されている場合が多い。実際，米国におけるパニック障害患者の95％が，精神科医の紹介を受ける前にプライマリーケア医の診察を受けているという研究結果も発表されている（Craske & Rodrigues, 1994）。また，不安障害患者の場合は，治療を求める時点ですでに投薬治療を受けている患者が 55 ～ 95％に上る（Wardle, 1990）。Waikar のグループ（Waikar, Bystritsky, Craske & Murphy, 1994）が投薬治療に対する患者の態度や見解を研究したところ，患者は併用療法を希望していることが判明した。精神科研修プログラムでは，両方のモダリティの訓練を受けることが研修医に求められており，一次医療従事者に対してもこれは一定程

度求められるようになっている。そのため，併用療法は標準であり，例外ではない。

　薬物療法と心理療法の併用療法を検討する理由として，他にも，治療中の患者に残遺症状が継続する場合や，継続的に投薬や治療を受けていても症状が再燃する場合もある。気分障害の残遺症状に関するデータがあるが，それによると，残遺症状のある患者は再発する危険性が高いとされている。一方で，2種類目の治療法を取り入れることで完治しやすくなる。併用療法は治療効果の範囲を拡大し，反応率を向上させることから，費用を抑えることができる。治療を1種類しか受けていない患者の場合，医師や薬物療法に対する偏見があり，併用療法が有効とみられても投薬治療を希望しないケースが多い。心理療法はこのような患者に対して有効であり，成功すると，患者が自身の姿勢に向き合い，投薬治療の導入も視野に入れるようになる。また，広告やインターネットの影響で，薬物療法に対する精神科の患者の意識が高くなる。質の良い情報を入手すれば，併用療法を受け入れられるようになるため，知識の豊富なセラピストが必要とされる。

　本書の目的は，薬物療法とCBTの併用に関して現在までに判明しているエビデンスを精査することである。まず，第1章で現行の併用療法研究におけるリサーチ法を概説し，第2章では現在の神経画像研究や神経生物学的研究について説明する。この研究次第で，併用療法に対する解釈が変わってくる。併用療法は医療従事者が1名で実施してもよいし，心理療法のセラピストと処方者との2名体制で行ってもよい。第3章では，RibaとBalon（1999）の言うところの「共同治療（collaborative treatment）」，つまり心理療法士と処方者による治療について，その潜在的な長所と短所を示す。元来は精神科医を処方者とする定義であったが，プライマリーケア医やナースプラクティショナーを指す場合もある。協力体制を強化するための戦略や，共同治療で起こりうる倫理的ジレンマに陥らないための戦略については，症例報告に記載する。また，2名体制での治療を上手く活用する方法についても，第3章で考察する。さらに，患者の症状が複雑になると併用療法を入念に行うことが困難になることから，第4章では薬物療法とCBTの統合モデルについて説明する。このモデルは，医療従事者が1名で治療にあたる場合でも，複数名で行う場合でも，薬物療法とCBTの結びつきを強化する役割がある。

　本書の残りの部分では，症例ごとに併用療法の長所や短所を示す具体的なエ

ビデンスについて詳説し，第11章では妊娠時のエビデンスについて説明する。本書は実際の医療現場における症例をすべて網羅したものではないが，薬物療法と心理療法の進め方についてエビデンスのある，一般的な臨床所見を重点的に扱う。各章でエビデンスを精査し，各種疾患の併用療法に関する具体的な課題を考察する。第5章，第6章では，大うつ病と双極性障害という2種類の慢性気分障害に対する併用療法のエビデンスを示す。また，共同治療による具体的な臨床的特徴，すなわち，CBTを投薬治療と併用して良好な結果が出た場合のエビデンスを重点的に説明する。第5章，第6章の他，統合失調症について記述した第9章では，臨床上の問題である自殺行動と，2名体制で治療を行う場合にこの自殺行動をどう管理するかについて，特に重点的に説明する。また，第7章では，不安障害の治療でCBTと各種薬物療法を併用する場合のエビデンスを説明する。2名で治療にあたる場合に，不安障害患者と連絡事項の行き違いが発生しないようにする方法が，主要概念を示した症例報告とともに記載されている。

　次の3章は，出産適齢期の女性という共通の人口層を対象としている。また，第8章は摂食障害について記述する。このグループの患者は，プライマリーケア医または小児科医による治療と並行して2名体制で治療する必要があるため，向精神薬が処方されていない場合でも共同治療が必要となる。第11章「妊娠中の併用療法」でも，同様の内容を記載する。妊娠したからといって精神疾患が治るわけではなく，妊娠を希望し慢性的な精神疾患と向き合わなければならない女性の治療には，共同治療の原則が不可欠である。第10章では，複数名体制では治療しにくい境界性パーソナリティ障害の患者を対象とした併用療法について説明する。

　最終章の「薬物乱用，薬物依存患者への併用療法」は前章までと若干異なり，認知行動的介入と併用できる薬剤について詳細に記述している。新薬に精通していない医師が多い一方で，薬物乱用や薬物依存は患者の多い慢性疾患であり，新薬はこのような患者の治療に補助的な役割を果たすことができる。最終章は，米国・ドレクセル大学医学部の有能なチーフレジデントで，筆者が担当教官を務めるSamson Gurmu氏との共著である。薬物使用障害の研究と治療に対して強い熱意を持つレジデントのチーフであり，その熱意に動かされて本章の掲載を決めた次第である。ここにGurmu氏の参加に謝意を表し，今後のさらなる活躍を祈念する。

エビデンスベースの治療法でCBTに区分されているものは数種類ある（問題解決療法，認知療法など）が，本書ではAaron T. Beckの考案したものをCBTとする。また，本書に記載する臨床例は架空のものであり，一般的な臨床症状の一例を示すもので，臨床医が遭遇することの多い状況や課題について説明している。さらに，読みやすさを追求して人称代名詞（he, she）を使用している。「患者（patient）」，「セラピスト（therapist）」，「処方者（prescriber）」の各語については，実地治療家によって用法や価値観がさまざまであることを自覚した上で使用している。また，処方者には薬理学的な専門知識以上の役割が求められることや，精神疾患の治療を受ける者に対し「患者」という表現は若干不適切であることも承知している。

　本書が完成するまでには，実にさまざまな方にご協力いただいた。Cheryl Carmin, Irismar Reis De Oliveira, Wei Du, Kelly Koerner, Joan Romano, Deborah Gross Scottの各氏には，さまざまな示唆をいただいている。レジデントの皆さん，筆者が指導教官として担当した研修生の皆さん，患者の皆さんは，日々の業務や研究に刺激を与えてくれている。編集を担当してくださったJohn Wiley社のPatricia Rossi女史は，実に粘り強く辛抱強い方であった。最後に，筆者の夫で世界一尊敬する同僚であるHoward Sudakの愛と支援と的確なフィードバック，娘で世界最高峰のワープロことLaura Fergusonの揺るぎないユーモアと自信と高速タイピングには，大いに感謝している。

監訳者序文

　私は1993年になごやメンタルクリニックを開院する前後から米国精神医学会の国際会員として学会に参加してきた。それは日本精神神経学会の混乱を避け勉学に専念したいという意図と同時に自分の精神科医としてのアイデンティティを保つためでもあった。第1回のpresentationは開院2年後の1995年のポスター発表"Clinical Characteristics of Panic Disorder with Sleep Attacks"であった。アメリカに留学経験のない，ヒアリングの強くない私は，学会に参加しても視覚からの情報量のほうが多かった。それでも臨床に役立つ新しい情報が毎年毎年はいり，私の実施臨床に大きな影響を与えてきた。国際学会に参加する楽しみは，学術報告に参加することだけではない。Exhibition会場を訪れ，新しい薬の情報を得たり，数多くの出版社のブースに行き新刊を見ることも大変大きな魅力であった。ここでは国内ではまだ見ることのできない図書を直接手に取り目を通すことができた。そこで私は臨床に役立ちそうな本を購買し，国内に持ち帰り，その翻訳のチャンス（出版社や共訳者）を探った。このようにして今までに8冊の本が世に出た。本書は2011年ホノルルで開催された164回米国精神医学会の展示会場で見い出した9冊目の本である。この本の翻訳は私のクリニックに関係する精神科医，心療内科医，臨床心理士の協力にて短期間のうちに達成できた。彼らの協力に心から感謝している。
　著者のSudak教授は精神科医であるとともに米国の認知療法分野の第一級の指導者の1人である。その意味でこの本の著者として彼女以上の適任者はいないのではないであろうか。実際，この本は精神医学の薬物療法にも認知行動療法にも長けた人ではないと書くことのできない内容がちりばめられている。本書は学術書というよりは精神医学臨床の第一線で活躍する医師，心理士，看護師などの医療スタッフの指導書として重宝なガイドブックとなるであろう。とりわけ，各章に一か所以上記載されている治療者と患者のやり取りは

大変有益で治療者の実地臨床での栄養となろう。監修者として，患者のためのthe state of the art の治療をめざすすべての精神科・心療内科のスタッフと関係各位の愛読書となることを切に願ってやまない。

平成 25 年癸巳文月　梅雨明けを待つ蓼科三井の森にて
貝谷久宣

◆ 目　次 ◆

序　文……3
監訳者序文……7

第1章　薬物療法 対 認知行動療法——どうしてこうなったのか？……13
　　　　併用療法についての研究……14
　　　　併用療法の効果に影響を与えるメカニズムは何であるか？……18

第2章　神経生物学的エビデンスと併用療法……21
　　　　どのように薬物療法と心理療法は脳を変化させるのか……22
　　　　神経画像：良いこと，悪いこと，そして厄介なこと……22

第3章　責任共有治療——共同的な患者ケアを促進する原則……31
　　　　共同的な関係を築く……32
　　　　責任共有治療の利点……39
　　　　責任共有治療のモデル……40
　　　　治療を統合することにより2人の治療提供者間に発生する多くの問題は解決される……41
　　　　責任共有治療においてみられる問題……43

第4章　薬物療法のアドヒアランスを向上させるために
　　　　CBT介入と薬物療法を統合する……49
　　　　CBTを薬物療法に併用することでアドヒアランスが向上する事実を示すエビデンス……50
　　　　アドヒアランスの問題を概念化する……51
　　　　服薬アドヒアランスを促進するテクニック……53
　　　　服薬アドヒアランスが問題であるときに使えるテクニック……58

第5章　大うつ病の併用療法……71
　　　　概　要……71
　　　　うつ病に対する薬物療法と認知行動療法の併用についてのエビデンス……72
　　　　抗うつ薬はどのように効果的であるか？……78
　　　　うつ病に対する併用療法における特別な注意点……79

第6章　双極性障害の併用療法……99
　　　　概　要……99
　　　　双極性障害における併用療法実施のエビデンス……100

　　　　　双極性障害の治療……102
　　　　　双極性障害のCBT……105
　　　　　双極性障害の併用療法に特有の論点……109

第7章　**不安障害の併用療法……121**
　　　　　概　要……121
　　　　　不安障害における責任共有治療を促進する原則……121
　　　　　不安障害における薬物療法と認知行動療法の併用を支持するエビデンス
　　　　　……128

第8章　**摂食障害の併用療法……137**
　　　　　概　要……137
　　　　　認知行動療法と薬物療法の併用を支持するエビデンス……138
　　　　　摂食障害患者の治療における特殊な問題……144

第9章　**統合失調症の併用療法……157**
　　　　　概　要……157
　　　　　統合失調症で，CBTと薬物療法の併用療法を支持するエビデンス……158
　　　　　統合失調症の患者に対するCBTアプローチの基礎……161
　　　　　統合失調症患者の治療における特別な問題……165

第10章　**境界性パーソナリティ障害の併用療法……177**
　　　　　薬物療法を行うか否か，それが問題だ……178
　　　　　境界性パーソナリティ障害への薬物処方の課題……185

第11章　**妊娠・出産・授乳期における併用療法……201**
　　　　　概　要……201
　　　　　精神疾患を患う妊婦に対する治療原則……202
　　　　　薬物療法中に妊娠を希望する女性に対する治療アプローチ……204

第12章　**物質乱用と物質依存の併用治療**
　　　　　──Samson Gurmu M.D. との共同執筆……213
　　　　　概　要……213
　　　　　薬物使用疾患に対する投薬治療のエビデンス……214
　　　　　物質乱用障害における認知行動療法（CBT）と薬物療法による
　　　　　併用療法のエビデンス……220
　　　　　物質乱用と依存に対する併用療法において特に配慮すべき事柄……225

文　献……231
人名索引……257
索　引……263

認知行動療法・薬物療法併用ガイドブック

エビデンスベイスト・アプローチ

第1章

薬物療法 対 認知行動療法
どうしてこうなったのか？

　メアリーは40歳の女性で，重症うつ病に対して6カ月間心理療法を受けている。彼女のうつ病は15年連れ添った夫が別の女性のもとへ去ってから始まっている。不幸なことに，彼女のうつ症状には定型的でなおかつ重度な睡眠障害が含まれていて，彼女はほぼ毎朝4時に目を覚ます。その睡眠障害は，就寝と起床の時間を毎日一定にするなど睡眠衛生の改善をはかろうとしたセラピストの提案には反応しなかった。メアリーは忙しいチェーン店のドラックストアで働く薬剤師である。仕事のパフォーマンスが疲労や集中力低下のために落ちてしまったため，彼女は解雇されそうになっている。彼女のセラピストは，メアリーのうつ病には，明確な心理的きっかけがあると考えていたので，薬物療法のために受診させることには消極的である。

　ジョンは，最近，肺がんと診断された60歳の男性である。彼は原発巣が含まれる肺葉を切除する外科手術が近づいてくるにつれて，かなり強い不安を感じるようになった。彼は何度もパニック発作を起こすようになり，先月は，ショッピングモールやフットボールの観戦に行くのを避けるようになった。彼のプライマリーケア医はclonazepam 0.5mgを1日2回処方し，ジョンに今の状況では不安になるのも「当然」のことだと話した。プライマリーケア医はジョンを心理療法には紹介していない。

　メアリーとジョンはどちらも，彼らの病気の原因について，それらが彼らの治療に影響を与えていると確信している臨床家によって治療されている。われわれが臨床家として下す決定は，特定の心理的問題の性質と利用できる最善の療法についての，われわれの理解に基づく。われわれのほとんどは薬物療法とCBTの併用療法を支持する意見を持っているが，それは併用療法の臨床研究が初期から繰り返し行われてきたからである。われわれが臨床的判断を行う際に用いているデータの質を検討するために，この歴史をいくらか振り返ってみ

ることは役に立つであろう。

併用療法についての研究

　薬物療法と CBT の併用に関する研究は，効果の比較をすることを目的として発展してきた。1960 年代と 1970 年代に抑うつと不安に有効な新薬の驚異的な増加が起こった。不完全なものではあるものの，「精神疾患の診断・統計マニュアル（the Diagnostic and Statistical Manual of Mental Disorders：DSM）」の開発によって，研究者たちは，患者をはっきりとグループに分類して，特定の障害にどの治療が有効であるのか決定できるようになった。構造化面接が利用できるようになり，これによって，患者の診断の一致率が向上し，その結果，より均一で正確に診断された患者群を，薬物療法であれ心理療法であれ臨床研究に用いることができるようになった。これは大きな進歩であって新たな治療法が開発されテストされる可能性が広がった。正確な診断がなされれば，臨床家は，より有効に患者を治療できるようになるのである。

　先に述べた生物学的治療法の分野における爆発的進歩と同様に，CBT や対人関係療法のようなマニュアル化された心理療法においても，大うつ病，パニック障害，恐怖症などにおいて有効であり，効果も早い，ということが示された。薬物療法は治療法において「代表的治療法」とされたが，心理療法もそれに匹敵する効果が評価された。ほとんどの臨床研究は単独の治療法が効くかどうかを検討するものであった。残念ながら，これらの治療が有効であるかどうか検討した研究者は一般的にほとんど彼らの評価した方法にばかり専念した。それゆえ，彼らは自分たちが支持する治療法に都合のよい偏った問題を作り上げることがしばしばであった。例えば，パニック障害の治療における薬物療法の有効性を CBT と比較検討した研究の多くでは，広場恐怖的回避行動を示さない患者が組み入れられた。これでは当然，CBT におけるエクスポージャーをベースにした技法の有効性は減弱されてしまうこととなる。確かに，併用療法についての研究では，効果のどの部分を評価するためにどのアウトカムの測定法を選ぶのかということが，それぞれの治療法の有効性についてわれわれがどう考えているか，どのグループの患者に有効と考えているかということに影響してしまうのである。併用療法のポジティブな効果についてもネガティブな効果についても，初期の比較研究ではほとんど行われなかったのである。特定のタイ

プの患者について，薬物療法と心理療法とそれらの併用療法について，それぞれの効果の違いについて何かわかるようなプロセス研究というのは，いまだほとんど未知の領域である。治療終了時に評価され集積されたデータからは，併用療法に対する反応における個人差を評価することはできない。そのような研究は費用がかかり複雑である。初期の研究ではアウトカムは治療の終了時にのみ評価されており，経過については何も考慮していないので，治療同士の相互作用や特定の治療法や併用療法がより適している患者を見出すための変数については何もみていないのである。

いろいろな治療法がより有効になってくると，併用療法が単独療法に比べてより有効性が高いということを決定することはより困難になってきた。非常に効果の高い治療法ではそれらの併用がより有効であるということを示すには非常に大規模な試験が必要とされる。そのような研究は費用がかかり複雑でもあってめったに行われることはない。薬物療法や心理療法は抑うつや不安の治療において，単独でもプラセボに比べてかなりの効果を示しているので，併用療法が有効なのかあるいは有害なのかについて，費用をかけて手間をかけてまで実施するインセンティブがないのである。うつ病に対する併用療法の早期の研究は小規模のものであるが，併用療法を受けた患者で反応率が増加しているという傾向が統計学的に有意ではないがみられた。少なくとも1つの大規模研究（Keller et al., 2000）において，慢性うつ病で，先行する治療によってそれほど反応しなかった患者で，CBTと薬物療法の併用はそれぞれの単独療法よりもかなり有効であったというものがある。

理想的には，混成チームの研究者が，変数を可能な限り広範な方法で測定できるように，併用療法についての研究を開発し実行して知見を蓄積しなければならない。Gormanらのグループ（Gorman, Barlow, Ray, Shear, & Woods, 2001）は，パニック障害に対するCBT, imipramine, CBTとimipramineの併用療法の効果の違いについて示した論文のなかで，このような共同作業の複雑さについて論じている。近年の同様の研究，例えば，思春期うつ病の治療研究（Treatment for Adolescents with Depression Study：TADS）（March et al., 2009）では，同様にうまく設計されている。それらは学際的な研究者チームによって開発され，患者の良い転帰に影響を与える変数についての知識を増加させるであろう。

薬物療法，心理療法，あるいは両方の効果の違いを評価するためにデザイン

された初期の「競馬」モデルを再検討してみると，併用療法を評価するために完了され公表された研究の多くは，現在は通常には用いられない。例えば，うつ病あるいは不安障害についての研究の大部分は，三環系抗うつ薬単独の効果とCBT併用の効果とを比較している。残念ながら，これらの研究から得られたデータは現在の臨床への適用が限られてしまう。患者の大多数は，副作用と自殺のリスクのために，この種の薬を服用していないからである。CBTはうつ病と不安障害に対する治療法として有効性が確立されていた一方で，新規抗うつ薬は三環系抗うつ薬に比較してより有効であることが示されていなかったので，つまり，それらをCBTと直接比較したり，併用療法を評価したりといったことが研究者にとっては価値が感じられていなかったため，新規抗うつ薬との併用療法を実施しようと駆り立てるものがそれほどなかったのである。

　併用療法についての研究データを実際の臨床に一般化するときのもう1つの限界は，調査研究では，ケアにおける最適かつ許容可能な基準を採用していないということである。独立した臨床家たちはそれぞれ治療を，調査研究に最小限に，あるいは互いにコミュニケーションをとりつつ，適用するのである。ほとんどの臨床試験で薬剤は仮にあったとしても限られた用量調整で処方されている。効果がないときでも，研究のプロトコールでは薬の変更や増強療法は禁じられている。実際の臨床においては薬物療法で効果がみられないときに他の治療法が追加されるようなときにでも，その効果にかかわらず研究の全期間にわたって同じ薬物療法が継続されるのである。調査研究における薬物療法のプロトコールでは，処方された薬剤による治療が完了していないときには，症状の増悪や通常の症状があるからといって，他の治療法を追加することは一般的には許されていない。不眠や重度の不安は，典型的には重症患者に対する急性期治療として追加の薬物療法によって管理されるであろう。臨床研究において処方する医師はしばしば，治療にかける時間のばらつきによる誤差を減らすために対人関係的なかかわりも制限するように指示されている。Murphyらのグループ（Murphy, Carney, Knesevich, Wetzel, & Whitworth, 1995）は，処方者が患者と肯定的にあるいは愛想よく交流することをしないように指示された場合には，主にアドヒアランスの問題のために，抗うつ薬による薬物療法の効果はより弱くなると述べている。メタアナリシスにおいて，Pampallonaらのグループ（Pampallona, Bollini, Tibaldi, Kupelnick, & Munizza, 2004）は，抗うつ薬による薬物療法を受けていて心理療法を受けていない患者の33%が，

治療からドロップアウトして治療薬を服用していないと結論した。Gorman ら (2001) は，1人の開業医が薬物に対して著しく低い反応率を呈していた，パニック障害に対する CBT と imipramine の併用療法についての研究におけるエピソードについて述べている。調査によれば，その開業医は，追加的な療法を行うことで研究結果に混乱を生じることを懸念するあまり，患者と最小限の会話しかしなったのだという。したがって，治療者と最小限の会話しかない薬物療法は，最適なケアの臨床的な転帰を正確には再現できないかもしれない。薬物療法に対して肯定的な態度をもったセラピストは薬物療法についてのプラセボ効果を強化することができるのである（Barrett & Wright, 1984）。この増強効果は，盲検法が組み合わされている場合には現れない。

　研究計画における心理療法の部門では，その心理療法は実地臨床とはしばしば異なったものとなる。それは一般的にマニュアルに則ったものであり，個々の患者の概念化はそれほど重要視されない。患者は治療の全期間にわたって，多くの指標で評価されるが，そのことは患者の治療への期待と動機づけを肯定的にも否定的にも変えることがある。もし患者がⅡ軸障害の病理を併存している場合，CBT を効果的に用いるために必要な治療同盟を構築する過程をゆっくりと進めていくことができるような柔軟性はほとんどなくなってしまう。

　われわれが患者に最良のエビデンスに基づいた治療を勧めようとするときに直面するもう1つの問題点は，臨床研究に参加するのに適している患者というのはある疾患に苦しむ患者のなかでとても狭い範囲に含まれているに過ぎないということである。抗うつ薬の治験に応募してくる患者の約 80% は除外される（Posternek, Zimmerman, Keitner, & Miller, 2002）。Zimmerman ら（Zimmerman, Mattia, & Posternak, 2002）は，大きな一般精神科クリニックの患者記録を調べて，そのうちで，抗うつ薬の治験の参加基準を満たすものはどのくらいか明らかにした。803人の患者のうち，346人が大うつ病であった。そのうち 86%（41人以外）は，併存障害や慢性であること，重症度，希死念慮などのために，標準的な治験からは除外されることになる。日常臨床でセラピストや医師が診察する患者はしばしば，臨床研究に参加する患者よりもはるかに複雑であり慢性の経過を有しているのである。Bockting ら（2008）は，エピソードの回数がより多い患者は，この場合も彼らは初期の治験からは除外されていたのだが，併用療法によって最も恩恵を受けると結論づけた。メンタルヘルスケアを求める典型的な患者における複雑さは，どの治療法の効果があ

るのか決めることをより困難にしている。なぜなら，複数の障害を有している患者についての研究はより少ないからである。典型的な治療研究で治療に反応する患者は，実際に治療を求めて受診し，治療を受け入れ，遵守し，回復し，改善を維持する典型的な患者とは異なっているかもしれない。

　要約すると，われわれが利用できる，併用療法が有用であるかもしれないということについての研究から得られるエビデンスは，その臨床適用には限りがあり，また，特定の患者に対する併用療法の潜在的な恩恵や損失については反映されていないかもしれない。最適なケアを構成する治療の組み合わせや順番についての決断の助けとなるようなよりよいデータが得られるまでは，遺伝的／生物学的，対人関係的／発達論的，そして気質的なリスクファクターを組み合わせて考えていくのが最良であろう。最新の臨床試験がうまくいけば，患者が完全に回復し，それを維持することができるようなベストの介入法を決定することができるようになるであろう。

併用療法の効果に影響を与えるメカニズムは何であるか？

　われわれは，薬物療法や心理療法のそれぞれの効果の作用機序を考慮して，併用療法についての推定される効果についての仮説をたてることができる。心理療法の恩恵を受けるためには，患者が学ぶことができる状態でなければならない。Wright（2003）は，薬物療法や精神疾患は，注意力や記憶力や新しい情報を統合する能力を変えることがあるということを論じている。多くの精神障害では，情報の取得と保持が妨げられることが知られている。例えば，重度の不安，うつ状態，躁状態，精神病性症状は，正常の学習を妨げる。睡眠の問題は精神障害では多く見られるが，不眠は学習能力と記憶力を減弱させる。注意散漫になることもⅠ軸障害ではよくみられることで，反芻，幻覚，観念奔逸，脅威への注目が患者の注意力を妨げる。気分障害では，思考の速度が加速したり減速したりして，注意力と想起力が妨げられる。学習に対するこれらの障害が薬物療法によって対処されていると，心理療法を効果的に進めることができる。CBTは，特に，新しいスキルを学ぶために主として患者の学習能力に依存した治療法である。よって，その基本的要件は患者が学習能力と記憶力を持っているということである。

　逆もまた真なりで，併用療法は学習能力と記憶力を悪くする可能性もあるの

だ。処方者は薬物療法が患者を鎮静させ学習能力を妨げる可能性があることを知っていなければならない。抗コリン性副作用はかつて，うつ病と精神病に用いられる薬剤の代表的な副作用であった。この副作用はすべての患者の学習能力と記憶力を障害する可能性があった。多くの三環系抗うつ薬の副作用としては，換語困難の問題を含む記憶力の変化があげられている。このタイプの記憶力の変化は，治療の進捗を遅らせるかもしれない。benzodiazepine もまた，不安に対して用いられるとき，記憶力と想起力を障害する可能性があり，馴化と同様に新たな学習を妨げることでエクスポージャー治療がうまくいかないことになるかもしれない。

だから，治療者は「なぜこのことが重要なのでしょうか？ もし薬物療法も心理療法もそれぞれ有効であるならば，何が違うというのでしょう？」というかもしれない。その答えは，長く臨床に従事してきた人にとっては明らかなことではあるのだが，われわれの治療はこれまでよりもましになってきてはいるが，まだ良いとは言えないということである。最善の手を尽くしたとしても，ほとんどの臨床試験において限定された，合併症のないうつ病に対する単独療法の効果は50％を少し超える程度にすぎない。われわれの治療はプラセボよりも優れているが，多くの患者が治療に反応しないのである。精神疾患は，危険で，辛いものであり，衰弱させられるものである。われわれは治療のコストを考慮し，現実世界のなかでできるだけ効率的にそれを提供する必要がある。

標準的な臨床において，治療に反応しない患者に直面した良い臨床家は，薬や心理療法を変更したり組み合わせたりしてよりよい結果を得ようとするであろう。STAR*D（Sequenced Treatment Alternatives to Relieve Depression）の薬物療法の結果は，初期治療に対する反応について示している。STAR*D 試験（Gaynes et al., 2009）は大規模な臨床試験で，エントリー基準は広く定義されており包括的であって，患者は精神科クリニックとプライマリーケアクリニックから集められた。この試験の結果が強調したのは，もし患者が最初の薬物療法に反応しなければ，抗うつ薬療法は有効でないかもしれないということである。「実地臨床」では，2つの積極的な薬物療法を行っても反応がなかった患者は，うつ病から回復する可能性がきわめて低い。典型的な薬物療法によってうつ病の寛解が得られない患者では，より複雑な副作用も起こるかもしれないより複雑な薬物療法を必要とするかもしれない。これらの複雑な治療が成功することもあるがまれである。もしも薬物療法に CBT を追加することで，薬

物療法への初期の反応の可能性を向上させることができれば，病気の経過に大きな影響を及ぼすかもしれない。また，STAR*D 試験によれば，薬物療法に反応した患者の 67％は依然としてうつ病の残遺症状を有している（Trivedi et al., 2006）。これらの持続的な症状は，患者にとって大きな負担となっており，再発の危険因子であるが，併用療法によって恩恵を受けることの指標となるかもしれない。

　併用療法を考慮すべきもう 1 つの理由は，うつ病と不安障害に対する既存の薬物療法は，薬物を服用している時期と中断してからの時期の両方にわたって永続的な効果を示すものはないということである。精神疾患の再発は普通にみられるものである。頻回の再発を説明する仮説の最初のものには，しばしば，特に初期の薬物療法で望ましくない副作用が出た患者におけるノンアドヒアランスが含まれる。Paykel（2007）は，うつ病で入院して，回復した患者について検討した。10 年間に，3 分の 2 の患者は再発し，その半数は回復から 24 カ月以内に再発していた。その研究で得られたフォローアップのデータには，被験者のインタビュー，処方の記録，抗うつ薬の血中濃度が含まれていた。これらの結果からは，その研究の患者は良好なアドヒアランスを有しているにもかかわらず再発しているということが示された。併用療法は，持続的な回復を維持することができるように，うつ病における重要な遺伝的素因を有する患者の対処能力を向上させる可能性を秘めているかもしれない。

　臨床家は「現実の世界」において他にも数多くの問題に直面する。われわれは患者に別の治療法を推奨するにあたっては，信頼に足る理論的根拠を示さなければならない。われわれの介入は，アドヒアランスを確実にするために，患者に許容され理解されなければならない。治療のゴールは可能なかぎり（単なる改善ではなく）永続的な回復であるべきである。われわれは現在，患者が多すぎるためにこの目標に到達していない。治療抵抗性はよくみられることであり，部分的改善ももっとよくみられることである。併存障害がある患者や慢性になっている患者は，単独の治療ではなかなか改善しない。彼らこそはおそらく，併用療法にもっともよく反応するであろう患者たちである。

第2章
神経生物学的エビデンスと併用療法

　多くの臨床家は，重症でしばしば生命を脅かすような精神疾患患者が，薬物療法または心理療法を受けることにより著明な変化を生じるのを目の当たりにした経験を持っている。それぞれの技法は，辛い感情状態を改善させ，思考の機能不全パターンを低下させ，長く持ち続けている信念や機能的でない行動を修正する可能性を持っている。それぞれの技法は，効果的な対処や行為をむしばむ生理学的反応を改善させる可能性がある。向精神薬治療や心理療法がもたらす強力な作用の機序が，ごく最近になって，理解され始めているところである。精神疾患は，脳の巨視的な病変を生み出さないため，MRIやCTなどの通常の神経画像技法での研究は困難である。薬物療法や心理療法の脳での作用についてわれわれが知る多くは，非侵襲的な脳機能や神経回路研究に由来する。比較的新しい画像技術の施行は，高価で複雑なため，われわれはそれらからの少量のデータを持つに過ぎない。しかし，これらの技術を使った予備的研究は，われわれに心理療法や向精神薬療法の生物学的影響について，いくつかの手掛かりを与えてくれ，また，精神疾患患者における併用療法を用いることについての情報も与えてくれる可能性がある。この情報の付加的な利益は，われわれが患者にどのように薬物療法や心理療法が作用するか，"わからない"と言うのでなく，より説得力のある方法で説明することを助けうることである。実際は生きている人々の脳の研究は困難であり，生きている患者の脳を研究する際，脳は静的でなく動的システムであり，置かれた場における内的および外的要求に反応して絶え間なく変化している。本章の目的は，薬物療法と心理療法についてのいくつかの神経生物学的エビデンスを要約し，そのエビデンスの併用療法へ適用を試みることである。

どのように薬物療法と心理療法は脳を変化させるのか

　神経生物学的エビデンスは，どのように心理療法や薬物療法が脳に異なる影響をもたらすかについて，より良い理解をわれわれに与え始めている。薬物療法，心理療法の両者とも，脳の構造や機能を変化させ，患者の症状の持続的変化をもたらす，それぞれの作用機序を持つ。Kandel（2001）は，新たな学習が生じた際に，（ウミウシの）中枢神経系において発達した新たな神経回路のエビデンスを記した。おそらく，認知行動療法は，新たな技術や道具の学習を基にしているため，神経回路の変化を生じさせているのだろう。これらの変化は，遺伝子発現により仲介され，永続的に回復を促進するシナプスの強さや数の変化を引き起こしているのであろう。薬物療法は，シナプスの受容体遮断やセカンドメッセンジャー活性化を介して脳の遺伝子発現を刺激し，神経可塑性や新たな神経回路を促進すると推定されている（Li et al., 2008）。どのようにこれらのメカニズムが病気の回復をもたらすかということについてのわれわれの理解は，初歩的なものである。新しい神経画像研究は，薬物療法や心理療法により回復が起こる脳機能の変化の特定の明確なパターンを示している。これらの脳の変化は，いくつかの診断において類似パターンで起きており，他の診断においては異なるパターンで起きている。それぞれ個々の治療が特定の診断において異なる作用機序を持ち，潜在的に相乗的に働くとすれば，神経画像研究は，われわれに併用療法を検討することの選択を助けてくれるであろう。

　効果的な心理学的および生物学的治療により生じる脳の変化の神経生物学的エビデンスについてのわれわれの興奮は，抑えられるに違いない（それらは，脳で起きていることの，早期の未完成な測定である）。今から100年後の科学者らは，これらの所見の意味することについてのわれわれの持つ理論や，われわれが用いている技術について笑うかもしれない。彼らは，われわれの治療を，現在の脳神経外科医にとっての穿孔術と同じくらい粗雑だと考えるかもしれない。

神経画像：良いこと，悪いこと，そして厄介なこと

　神経画像技術を用いて脳機能の研究で目覚ましい進歩があるにもかかわらず，このエビデンスを調査するにあたり，いくつかの警告が存在している。第一に，

この技術により研究された患者の数が少ないこと。第二に，研究の数が非常に少ないこと。正常統制群を含んだ研究がまれであり，画像処理プロトコールが複数の研究を通して標準化されてない。画像研究はしばしば血流や脳代謝を測定しているが，脳組織の容積で補正しておらず（Drevets, 1998; Linden, 2006），血流変化を実際に定量化しておらず，脳代謝の違いの実際の量を計算していない。加えて，われわれは，事前の薬物療法が特定の脳部位の血流を変化させることを知っている。治療前（薬物未投与）の比較脳画像撮影なしでの抗うつ薬や抗不安薬，抗精神病薬による治療は，その結果を混乱させうる（Drevets, 1998）。

神経画像検査はどのように行うか

現在，脳機能や活動性の変化を測定する，2つの主要な生理学的変化は，治療前後で起こるグルコース利用や血流の変化である。これらの生理学的変化は，3つの異なる画像技術を用いて測定される。それらは，すなわち，PET（positronemission tomography）と，SPECT（single photon emission tomography）と，fMRI（functional magnetic resonance imaging）である。これらの技術の簡単な説明を行うが，その技術について精通している読者は，次の研究のレビューの項まで，飛ばしていただきたい。撮影方法の技術的側面により興味をもたれる読者は，Seibyl, Scanley, Krystal, Innis による優れた要約（2004）があるので参照されたい。

PETとSPECTは，放射線を用いた同じような方法である。PETとSPECT撮影は，放射性トレーサーを用いて，生物活性分子のなかに含まれている元素を置換することによって得られる。より活性化された細胞において，より増加した濃度で，標的分子が取り上げられた際，増加または減少した代謝活性の領域が，撮像により区別できる。神経細胞の特異的な特徴は，グルコースという形のエネルギーを，蓄えたり生み出したりしないことである。これは，ある脳領域で代謝活性が増加するときには，神経細胞は，ほぼ完全に隣接する毛細血管の血流からのグルコースの輸送に依存していることを意味する。それ故，神経細胞の増加した活動性は，代謝の増加と神経細胞のグルコースの要求を生み出す。有意な血流変化により身体は反応し，より多くのグルコース分子が脳領域に輸送される。PETとSPECT撮影は，グルコースまたは血流取り込みのそのような変化を測定する。

SPECT，PET 撮影での，侵襲的な点は，患者が放射性標的分子を注入されることである。SPECT では，放射性テクネシウムで標識されたヘキサメチルプロピレンアミンオキシムが用いられ，PET では，放射性フルオロデオキシグルコースが用いられる。患者の脳を撮影する間，体内で減衰するに従い，放射性同位元素は光子を発する。コンピューター断層撮影カメラは，放射性に標識された脳の画像を得る。しかし，X線 CT とは異なり，そのカメラは患者のなかで減衰している放射性同位元素から放出された光子を測定する。コンピューター断層撮影カメラは，通常の距離を持った臓器の複数のX線画像を作ることにより働く。それからスキャナーは，コンピューター技術を用い，撮影した身体部分の形に，画像を再構成する。光子の信号強度についての定量的データは，脳領域の活動性のデータの作成にも用いられる。

　PET と SPECT 撮影には，いくつかの重大な違いがある。PET 撮影では，解剖学的データを可視化することに限界があるが，代謝性画像と MRI 撮影とを組み合わせることができ，それ故，脳内の構造の代謝活性の高まった正確な位置を示すことができる。他の重大な PET 撮影の制限は，脳代謝を可視化するために必要な放射性同位元素の半減期が非常に短いことである。患者にとってのこの利点は，患者が受ける放射線量が制限されることである。短い半減期での欠点は，標識されたグルコース分子の放射線が非常に早く減衰するため，試験施設が放射性同位元素を作るためのサイクロトロンを近くに持たないとならないことである。このことは，非常に費用がかかり，この技術の経済的な制限となり，より大きな研究施設を要することになる。

　他方，SPECT 画像は，ガンマカメラを利用する。注入される放射性同位元素は，ガンマ線を発し，画像が得られる。SPECT 撮影は，より容易に得られる放射性同位元素を用い，脳血流に比例して組織に取り込まれる。SPECT 撮影は，それ故，いくぶん正確性が低く，より安価である。さらなる SPECT 画像の弱点は，撮影される間，患者は動いてはならないことである（一般には 30 分間以上）。

　第三の撮影方法である機能的 MRI（fMRI）は，血流や血液量の変化を測定する。現在利用されている大部分の fMRI 研究は，患者が特定の課題を実行している際の脳血流の増加する領域を見るように構成されている（Linden，2006）。fMRI 画像は，人体のなかの水分子に磁場が作られるときに生成される画像である。最初に，人体の水素分子を強力な磁石が整列させる。それから，

水分子の水素原子の整列を変えるために，高周波が用いられる。この過程は，機械によって検出される磁場を作り出す。放射線は使用しない。組織は，陽子磁性状態により検出可能で異なる周波数を生成する。fMRI 画像は，造影剤の注入を用いることもできる。多くの画像（通常毎秒1枚）が撮影され，脳の3次元画像に再構成される。したがって，特定課題の前後の脳血流増加を測定するために，fMRI は迅速に繰り返し，脳を読み取る。fMRI の1つの特有な型は，造影剤を使用せず，血液酸素化（BOLD）を評価することにより，脳の活動性をみるように作られていることである。さらに，血流や血液酸素化の変化は，神経活動や脳機能の増減に対応すると考えている。fMRI の欠点は，患者は特定の認知課題を行う間や，静止の間の長時間（通常最低1時間），じっと動かずに横にならなければならない。

これらの撮影がどのように行われたか概観したので，障害の分類を越え，薬物療法や心理療法の神経生物学的効果における，現在の神経画像データについて，短いレビューを示す。

精神疾患の神経画像
❏ 不安障害

Etkin と Wager（2007）は，不安障害の機能的神経画像についての既存文献のレビューを行い，未治療の外傷後ストレス障害（PTSD），社交不安障害（SAD），特定の恐怖症（SP）患者で，扁桃体と島において代謝活性の増加を述べている。この扁桃体での活動性増加のパターンは，健常者の恐怖条件づけ後にも生じる。加えて彼らは，PTSD の独特なパターンとして，前帯状回皮質と腹内側前頭前皮質での活動低下を記述している。現在の理論では，この低活動の臨床徴候の1つが，PTSD 患者の情動制御の問題であるとしている。Etkin と Wager のレビューは，既存研究のサンプルサイズが非常に小さいために起こる統計的検出力の不足を補うために行われたメタ分析である。そのレビューは，これまでの研究の多くが，一貫性のないさまざまな方法を用い，すべて非常に少ない患者数で行われている問題点を強調している。方法上の問題点にもかかわらず，極めて一貫した活動性のパターンが PTSD，SAD，SP の未治療患者で起こっており，回復時の脳血流の正常化を示す既存の治療研究とよく関連がみられる。

認知行動療法（CBT），または，選択的セロトニン再取り込み阻害薬（SSRI）

により治療された強迫性障害（OCD）と特定の恐怖症患者の，脳代謝変化についての研究もまた，かなり一致した結果を出している。神経経路は，どちらの治療でも成功した際の反応と同様に変化する。OCDでは，右尾状核の活動亢進が，症状誘発時や，未治療での撮影時にみられた。暴露反応妨害法またはSSRIによる治療が成功した患者では，右尾状核と視床の血流低下が，治療反応者でみられた（Baxter et al., 1992; Schwartz, Stossel, Baxter, Martin, Phelps, 1996）。実際に，眼窩前頭皮質の代謝の正常化の割合は，暴露反応妨害法と薬物療法の両方への反応を予測する（Brody et al., 1998）。SADでは，PET撮影での賦活化は，症状誘発時に起き，この代謝亢進は，SSRIまたはCBT治療後に停止する（Furmark et al., 2002）。

興味深いfMRIの利用が，恐怖症患者での脳機能を評価している（Paquette et al., 2003）。恐怖症患者に，恐怖刺激を提示したとき，特定の部位の刺激が測定可能な脳の反応として生じた。治療前に手掛かりを提示した際，右の背外側前頭前皮質と海馬傍回で賦活化は起き，治療成功後にはその賦活化は解消される。

❏ **大うつ病**

SPECT, PET, fMRI研究に加え，CBT治療により改善したうつ病患者が，治療に反応しない患者と比べ，他のいくつかの生物学的マーカーが変化することを，少数の研究が報告している。これらの研究は，心理療法を受けた患者が，大うつ病において起きる生物学的過程を変化させる方法を持っているというわれわれの確信を強めている。Thaseとその同僚ら（Thase, Fasiczka, Berman, Simons, Reynolds, 1994）は，CBTにより回復に成功したうつ病患者は，薬物療法での変化でも見られるレム睡眠密度の再正常化を得ることを報告している。Joffe, Segal, Singer（1996）は，CBTに反応するうつ病患者で，甲状腺刺激ホルモンが減少するが，反応しない患者では増加することを見出した。

ベースラインのうつ病の神経画像で，いくつかのほぼ一貫した所見がみられる。PETおよびSPECT研究にて，うつ病患者は，背外側前頭前皮質の活動性が低下している。これらの変化は，症状の重症度と相関している（Sackheim, 2001）。治療後の撮影結果は，非常に一定していない。その理由は，サンプルのばらつきやサイズの問題，定量データの欠如，うつ病の症状パターンの多様性を含んでいる（Linden, 2006; Sackheim, 2001）。実際には，回復した時点のうつ病患者の脳活動性の変化が，回復状態での将来のうつ病の素因を示してい

るのか，気分障害からの回復の結果を示しているのかは，明らかでない。
　薬物療法または心理療法により治療されたうつ病患者の2つの研究（Brody et al., 2001; Martin, Martin, Rai, Richardson, Royall, 2001）は，以下のことを見出した。安静時の前頭前野の血流低下は，paroxetineとCBTの治療（Brody et al., 2001），および，venlafaxineと対人関係療法（IPT）の治療（Martin et al., 2001）により，うつ病の寛解後，再正常化する。しかし，これらの研究の間で，重要な差異が存在した。1つのグループ（Brody, 2001）は，大脳基底核の活動性の上昇を示し，他のグループ（Martin, 2001）は逆に治療成功後の活動性低下を示した。それぞれのグループでのうつ病の重症度が違ったことが，結果の相違を説明する1つの理由であるだろう。また，異なる薬物療法や，異なる心理療法を用いたことも理由となるだろう。これらの一致しない結果は，どのようなパターンがあり，それが何を意味するか認識していく最初期段階にわれわれがあるということを示しているとも言えるであろう。
　Goldappleと同僚ら（2004）も，薬物療法とCBTへの反応が，明確に異なる部位変化パターンであることを見つけた。paroxetineによる薬物療法に反応した17名の患者は，左背外側前頭前皮質の代謝増加と海馬の代謝低下を示し，一方，CBTに反応した薬物療法を行わない患者では，逆のパターンを示した（Goldapple et al., 2004）。注目すべきは，この研究の6名の患者は，撮影時，薬物未投与であった点である。このパターンは，脳幹と視床の変化は薬物療法で起き，大脳皮質の変化はCBTで起きるという「トップダウン」「ボトムアップ」理論の提唱に至った。それぞれが独自に，うつ病で起きる欠乏を改善させる。併用療法についてのこの重要性は，1つの治療法でよく反応する患者と，寛解維持のため両タイプの治療を要する患者の特異的サブグループがあるだろうことである。Kennedyと同僚ら（2007）は，venlafaxineとCBTの無作為研究にて，異なる所見を見出した。治療反応した両グループとも，背外側前頭前皮質の代謝を低下させたが，基底核と帯状回皮質において薬物療法とCBTの治療反応者では異なる効果を示した。
　Frewen, Dozois, Lanius（2008）は，心理療法的介入と特異的神経相関の変化の機序を結びつけることを目的とし，心理療法の神経画像についての既存研究をレビューした。彼らは，対処や問題解決，対人的機能を強化する目的であるCBTとIPTの技能訓練機能と，背外側前頭前野の機能の増強，作業記憶と認知機能の重要な媒介物と結びつけた。彼らは，特定の神経経路が，気分障

害や不安障害に影響を与えるとわかっているため，神経画像は，心理療法や薬物療法が特定の経路の機能をどのように変化させるかについてのより多くの情報をわれわれに与えうる仮説検証様式に用いられる研究手段になりえると提唱している。そのレビューでは，治療により脳の変化が描写されるという好ましい傾向があったとしても，非常に小さなサンプルサイズである限界は明らかで，関連性を処理する非特異的治療効果による神経画像変化を取り除くためには，精神疾患でない群や待機統制群を含める必要があることを記している。加えて，Taylor, Liberzon（2007）によって主張されるように，情動制御と精神疾患の治療により生じる好ましい変化の神経画像的相関は，他の機序や神経経路によっても起こりうる。他の効果的な心理療法システムは，変化を引き起こす異なる神経回路に影響を与えうる。例えば，Dichter と彼の同僚（2009）は，fMRI を用い，行動活性化療法を行った大うつ病群を，正常統制群と比較した研究を行った。治療後の患者群において，特に報酬を予期させた際，脳内報酬系の強められた反応性の有意な改善を認めた。

今後の方向性

精神疾患は単一の遺伝子，神経臨床異常，脳内の特定部位から起きる疾病でない（Mayberg, 2006）ため，異なる治療が異なる脳部位を変化させうると仮定できる。特定の疾病が神経回路にどのように作用し，特定の治療法が疾病になった際に起きる異常反応に影響を与えるかを理解することによりわれわれはより洗練され，効果的で経済的な治療の組み合わせを生み出すことでより効率的になれるであろう。これらの研究から集めた情報の意味を理解する初期段階にわれわれがいることを心に留めておくことは非常に重要である。われわれがさらに進歩するにつれて，より一貫したパターンが明らかになり，われわれによりよい精神病理の理解とより一貫性があり効果的な治療法を導くであろう。

Harner, O'Sullivan と同僚ら（2009）による最近の刺激的な一連の研究は，うつ病でない患者と対比して急性抑うつ患者での，抗うつ薬投与による心理的影響についての手掛かりを与えている。1つの研究（Harner, Goodwin, Cowen, 2009）は，1回の抗うつ薬投与が，社会情報（顔認識）についての肯定的な情報と肯定的な個人的特徴の記憶の認知を改善させることを，健常ボランティアにおいて示している。抗うつ薬により起こる生物学的変化は，シナプス可塑性の促進とシナプスでの神経伝達物質利用能の増加による学習に関与し

ていることをわれわれは知っている。神経伝達物質利用能の増加は即座に起こるが，改善は即座に起こらない。Harner, Goodwin, Cowen（2009）は，受容体のダウンレギュレーション，セカンドメッセンジャー，抗うつ薬投与により二次的に起きる遺伝子発現（Frazer, Benmansour, 2002）の理論は，うつ病における神経新生や変化との関連性はより低いと主張している。実際に起きるだろうことは，陰性の感情傾向の早期の改善である。この変化は患者に別々な相互作用を引き起こし，新たな学習が脳構造や機能を変化させる。Harner, Goodwin, Cowen のレビューは，抗うつ薬は気分の変化なしに，感情処理を変えるということを示した複数の研究を引用している。Harner のグループ（Harner, O'Sullivan et al., 2009）は，抗うつ薬を1回投与することが，肯定的顔表情の認知の増加，肯定的自己像へのより早い応答，肯定的情報の記憶の増加を含む，異常を示した3つの心理テストを正常化することを，うつ病患者においてプラセボと比較して示した。これは，気分は変化せず起きた。さらなる研究がこの効果を確認するならば，抗うつ薬によりなされる気分の変化の遅延と情報処理傾向を変えるうつ病治療の認知理論の証拠は，最終的にうつ病を改善させる感情や行動の変化を生み出すことを説明するだろう。

　本章のデータは，返答するのと同じくらい多くの疑問を生み出す。われわれは，この予備的情報を基に推定することに用心深くなり，科学の発達に従い，辛抱強くならねばならない。最近の染色体変異について記述された一連の研究は，うつ病の危険因子としてとりわけ有望とみられた。2つの形質はそれぞれ独立した発症リスクがあり，一方の形質はストレスの強い状況と相まったときにリスクを増加させるとみられた（Gotlib, Joormann, Minor, Hallmayer, 2008）。残念ながら，さらなるデータによると，この有望な生物マーカーは，有意な因子でないことがわかった（Risch et al., 2009）。最終的には，薬物療法と心理療法の脳の反応の違いをみることに役立つ神経画像研究が，どのような患者で併用療法がどのように役立ち得るかを知る手助けとなるだろう。II軸障害患者で起こり得る慢性化したと誤診されるような特別な危険因子を持つ患者では，両方の治療を必要とするだろう。いずれ，患者を助けるために個々もしくは複数の治療の使用を導く特別な研究に，われわれは出会えるのだろう。明らかに，神経画像所見は，うつより不安においてより明快であり，薬物療法と心理療法は，うつより不安においてより多くの同様な作用を持つように思われる。このことは，続く章で疾患特異的なデータをみるのに役立つだろう。

第3章

責任共有治療
共同的な患者ケアを促進する原則

　この章の目的は，2人の治療提供者が治療を行うときに発生しがちな一般的問題を詳述することと，認知行動療法（CBT）的アプローチを治療セッションと薬物管理の両方に取り入れることによって，質の高い治療を提供する指針を示すことである。分離治療（split treatment）——精神疾患の治療に対し2人以上の治療者がかかわるときの精神科医療を指す言葉——の可能性と危険性を詳述する本や論文，レビューはたくさん存在する（Dowd & Janicak, 2009; Gabbard & Kaye, 2001; Riba & Balon, 1999）。初期の出版物は，薬を処方する精神科医と心理療法を提供する非精神科医（セラピスト）の治療について述べているが，今般は，薬を処方するプライマリーケア医とセラピストの組み合わせによく言及している。Gabbard（2006）は分離治療について大変多くの記述をしており，治療提供者間のコミュニケーション過程について簡潔に述べている。最初のステップとして，2人の治療提供者がオープンに話し合うことについて，患者がわかっていて承諾していることを確認しておく必要があると彼は推奨している。これは，患者の信頼を維持するために重要である。治療関係者間においてもこのオープンなコミュニケーションは，統合的治療のプロセスにおいて大変重要である。治療提供者の間には何の秘密も存在せず，治療は患者の最大の利益のために治療提供者全員がかかわる共同的な作業であると，患者に対して明らかになっていなければならない。Gabbardは治療提供者が直接話し合わなければならない特別な場合について詳述している。緊急時，治療計画に大きな変更が生じたとき，治療の終了時（または治療終了を考慮したとき）などである。

　分離治療は，RibaとBalonが言っているように（1999），**責任共有治療**または**共同治療**と呼ぶ方が好ましく思われる。この代わりとなる用語は，最適な治療形態を具現化する相互的で協力的なチームの取り組みをより正確に表現して

いる。CBTの実践家は，患者との治療同盟を築くことに慣れており，その治療同盟においては，治療課題について両者が責任を共有することが強調され，積極的に問題を解決し患者の症状が取り除かれるようゴールが定められる。この治療姿勢は，同じ治療目的を有するほかの治療提供者との協力関係を築きやすくさせている。

　責任共有治療は，多くの患者にとっては現実のことである。複数の治療者の診療を受けたり，医療保険会社に指定されたり，心理療法を紹介される前にすでにかかりつけ医から処方を受けていたりするのである。したがって，治療者にとって重要なことは，2人で1人の患者を治療するときに発生しうる困難を避け，可能な限りいつでも共同して治療を強化する，その方法をはっきりと理解しておくということである。

共同的な関係を築く

　理想的には，患者を診るようになる前に，治療スタッフの間で連絡が取り交わされていることが望ましい。つまり臨床家は開業する時点で，投薬治療あるいは心理療法に関して患者を紹介することができる，信頼がおけて治療方針が合致する共同治療者を探し始めるべきである。時間をかけてそういった紹介先を探し，相手方と面会し，患者ケアの基本理念を共有しておけば，後で大変な努力を払う必要はなくなる。紹介先を探し始めるのは，自殺念慮のあるうつ状態の患者が緊急治療を求めてクリニックに来たときでは遅すぎるのである。同業者と昼食をともにし，友好関係を築いておくことは大変役立つ。緊急に患者の紹介が必要になったとき，あなたが推薦する治療者のことを患者に自信をもって紹介できるし，その治療者がどのような治療をしているか伝えることができるからである。その情報は，患者が非常に肯定的な気持ちで紹介先の治療者に会う道ならしになり，それによって患者はより前向きな気持ちでその治療に対し関心を持つことができるようになるのである。

　もしあなたが個人開業医であるなら，多くの専門家，例えば，弁護士であるとか，会計士，保険関係者といった人たちに相談しながら，開業の準備作業に取り組み，自分の専門業がスムーズに運営されるようにしたのではないだろうか。自分の患者のために優れた紹介先を探しておくことは，それと同様に重要なプロセスである。あなたがその地域に来たばかりであるなら，その地域の同

表3-1　共同治療を始めるときに話し合っておくべき点

1. 患者ケアの基本理念と精神疾患に対する説明モデル
2. 過去のトレーニングと経験
3. 患者との面談の標準的頻度
4. 治療費
5. 入院治療への対策
6. 不在時の対応
7. 治療提供者間および患者とのコミュニケーション
8. 緊急時の連絡方法
9. 患者治療の緊急時（自殺念慮や自殺行為など）に対処する方法

業者と人脈を作り，他の専門家に彼らの経験について尋ね，紹介先について彼らの勧めるところを聞いておくことは，役に立つものである。州の専門団体（米国精神医学会（APA）の地方支所）はしばしば臨床家のリストを提供することができ，他の専門団体（例えば，認知療法学会，行動認知療法学会など）は，資格がありトレーニングを受けていて，特別の許可証を持っているセラピストを地域別に探せるリストを公開している。もしあなたが幸運にも大学のセンターのなかで働いているなら，研修医や心理学実習生の指導をしているであろうから，新しく個人開業しようとしている若い臨床家に会うことが容易になる。これらの新しい卒業生は，あなた自身の直接の経験からどんな仕事をする臨床家であるか知っている場合があるだろうし，またどんな質のトレーニングを受けてきたかもわかる。地域のメンタルヘルス・センターのような施設では，臨床家のグループが密接に協力し合って患者ケアを提供しているだろう。こういった環境では，患者の紹介はセンターの方針に従って行われるかもしれないが，最適な患者ケアを目指す専門家たちの共同体制が影響を受けるようなことがあってはならない。治療者らがその治療理念を共有し，頻繁に一緒に働くときには，患者へのチームアプローチがより容易になる。同じ施設内で治療が行われる場合は，仲間同士の指導グループやケースカンファレンス・グループがあり，情報交換がなされ，共同して患者の系統的説明と治療計画の作成がなされるだろう。

　表3-1は，共同治療を始めるときに，一緒に治療者同士で話し合わなければならない重要な点のリストである。これらの項目については以下の本文で詳述する。

患者ケアの基本理念と精神疾患に対する説明モデル

　責任共有治療を実施する際の2つの重要な点は，コミュニケーションと尊重である。尊重し合う関係を築き始める良い方法は，共同治療者が行う患者ケアの治療モデルを知ることである。可能な紹介先を決めたならば，次のステップは，対面での会合を設定したり，電話で相談することで，一緒に働くことができるかどうか話し合うことである。この話し合いの目的は，お互いの治療理念およびそれぞれの施設で提供できる治療の詳細を理解することである。一方の治療者は，もう一方の治療者が患者の回復に役立つということで根本的に異なるモデルによる治療をしていないか知る必要がある。この情報は，患者治療の責任を共有するかどうか決めるのに重要である。ときに，臨床家は，変則的な治療方法を採用することがあり，それは効果があることを示す明らかな証拠もなく，現在認められている標準的な治療から判断して禁忌とされる場合もある（例えば，精神病患者に対し大変感情を刺激する心理療法を施したり，あるいは，認可されていない例外的な薬を定期的に処方するなど）。また，相手の治療者は，患者と個人的な関係を持つ考えを有している可能性もあり，それはあなたには受け入れられないことであろう。また，治療者のなかには，正当でない方法（例えば物々交換など）で治療費を受ける者もいるかもしれず，あなたの価値観や，あなたの専門職としての倫理的な標準にそぐわず，その治療者との関係は「まずい」ものになるかもしれない。これらは，共同関係を築くとき調べておくべき重要な事項である。

　はじめて自己紹介し合うときは，患者の治療と管理に関する個々の隔たりについて話し合う絶好の機会でもある。例えばセラピストは，CBTについてほとんど何も知らない医師に出会うかもしれず，その医師は患者に対し治療の妨げとなることを言うかもしれない（例：「この『ポジティブに考える』というのは，単に問題となっている症状を取扱っているだけであって，本当の原因には至っていないですよ」）。処方医も，セラピストの問題ある態度に出会うかもしれない（例：「医者があなたの薬を変えたのは当然ですよ。彼らは他に何をするべきかわからないとそうするのです」）。これらは，患者に対し一貫して信頼できる方向を示すために，解決されていなければならない相違点である。他の人の意見に耳を傾け，可能な最善の治療を提供することに専心することが，相手方に望まれる最良の資質である。これらの基本的事項を話し合うミーティングを持たないと，あなたは相手のことを過信してしまうかもしれない——例

えば，一緒に働く相手は，診断をすることや，特定の心理療法を行うこと，あるいは特効する薬物を使用することをちゃんと心得ていると——これは真実ではない。

過去のトレーニングと経験

　過去のトレーニングと経験について事実に即して率直に話し合うことは，あなたが治療の責任を共有することになる相手の人間を知るのに，良い出発点となる。わたしは会話をオープンなものにするための方法として，自分に関するこの情報をいつも自発的に提供している。わたしは，この治療提供者と，患者への責任を問題なく共有することができるかどうか見極めることを，会話の目的の1つとしている。ある州ではセラピストはビジネス・ライセンスを取得するだけで治療認可が下り，標準的治療の正式なトレーニングをほとんど受けていないことがある。わたしは，礼儀は失さないようにしているが，その人は資格を有しているのか，そしてどういった機関から認定を受けているのか，尋ねている。患者治療の責任を共有するとき最終的な法的責任はどちらにあるのかというような問題もさることながら，有効かどうかわからない治療を受けている，または，治療トレーニングを適切に受けていない者の治療を受けている，そういう患者をケアするとなると，かなりの危険が伴う。共同者の介入を尊重したり信用したりできないなら，治療は失敗に終わるであろう。お互いへの敬意は関係性のなかで時間をかけて築き上げられるべきであり，お互いに相手の長所，専門性，臨床的見識を理解し合う必要がある。最後に，共同治療者になるかもしれない人のあなたに対する態度は，彼（または彼女）が患者とどのような関係を築くか，その良い指標になる。温かみ，責任感，ユーモアといった個人の資質は，短いミーティングでも確認できる。もしわたしが自分の個人的な友人をその治療者に任せられると思うなら，うまくやっていけるということだ。

患者との面談の標準的頻度

　共同治療者と，治療の基本理念やトレーニング，経験について話し合い，この協力関係はうまくいくであろうと心を決めたら，次のステップは，共同治療者に紹介される患者が経験することをリハーサルすることである。この実際的な関心事については，患者と話し合うことが重要である。評価のセッションは

何回行われるか。最初の評価セッションが終わってから普通どれくらいの頻度で面談が行われ，そしてその面談のセッションはどれくらいの長さなのか。特定の問題のために患者は普通どれくらいの期間，治療を受けることになるのか。患者が電話をしてから最初の面談が行わるまでに一般的にどれくらいの時間がかかるのか。

　患者を紹介するときに患者に特に強調しておかなければならない点は，おのおのの治療者は個別に患者の評価をする必要があり，この手続きの理由を説明しておくということである。患者にとっては，再度評価を受けることは同じことの繰り返しであり，しばしば時間と費用の無駄に感じられる。実際は，評価を二度受けることは必要であり重要である。治療者は情報を解釈するのにそれぞれの見方を有している。より良い治療は，それぞれの治療者が直接患者から病歴について確認することにより可能になるのである。誤解を避けるために，薬についての評価を受けたからと言って，必ずしも薬が処方されるわけではないことも，患者に知らせておかなければならない。

治療費

　実際のセッションの費用は，あなたが共同治療者と話し合うべきことであるかもしれないし，そうでないかもしれないが（臨床家のなかには直接患者と治療費について交渉することを好む者もいる），費用がどのように取扱われるかということは，患者も知っておきたいであろう重要な点である。請求書と保険料はどうのように扱われるか。治療者は保険診療をしてくれるか。治療者は保険者によるいずれかの管理医療制度に所属しているか。経済状態に応じて費用が変わるスライド制は適用されるか。

入院治療への対策

　あなたとあなたの共同治療者が，重度の精神病患者に対し治療の責任を共有するとき，その治療の経過中に患者の入院が必要になる場合がありうる。すべての精神科医が入院先の関連病院を持っているわけではなく，またすべての精神科医がその治療の一環として患者を病院に入院させるわけではない。多くの場合，精神科医は患者に病院のリストを紹介したり，大学病院での治療を薦めたりする。共同治療者がこの点についてどう対応するのか知っておくこと，そして入院治療が必要となりそうな患者と前もってそのことについて話し合って

おくことは重要である。

不在時の対応
　あなたと患者は，共同治療者が休暇や不在のとき，自分の治療をどうカバーするつもりでいるのか，知っておく必要がある。責任共有治療においてしばしば発生する問題は，一方の治療者が，自分がオフィスを不在にしているときには相手方の共同治療者が一緒に治療している患者のことを診てくれるものと思い込むことである。この点の不明確さは単なる憤りの元となるどころの話ではない。明確な同意なしにはこの思い込みは危険である。ときに相手の治療者は代わって治療する資格を有していないことがある。加えて適切な引継ぎがなされていない場合，カバーするほうの治療者は，緊急時における患者の重要な情報を有していないかもしれない。

治療提供者間および患者とのコミュニケーション
　責任共有治療を行う際は，連絡方法について決めておく必要がある。いつ（週ごとか，評価時か，大きな変化があったときか，月ごとか），また，どんな手段で行うのか（電話か，伝言か，保護された電子メールか）である。こういった連絡は，患者が安定しているときにも定期的に行われるべきである。当然のことながら，連絡の頻度は患者の鋭敏さに応じて変わるべきである。共同治療者が，セッションとセッションの間に，またはセッション外で，患者にどのような手段で連絡をとるのかを確認しておくこともまた重要である。患者が抱く最も多い不満の1つは，治療者がすぐに電話を折り返してくれないということである。この点を共同治療者はどうするのか知っておくことは役に立つ。患者の同意を得ないまま，患者の留守伝や電子メールにメッセージを残すことは，患者を憤激させることがあるかもしれないし，気づかず患者の秘密性に抵触することになるかもしれない。こういった点について話し合うときの大ざっぱなルールは，紹介される患者の立場に自分を置き，共同治療者に診られることはどのような経験になるのか，考えてみることである。以下は，双極性障害の患者を診ている治療者の間に取り交わされる文書による連絡の例である。

❏ 治療者間の文書による連絡の例
グリーン先生

　キャロルを今朝診察しましたが，彼女は自分の睡眠習慣に対して先生が指示された行動計画を採用し始めました。彼女は1週間に2回ほどzolpidem（睡眠薬）を服用しています。以前よりかなりイライラが少なくなり，衝動性において良好な変化が見受けられます。zolpidemの量が増えたり，彼女の生活習慣に変化が見られたら，どうぞお知らせください。こちらは4週間後に彼女を診察する予定です。

緊急時の連絡方法

　患者治療の緊急時にはコミュニケーションが肝心である。患者治療において責任を共有している治療者と緊急時に連絡がとれる確実な手段を持っておくことは大変重要である。また，お互いの連絡方法に変更があったら，それを最新のものにしておくことも大切である。治療者の多くは，緊急の連絡を受けるのに優先的な方法を持っており，最初のミーティングでこの点を確認しておかなければならない。

患者治療の緊急時に対処する方法

　責任共有治療において発生しうる最も難しい問題の1つは，臨床的な緊急時において，患者にどう対応すべきか，2人の治療者の意見が異なるときである。緊急事態でなくとも，治療上の相違はその取り扱いが難しい。例えば，処方医は不安症にbenzodiazepineは当然であると考え，セラピストはそれに反対するようなときである。患者が自殺を考えたり，精神病的であるときに，適切な対応について不一致がみられたら，問題はますます重大である。こういったことが起こりうると予測しておくことは役に立つ。ある特定のCBT（例えばDBT）には，自殺的行為を取り扱う特別なプロトコールがあるが，これは，処方医がこの状況を取り扱う際の普通の方法とは相容れない可能性がある（第10章参照）。治療を共同で始めるときにこれらの問題を話し合っておくことは大変有益である。臨床的緊急時に意見の相違が生じたら，あなたのすべての臨床的技術を駆使して，あなたが見たとおりに問題について丹念に注意深く述べ，共同治療者にも自分と同様の対応をしてくれるよう依頼することである。相手が言うことは尊重して考慮するべきである。あなたたちが同意できる中間点が

見出せないようなら，別の治療提供者の意見を聞くことを考えるべきである。最後に，すぐに解決しそうにない不一致があるときは，保守的な方法を採用するのがよい。それが最も患者を守ることになるであろう。

責任共有治療の利点

　わたしが共同治療で薬物療法を行っていた患者がかつて「安定した両親がいるとはどういうことなのか，今わかりました」と言ったことがある。2人の治療者による治療は，その複雑性にかかわらず，いくつかの実際の利点がある。真に協調した治療が行われるとき患者は，どちらの治療者の下でも自分が受けている治療法をよく理解し，服薬アドヒアランスを強化する構造を持つことになる。責任共有治療は，患者を支援する「より広いネットワーク」を提供するのである。セラピストが休暇をとっている間は，心理療法家としての技術も持っていて，患者もよく知っており信頼している処方医が，カバーすることができる。大変手間のかかる患者に対して共同治療は本当に有益である。セラピストが不在になると不安定になったり危機を迎えたりする患者には特にそうである。心理療法を行わない処方医にとっての利点は，セラピストが同時に治療にあたってくれることによって，セラピストがより頻繁に患者と面談し，薬の副作用や薬の効果について時間をかけて報告するよう患者に促すことができることである。

　2人の治療者がいることのもう1つの利点は，セラピストあるいは研修医や実習生の役割がしばしば変わり，患者との関係が比較的短くなってしまうような治療施設の場合に発揮される。ほかの治療メンバーとの継続した治療関係が持たれるとき，時折治療が中断されてしまっていた患者にとっては，大変貴重な継続性と安全性の感じを得ることができる。そういった治療施設の患者は，しばしば重度で慢性的な病気を患っている場合が多く，継続的で信頼のおける世話人からのサポートが不可欠であり，それがあれば，運営上の混乱が生じても，患者は治療に対して心から支持する気持ちを維持することができる。この継続関係は，そのような治療の中断に対する患者の反応について話し合う安全な場所も提供することができる。

責任共有治療のモデル

　Jesse Wright ら（2006）は，患者を概念化するモデルを記述しており，それはCBTと薬物療法の共同治療の青写真となっている。この方法は，薬物療法と心理療法を同時に行う精神科医にとっても大変価値があるものである。このモデルにおける一連の仮説が，情緒障害における認知行動モデルの基本的仮説になっている。つまり心理的障害は，その思考障害によって特徴づけられるというものであり，それは患者の信念や思想，態度，情報処理のスタイルなどの影響を含んでいる。不適応な対処方法を含む行動障害は，学習することと認知にも影響を与える。そして，そういった思考の障害はCNS（中枢神経系）過程に影響を与える。このモデルはさらにCNS過程に対する生物学的影響（遺伝，薬物，疾病など）についても詳しく説明している。また，対人関係および社会文化的過程が，患者の症状の進行や現在の状況に与える影響も考えに含めている。この患者の定式化のモデルは，症状の進行や，さらには可能な治療手段などに対する広範囲な影響を考慮している。患者の治療に共同で当たっている2人の治療者がこのモデルを共有するとき，いかに薬物療法と心理療法の統合が患者にとってプラスとなるか，それを見るのに大変有益な概念的道具となる。2人の臨床家が，何が患者の役に立つのかについて意見が一致するとき，分離治療における多くの重大な落とし穴を避けることができる。

　1人の患者に対しCBTと薬物療法の両方を行う精神科医は，薬物療法に関する側面を課題の1つとして心理セッションに統合することができる。薬理学的管理に注がれる時間は，患者によって，また，治療段階や服薬状況の安定度によって異なる。服薬の開始，変更，終了のときは，心理教育と症状観察が治療課題の主なものとなるであろう。患者の精神的障害に加え，患者に発生する内科的問題は，薬の量や種類の変更が必要になる場合があり，セッションの課題の1つになる。治療課題を柔軟に決めることで薬の調整は容易になる。

　共同責任モデルにおける薬物療法と心理療法の統合により，それぞれの治療提供者は治療の利点について共有された論拠を，患者に対して提示する機会を得る。各々の治療者は相手の仕事を補強し合うことができる。セラピストは処方医に対し，心理療法のセッションで用いる一般的なプリント（活動記録や思考記録など）を提供することができ，それにより処方医は，患者が受けている

特定の治療方法と課題に精通することになる。理想どおりであれば，処方医は心理療法への出席数，課題の順守度，セッション外での治療技能の使用などについて質問をするであろう。処方医は，セラピストに対し，最も一般的に処方される薬や，典型的な副作用とその対処法に関する情報の資料を提供することができる。医者ではないセラピストであっても，一般的な精神科的症状に対して最もよく使われる薬についてかなりの基本的知識を有している者は，患者に薬の問題について説明し，アドヒアランスを高め，患者と処方医の対話をより促進することができる。CBT セッションの構造は，メディカルチェックのための訪問には理想的であり，処方医がそれを採用するなら，心理療法治療のモデルをさらに強化することができる。課題の設定，患者からのフィードバックの入手，心理教育の適用，セッションで学んだことのセッション外活動による強化は，心理療法におけると同様，薬の管理においても有益なテクニックである。あなたが患者に対し，治療のもう一方の面について，よく精通していて誠実に興味のある質問をするとき，それは，共同治療者に対する敬意の自然な表明となる。

　自己観察に対し CBT セッションで使用される道具もまた，薬の効果と副作用を追跡して記録するのに役立つ。双極性障害のキャロルが，新たに処方された気分安定剤である valproic acid の副作用を心配していたとき，彼女を担当していた精神科医は，活動記録を彼女に実施させ，気分の状態のポジティブな変化をモニターするとともに，副作用のどんな事例も記録するようにさせた。活動記録は，セラピストが彼女に対しうつ状態のときに使用するよう指示したフォーマットであり，それによってキャロルは新しい薬の効果と副作用について正確な理解を得ることができた（表 3-2 参照）。

治療を統合することにより 2 人の治療提供者間に発生する多くの問題は解決される

　治療が本当に統合されるとき，治療者が 2 人いることでしばしば発生する問題は避けることができる。そのような問題の一例として，不安症で CBT 治療を受けている患者が，精神科医あるいはプライマリーケア医によって，CBT のツールを活用する前に，ただちに薬を処方されてしまうということがある。心理療法の過程において症状からの回復が見られるようになるのには数日ない

表 3-2　キャロルの薬の副作用記録（午前中）

月	火	水	木	金	土	日	時間
軽度の吐き気，朝食後改善				とても快適な睡眠，本当に幸せ			7～8時
	本当に落ち着いて，安定した気分				口のなかに鉄のような味		8～9時
軽い頭痛						クラスでとてもよく集中できた	9～10時
							10～11時
				体のなかで揺れる感じ			11～12時
				昼食後，良い感じ			12～1時

し数週間がかかるものであり，また，ときには短期間の症状の悪化があること（例えば暴露療法の場合）は，治療過程の一部として知られている。患者が症状の悪化を説明した際に治療者同士が連絡し合わなかったり，または，一方がそのような治療の理由を理解していなかったりすると，薬が尚早に使用されてしまう。治療が統合されるならこの問題は避けられる。処方医は，介入の性質をいくらか理解し，患者に対し，症状の悪化を防ぐためにセラピストと一緒にどんなことをしているところなのか尋ねることができ，どんな課題が出されて実行されているのか確認することができる。直接セラピストと話し合えば誤解は是正できる。セラピストと処方医の両者は，心理療法が症状に対する初期治療として行われる期間がどのくらいなのかについて話し合い，また，患者も含めて，引き続き行われる治療がどういう意味を持つのかについて，お互いに了解していなければならない。患者の問題をともに概念化し，特定の問題が引き起こしている障害の程度を注意深く評価することは，論理的な治療計画の形成

につながる。ここにおいては，相互に尊重し合い話し合う時間を持つことが必要不可欠である。患者はさまざまで，正しい解答が存在しないこともあり，臨床的判断と十分なコミュニケーションによって治療チームは，患者のニーズに合わせた CBT と薬物療法の使用の柔軟なバランスを決めることができる。双極性障害や，統合失調症，重度のうつ病の患者の場合，症状がより重篤になるとき，治療提供者同士が頻繁に話し合うことがしばしば必要である。患者の評価とサポートを増やしてより積極的に治療していくことが症状の増悪を防止するのに役立つ。共同の話し合いにより，患者にとってどの程度のケアが適切であるかということについての決定が促される。病気の悪化を示す兆候に対しては，2人の治療者による積極的な対応が可能となる。以下の記述は，症状の沈静にチームで臨む共同治療の一例である。

　キャロルは45歳，女性，急速交代型の双極性障害患者である。何度も入院し，躁状態のときは重大な問題を抱えていた。もっともこの5年間は，気分安定剤と抗不安薬の組み合わせにより比較的安定している。彼女にはまた，十分な睡眠（夜9時間ぐらい）をとらないと軽躁状態になる病歴があった。残念ながら彼女は睡眠を真面目に捉えず，映画を見たり本を読んだりして興奮して夜遅くまで起きていることが多く，生活は不規則で，しばしば躁病の症状を引き起こしていた。キャロルのセラピストと精神科医は，共同して彼女に対し規則正しい睡眠時間をとることの必要を強く説明した。両治療者は協力して，彼女が睡眠記録をつけてより良い睡眠時間の日課を築く治療に取り組めるプランについて，彼女と話し合った。夜10時にはくつろぎ始め，11時には消灯するというものである。キャロルはまた，その行動プランによって深夜までに眠気を催さなかったときは，zolpidem を服用することを了解した。数カ月の間，彼女は2人の治療者と真剣に取り組み，月に一度か二度 zolpidem を飲むことはあったが，ほとんどの夜，適当な時間に就寝することができた。

責任共有治療においてみられる問題

　責任共有治療において問題がしばしば発生するのは，紹介理由がはっきりしていないときである。他の治療者への紹介にはいろいろな理由が考えられる——診断的事項を明確にするため，セカンドオピニオンを得るため，治療計画について相談するため，臨床的に特別困難な状態にある患者に必要な援助を提

供するためなどである。紹介先と患者が，紹介目的についてはっきりと理解していることは大切である。

　もう1つの問題となる状況は，共同治療をしている患者があなたのセッションにおいてもう1人の治療者の批判をする場合である。このような状況に対処する重要な最初のステップは聞くことである。患者が心配していることについて中立的な立場で聞くのである。患者は状況をきわめて正確に述べているかもしれないし，患者とその治療者との間で発生したことに対する患者自身の反応を述べているのかもしれない。あるいは，患者は自分自身の対人不適応のパターンに苦しんでいて，それがその治療者との関係を阻害しているのかもしれない。次に行わなければならないことは，患者のコミュニケーションを評価し，どんな対処が必要であるかを決定することである。このときが，相手の共同治療者その人，その価値観，診療パターン，治療理念についてあなたの有する知識が重要な鍵となるときである。例えば，DBTについて何も知らない処方医は，患者が相手の治療者のことを「そしてセラピストは言ったんです。わたしが自殺を試みて死んでしまったら，わたしに話すことはもうできないよって！」と報告すると，否定的に反応してしまうかもしれない。その状況に対して関心があることを伝え，解決される問題としてそれに取り組むことは役に立つ。つまり患者に対し誤解と治療上の行き詰まりを払拭するよう努力させると同時に，共同治療者がその状況をどのように捉えているかについてさらに多くの情報を得るようにすることである。

　めったにない状況として，相手の治療者が，あなたには倫理に反し危険であると思われるような方法で患者に接するようなことがあり得る。こういう状況が発生したときは，いくつかのステップを踏むことが重要である。なによりもまず，あなたは患者に対し，その治療について最善の忠告をしなければならない。そして必要ならば医療過誤を担当する保険会社や弁護士に相談しなければならない。もし患者にその治療者とのかかわりをやめるよう勧めるのなら，あなたは代替案を持っていなければならないし，患者に対する適切な共感と心配の気持ちをもってその状況に対処しなければならない。もしその相手の治療者を患者に紹介したのがあなた自身であったなら，あなたと患者との関係を修復する必要もある。

　共同治療者とあなたの意見が一致しないときもあるであろう。そういうときは，率直に，敬意を払いつつ，オープンに話し合うことが望ましい。自分自身

の視点を擁護するのと同様に，相手の視点を理解することに興味を示さなければならない。不一致の原因を理解しようと努め，患者の治療を最善のものにするための計画にお互い同意できるよう模索しなければならない。はっきりしない不同意は，患者の回復に大きな障害となるかもしれないし，あなたが共同治療者と築いた関係を壊してしまうことになるかもしれない。このような不一致は，患者が重症で患者に対する心配が強いときに，特に害をもたらす。意見の不一致が解消せず，相手の治療者に対するネガティブなコメントが患者に伝わるようなら，それは，患者の回復には大変有害で弊害をもたらすものになりかねない。

　患者は，責任共有治療において2人の治療者がいることは，問題を引き起こすものであると信じている場合がありうる。これに対する良い問題解決の方法は，患者が新たな治療を紹介されるときにどのように感じるのか，また，2人の臨床家による治療を受けるときどのような経験をしてどのようなことを心配するのか，それらを確かめることである。医師ではないセラピストが，薬物療法のために患者を紹介する際には，その紹介が治療の移行という潜在的な問題をはらんでいるということまで考えを巡らせるべきである。例えば，患者はその紹介について勝手な思い込みや考えを持ってしまい，処方される薬へのアドヒアランスが妨げられたり，心理療法のさらなる進展が頓挫してしまうかもしれない（例えば次のように思う――「わたしのセラピストはわたしの治療を諦めた」「この治療は効果がないんだ」「わたしは失敗してしまった」「薬を飲み始めたのだから，すべての問題は解決されるはずだ」）。患者はまた，向精神薬や，医師，あるいは精神科医に対して特定の信念（例：「精神科医に診てもらう人はみんな頭がおかしいんだ」）を持っていて，そのためにうまくいかないかもしれない。もしこういった考えが引き出されず吟味されないなら，患者の紹介は危ういものになるであろう。紹介の理由をはっきりと説明し，患者の考えを聞き出しておけば，いくつかの初期の落とし穴や，相手の治療者との情報のやり取り不足は避けられる。患者が紹介および治療プランに従うのを促すために，患者の考えていることを伝えて評価することは，疑いなく紹介する側の治療者の責任である。紹介するときのタイミングもまた，患者の考えに影響を与えうる。

　患者が1人の臨床家から治療を受けているときでさえ，1つの治療が付け加えられたり取りやめられたりするのは，患者にとっては重大なことであり，治

療同盟や，アドヒアランス，治療結果を左右する。例えば，患者が薬物療法で早期に症状の改善をみるとき，治療同盟は有用なものとなりうる。良い治療のエッセンスは，人としての関心を患者に向けることである。治療を組み合わせるのは，一定期間の心理療法によって，患者が薬物療法についての考えを十分に吟味し，それを1つの選択肢として受け入れられるようになってからであろう。心理療法は，また，患者がより安定し明瞭に考えることができるようになってから，二次的治療として加えることができる。両方の治療方法が，治療の初めから行われることも，あってよい。心理療法は，患者が一連の治療において薬の漸減をした後に加えられてもよい。患者は，最善の治療結果を目指すこれらの回復への道筋の根拠を知らされておくべきである。

　また，対人関係における問題を患者は抱えているかもしれず，それは責任共有治療における課題となる。患者のなかには，信頼関係を築くのが非常に困難で，2人の治療者にかかることが不可能な者もいる。第Ⅱ軸の障害を持つ患者は，良好な対人関係も常に曲解して捉え，この曲解は治療者間の誤解にも発展しかねない。このような患者は1人の治療者にはネガティブにかかわり，もう1人の治療者から救われることを期待する。どのような患者が責任共有治療に向いていないかを示すデータベースはないが，極端に偏執的であったり混乱していたりする患者にとっては，1人の治療者に加えて他の治療者とさらに関係を築くことは，極めて重圧のかかることであるのは当然であろう。

　医者ではないセラピストも，薬の作用，その適応，および副作用について実際上の知識を持っておいて，患者に間違った情報を提供することを避け，また，治療への反応が乏しい理由を評価しなければならない。薬を処方する可能性が最も高いのはプライマリーケア医と言える。というのは，米国において最も多くの向精神薬を処方しているのが彼らだからである（Mark, Levit, & Buck, 2009）。精神科医ではない処方医とコミュニケーションをとることは難しいことである。彼らはプライマリーケアの診療に多くの時間を制約されているからだ。そのような共同責任の状況においては，セラピストが薬物療法の情報をしっかりと持っていて，特に患者には，副作用について報告するよう促すことが重要である。もし薬物療法に反応がなかったり部分的にしか反応しない場合は，たとえプライマリーケア医が引き続き患者に対し薬を処方するとしても，精神科医に相談することは有益であろう。以下の症例は，うつ病患者のジーンの例であるが，セラピストが十分な情報を持っていないときに発生しうる問題をよ

く示している。

　ジーンは離婚していて，2人の子どもは先妻に引き取られており，うつ病の心理療法を受けていた。彼はプライマリーケア医から sertraline を処方されていた。彼は心理療法においてすこぶる良くなり，何カ月もの間，彼を悩ませていた睡眠の問題も自殺念慮もなくなっていた。しかし，クリスマス直後に，子どもたちが先妻のもとへ帰ってから，ジーンは重篤な症状を再び示し始めた。彼のセラピストであるホワイト心理士はその症状を重大なことと受け止め，彼が三週間前に薬の服用を止めており，そのことをプライマリーケア医に知らせていないと判断した。ホワイト心理士はジーンに，薬を飲まなくなったことが症状の再発理由であると自分は確信していると伝えた。彼はまさに危機感をつのらせた。彼は抗うつ薬の中毒にはなりたくなかったのである。ホワイト心理士からの要請もあって，彼はプライマリーケア医のところへ行ったが，薬物療法を再び始めることにためらいを感じ，症状が本当にうつ病の再発なのか確信が持てなかった。

　この例は，間違った情報がいかに患者の薬に対するアドヒアランスの妨げとなり得るか，如実に示している。同じような問題は，処方医がセラピストの努力を尊重しなかったり，心理療法を批判するような考えを言ったりするときにも起こり得る（例：「実のところ服用している薬の効果が出ないことには，どんな対話による療法も有益にはなりません」）。そういったことを共同相手の治療者と直接話し合わないでいると，治療努力を無駄にしてしまうであろう。以下はその例である。

　アイリーンは，パニック障害の症状に苦しんでおり，彼女が通院していたセラピストから紹介された精神科医の診察を受けに行った。精神科医は，彼女の症状に対し治療がどのようになされているか尋ねた。アイリーンがセラピストの薦める内部感覚暴露について説明したところ，精神科医は驚きを示し，そのような治療は聞いたことがない，そのような治療を行おうとする治療者には心配を感じると言った。アイリーンはもちろん不安になった。彼女は診療所の外での恐怖状況に対する暴露はだいたい完了していたが，パニック発作に対する内部感覚治療を受け始める前に心理療法をやめてしまった。

　責任共有治療に臨むときの鉄則は，相手の治療者を尊重する態度を維持することと，エビデンスに裏づけられた新しい技術や方法を学ぶことに心を開いておくことである。そのような関係は，専門家としての成長を促し，患者ケアに

大変有益となるのである。

第4章
薬物療法のアドヒアランスを向上させるために CBT介入と薬物療法を統合する

　われわれは，新たな診断，特に精神疾患の診断を受けたときに患者が抱く不安と混乱を過小評価している可能性がある。人は健康な状態から不健康な状態になると，自己認識に大きな変化が起こる。重篤な精神疾患に罹患した場合の悪影響は重大である。患者は，そういった病気になったことが将来に対してどういった意味を持つのかと考えるようになると，将来の出来事（結婚，就職，育児，そして医療保険への加入）に対する心配が徐々に広がっていく。医療の提供者として，投薬や治療に対するアドヒアランスを促進しようとするのなら，われわれは，患者が診断に対して持つ特別な個人的意味を理解しなければならない。心と体の健康をケアする際の最善の治療行為は，ある特定の病気を持っていたとしても1人の健全な個人であるという考え方を受け入れるという目標を，患者が成し遂げるよう助けることである。理想的な終点は，患者が「良い患者」になることを助けるのではなく，特定の疾患を持ちながらも可能な限り最善の生活を過ごせるように援助することである。セラピストあるいは処方医として，あるいはその両方の役割を担当するものとして，患者の考え方に共感的理解を示せるようになるには，診断や特定の薬物療法に対して患者が当初に抱く疑問や心配に正しく答えていくことが重要である。患者にとって診断と治療保持がどんな意味を持つかを理解することによって，治療のアドヒアランスは促進される。この章は，アドヒアランスを促進するために，薬物療法との組み合わせにおいてCBTがわれわれに提供できる強力な手段だとみなすことができるよう構成されている。この章で示される原理は，単独あるいは責任共有治療において使うことができる。

　薬物療法に対するノンアドヒアランス（非遵守性）は，どの程度の問題なのか。この問題の広範囲におよぶ特徴は，最も経験豊かな臨床家にとっては，あらためてその情報の要約をみて納得するまでの必要もないであろう。最近の研

究では，50％から83％の患者が早期に抗うつ薬の服用を中断するか，または継続的に服用していないということが示された（Aikens, Nease & Klinkman, 2008）。プライマリーケアでは，およそ40％の患者が抗うつ薬の2回目の処方箋を薬に変えていなかったという報告がある（Simon, 1992）。双極性障害の予防のためのlithiumが処方されている患者の最大50％までが継続的な服用をしていなかった（Scott & Pope, 2002）。統合失調症の患者についてはノンアドヒアランスの割合に関するしっかりとした文献はない（Lecompte & Pelc, 1996）。ノンアドヒアランスの問題は非常に広きにわたるので，向精神薬を投与されているすべての患者について体系的にその問題をターゲットとすることで，われわれは結果を改善することができるであろう。

CBTを薬物療法に併用することでアドヒアランスが向上する事実を示すエビデンス

薬物療法のアドヒアランスを向上させるためにCBTを行うことが，内科疾患においても精神疾患においても非常に効果的であることを示す多くの研究がある。後の章でいくつかの研究を詳述するが，次に示すのは，双極性障害と統合失調症においてアドヒアランス向上のためにCBTを行った結果の簡潔な要約である。この2つの疾患はノンアドヒアランスの割合が高いことで有名である。

双極性障害

双極性障害の患者は，治療へのアドヒアランスに関して少なからぬ問題を有し，しばしばひどい結果を伴う。指示どおり服薬をしない患者は，躁病あるいはうつ病エピソードの危険にさらされる。これらのエピソードは（向う見ずな行動や自殺の危険の結果として）特有の身体的リスクを伴い，かつひどい心理社会的結果（例えば破産，失職，人間関係の破綻）をもたらす。しっかりと治療を受けようとしない患者はまた，より有害な病態である急速交代型になる危険性が非常に大きくなる。そのためアドヒアランスは，なおさら重要となる。

Cochran（1984）は，短期間（10週間）のCBTによるコンプライアンスへの介入を，双極性障害の薬物療法に取り入れた。介入を受けた患者は正しく服薬をする傾向が有意に見られた。これらの患者は，標準的な臨床管理を受けた患者に比べて，医師の忠告に反してlithiumを中断する頻度は少なかったし，

再入院の頻度も，病気のエピソードの頻度も少なかった。

　双極性障害に対して効果的な補助的治療法であることが明らかとなった心理療法は全て，心理教育とアドヒアランスに実質的な焦点を当てており，それは双極性障害に対するCBTも同様である。双極性障害に対するCBTの明らかな利点として，アドヒアランスが向上し再発や再入院が減少することが，Lamらによって報告されている（Lam, Burbeck, Wright, & Pilling, 2009）。

統合失調症

　統合失調症におけるアドヒアランスは，患者の健康と安全にとって非常に重要である。精神病症状は患者とその家族にとって衝撃的なものであり，これらの症状は生命にかかわる結果を招きうる。精神病患者の多くが，自分の症状の原因と服薬の必要性について歪んだ考えを持っている。例えば，自分のその症状は悪魔か宇宙人によって引き起こされているのだと考えていたりする。CBTによる介入は，アドヒアランスを高めることによって，統合失調症の患者が良好な予後を達成できるようになるのに，非常に効果的であることが実証されている。PerrisとSkagerlind（1994）は，グループホームの患者にCBTを実施することで，アドヒアランスの改善をうることができた。Lecompte（1995）は単独，および同僚ら（Lecompte & Pelc, 1996）との研究で，アドヒアランスを促進するためにCBTセッションを同時に行った統合失調症の患者において，有意に入院する頻度が少なかったことを見出した。Kempら（Kemp, Hayward, Applewhaite, Eeritt, & David, 1996）は，入院患者に対して，アドヒアランスに焦点化した短期間（4〜6セッション）のCBT介入のランダム化比較試験（RCT）を行った。介入の2年後，この処置を受けた患者の内74名の追跡調査が行われ（Kemp, Kirov, Eveitt, Hayward, & David, 1998），処置を受けた患者は，受けなかった対照群に比較して，有意に良好なアドヒアランスと，良好な全般的社会機能，および入院の減少が認められた。

アドヒアランスの問題を概念化する

　多くの精神疾患，さらに言うと他の慢性疾患についても，ノンアドヒアランスの割合は非常に高く，それゆえ患者の世話をする者が，服薬することは難しい問題なのだと理解するとき，それは患者の助けになる。特定の患者が投薬を

受ける際に伴う問題を概念化することによって，ノンアドヒアランスおよびケースごとの介入の根底に存在する問題の複雑性をより良く処理することができるようになるであろう。

　アドヒアランスの問題を予想するのに役に立つ手段として，DSM-Ⅳの多軸診断スペクトルに基づいて，発生しうる問題を検討するという方法がある。まず第Ⅰ軸の診断それ自体によるアドヒアランスの問題がありうる——例えば，大うつ病は絶望感によって特徴づけられるが，この絶望感が患者の薬物療法の導入に影響を与えこれを妨げる。物質乱用が合併していると，患者は服薬を拒否する可能性がある。物質乱用が記憶を障害したりセルフケアの気持ちを妨げ，あるいはまた薬との好ましくない相互作用を引き起こす場合もあるからだ。第Ⅱ軸の障害は，薬物療法を必要とする病状に併存する状態であり，特徴的な思い込みの傾向（信念体系）があって，患者はなんでもない対人相互関係や出来事を，奇異に歪めたり誤って解釈したりしやすい。薬物療法に対して，あるいは処方医との人間関係に対して，これらの思い込みの傾向が存在すると，患者はアドヒアランスの問題を生じやすくなる。第Ⅲ軸は身体医学的な問題で，ストレスが増し，患者が管理しなければならない服薬計画も複雑性が増すために，アドヒアランスの問題が発生しうる。CBTツールの利用は，向精神薬服用に際してだけではなく，慢性的な身体疾患の患者が内科薬を服用する際のアドヒアランスも促進する（Sensky, 2004）。第Ⅳ軸は，心理社会的ストレスへの考慮をわれわれに促す。いかなる心理社会的問題もアドヒアランスを妨げる可能性がある。経済的な問題，適切な社会的支援の欠如（さらに悪いものとしてアドヒアランスを台なしにする社会的ネットワーク），通院手段の欠如，それらすべてが問題となりうる。住む家がないことが，規則的な薬物使用を促す生活習慣にどのような妨げになるのかを想像してみよう。最後に，患者の現在の全般的機能レベルである第Ⅴ軸は，患者が規則的に服薬を続けるのに，どのくらい外部からの援助が必要であるかの指標になる。以上述べたように，DSM-Ⅳにより提供される多軸診断の枠組みは，臨床家が自分の考えを体系化し，アドヒアランスの問題を解決することに，役立てることができる。

　患者がひとたび服薬することに同意したならば，服薬の障害となるものを発見するのに良い方法がある。それは，患者と一緒に，日々の服薬の過程がどのようなものになるのかに注目するというものである。服薬の方法と時期に関して患者に質問をしよう。誰にとっても毎日服薬をすることは難しいことだとい

うことが了解されたならば、より率直な議論がなされるであろう。臨床家は、患者が気持ちよく自己開示できるようにすることで議論を促進することができる。われわれの大部分が処方どおり厳密に服用指示に従えなかった経験を有している。そのことを開示することで、患者は規則正しい服用に苦しんでいたことに正直になれる。患者はたいがい規則的服用を最後までやり通さなかったことに対し、ばつの悪い思いをしており、飲み忘れを割り引いて報告する。ひとたび問題が提起されたならば、共同して意見を出し合おう。規則的に服薬を続けることは回復のために大変重要なことであるから、治療の目標は、患者ができる限りきちんと服薬できるように、一緒に取り組んでいくことである。

Beck (2001) はアドヒアランスの問題を、現実生活上のものと、心理学的なもの、あるいはその両方が組み合わさったものに分類している。この分類により臨床家は、この問題に最もよく役立つよう考案されたCBTツールを速やかに活用することができる。最初の評価では、問題を引き起こすと考えられる現実生活上の心配ごとに目を向けて、患者の日々の生活を検討しなければならない。これはひとつの創造的な時間であり、あなた自身を患者の立場に置くのである。この先、思いがけず現れてくるであろう現実的な障害についてじっくりと考えるように患者を促す。向精神薬の服用はしばしば数カ月、数年、あるいは生涯にわたって必要とされる。この意味するところは、アドヒアランスの障害になるものは時間とともに変化するということである。アドヒアランスについての話し合いは、患者の生活の変化に応じて継続しつつ新しいものにしていくことが必要である。例えば、患者の経済状態や、保険の補償範囲、時間的余裕、人間関係のニーズ、健康状態などは変化する可能性があり、これらの変化のそれぞれが、向精神薬の服用をより困難にする現実生活上の心配ごとを引き起こしうる。向精神薬を服用中の女性が子どもを希望する場合、処方を見直し、選択肢を再評価する必要が生じる（第11章を参照）。治療が良いものになるのは、患者ケアチームの治療者それぞれが再三にわたり、服薬に際して患者が感じる問題を課題として取り上げ、その解決を図り、将来起こるかもしれない問題を予期して、それに対応するときである。

服薬アドヒアランスを促進するテクニック

薬を正しく服用することは、短い期間でさえ困難なことである。薬を飲むと

きの自分自身の経験を考えてみるとよい。さらには，もしあなたに子どもがいたとしたら，指示されたとおり子どもに薬を服用させることを考えてみてほしい。あなたは，医者の指示に従おうと意気込んでいるときでさえ，毎回は正しく服用しなかったのではないだろうか。そして処方された薬の服用を忘れないように，ある行動介入を応用したのではないだろうか。行動介入はかなり効果的な手段であり，患者が薬を規則的かつ正確に服用するのに役立つよう使うことができる。ある種の行動介入は，私たちが新しい習慣を築くとき，ほとんどいつも必要とされる。それは服薬に対する姿勢や信念が肯定的なときにおいてさえ同様である。服薬のアドヒアランスを促進するのに最もよく使用される行動介入のテクニックを表 4-1 に示し，それぞれの詳細を以下に記述する。

セルフ・モニタリング

　セルフ・モニタリングは，患者がより効果的に服薬するのに役立つすばらしい手段である。患者が服薬する毎に記録するチャートは，服薬することを思い出させ，また，アドヒアランスがどれくらいの頻度で問題になっているかという記録を提供することができる。活動記録は，うつ病に対する行動の活性化に使用されるものであるが，服薬記録管理の手段として利用することができる。患者は，薬をいつ服用したか記録することができ，さらに，一日を通して発生した良い効果や困った症状を書き留めることができる。セルフ・モニタリングは，強化法と併用することもできる。患者は，薬を服用したことを書き留めた後に，"メニュー"から選んだ項目も記録しておき，目標が達成されたらそれらを自分への報酬とするのである（「プラスの強化」の項を参照）。

　服薬記録をセルフ・モニタリングすることの特別の効用は，患者に対して服薬のポジティブな点が強化され，それによって，副作用にばかり目を向けることがなくなるということである。しばしば私たちは薬物療法中の患者をモニターするとき，副作用にかかわる問題の確定とその解決に話し合いの重点を置いてしまい，薬の良い効果について患者に聞くことを怠る。患者に初期の症状改善が見られたときにも，なおさらこれをやってしまう。効果があったとしても，患者に望ましくない副作用ばかりを思い出させて，利点に関する強化をしないという意図しない結果に導きかねない。向精神薬を服用している患者は，症状に変化が現れない間も，長い期間その薬を服用し続けなければならない。この期間，薬のポジティブな価値を思い出させることは重要である。臨床家が

第4章　薬物療法のアドヒアランスを向上させるためにCBT介入と薬物療法を統合する

表4-1　好ましい服薬習慣を築くためのテクニック

1. セルフ・モニタリング
2. 服薬チェック・システム
3. 正しく服薬するためのプラスの強化
4. 複雑でない服薬計画（一日の服薬回数を少なくする。錠数を可能な限り少量にする。）
5. 心理教育

治療セッションにおいて，服薬の治療的効用を患者に思い起こさせるとき，さらなる強化が起こる。これは次に示すキャロル（第3章で見た双極性障害の患者）の例によく表れている。

臨床家：今週のあなたの気分はどうでしたか，話していただけますか。
キャロル：良くなったり悪くなったりでしたが，まあ，普通です。職場で2，3の失敗があって，私は本当に影響を受けました。
臨床家：職場での失敗について話し合ったほうがいいですか。
キャロル：はい，それが今日話したいことです。
臨床家：いいでしょう。ただ，それを話し合う前に，服薬を忘れそうになることがどれくらいの頻度であったか聞かせてもらえますか。
キャロル：今週はとてもしっかり服用できました。この錠剤ボックスは本当に役立っています。
臨床家：それはすばらしい。薬は，あなたの状態を安定させて，生活で何か難しいことが起こっても気分の変化を正常の範囲内に抑え，コントロールできなくなるのを防ぐのに，大変役立っていると思います。
キャロル：私もそう思います。

服薬チェックシステム

服薬チェックシステムは，良い服薬習慣を身につけるためのもう1つの強力な方法である。第一に，服薬アドヒアランスを習慣の問題として捉え，過去に良い習慣を築くのに何が役立ったか患者に尋ねることを促してくれる。そして，この患者にぴったり合う方法について，患者と一緒に考えを出し合うことができる。服薬チェックシステムは，ローテクを利用したり（バスルームの鏡に貼

りつける覚書カードや，決まった時間に薬を詰めなおす曜日が記載された錠剤ボックス等），ハイテクを利用したりする（薬を服用する時間を思い出すために携帯電話やコンピューターのアラームを設定する等）。服薬チェックシステムで忘れてはならない最も重要なことは，実際に利用されて初めてそれは役に立つということである。薬が詰められなければ錠剤ボックスは意味をなさないし，3×5インチの情報カードも引き出しのなかにしまったままで読まれなければ，また，鏡にテープで貼りつけられているだけで無視されているなら，何の用もなさない。セッションにおいてこのチェックシステムの利用の妨げとなることについて話し合い，発生しそうな問題について解決策を探るべきである。

　こういった方策を利用するにあたって，患者が抱く信念でしばしば障害となるものがある。服薬チェックシステムなどは使う必要は全くないという考えである。患者は，薬が自分にとって良いものであって，本当に良くなりたいのなら，問題なく服用するはずであるとよく考える。私たちは人間であることを忘れがちである。恥というものが，良好なアドヒアランスの障害にしばしばなるのである。患者は，たいてい服薬の問題を話し合うのを避けたがる。なぜなら，治療者がそのことをネガティブに捉えるのではないかと心配しているからである。要求水準が高い患者ほど恥の気持ちを抱きやすい。特に向精神薬を服用することを恥ずかしく思っている患者は，自分が薬を飲んでいることを他の人に知られたくないから，服薬チェックシステムを利用することを多くの場合避けるであろう。患者のニーズと生活環境に適合する解決策を探すのには，創造的に取り組む必要がある。

　服薬チェックシステムの広く利用されている素晴らしい応用方法は，服薬を日常的な活動と組み合わせることである。あなたもこの行動戦略を自分自身に使ったことがあるのではないだろうか。組み合わせる行動が毎日同じ時間に行われ，他の日課が変わってもその行動自体は変わりにくいものなら，この方法は最適である。例えば，朝であれ就寝前であれ，歯を磨くときに薬を服用するのである。ただし，患者の日課や習慣が気まぐれな場合は，この手段は良い戦略とはならない。

正しく服薬するためのプラスの強化（報酬）

　プラスの強化（報酬）は，だれもが新しい習慣を身につけるのに役立つ。残念ながら多くの患者は，服薬のような自分がすべきことを行うのに対し，わざ

わざプラスの強化は不要であると言う。そういうときは，治療の目標は患者の健康に有益な結果を速やかにかつ効果的にもたらすことであり，努力に対する報いは功を奏するとうまく説明できる。健康と良好な状態を促進する行動に対し，報酬を与えることは効果的であることを知ることは，患者にとって有益である。例えば最近のいくつかの研究によると，患者は，具体的に現金による報酬が得られるという見込みがあるとき，何の報酬もないときに比較して，体重の減量に大きく成功していることが示されている（Volpp, John, Troxel, Norton, Fassbender, & Loewenstein, 2008）。ちょっとした，具体的な行動的報酬（好きな本を15分間読むとか，好きな雑誌を買うなど）や，認知的報酬（例えば「病気に対処するのにとても頑張っている」と自分自身を心のなかでほめる）を患者とともに創意工夫して，処方されたとおりに薬を服用できたら，それを行ってよいと患者に指示するとよい。

複雑でない服薬計画

アドヒアランスを促進する行動的方法を議論するに当たり，処方医の行動を忘れてはならない。処方医がアドヒアランスを高めるために行うことのできる大変明らかなことは，可能な限り投薬計画を単純化することである。1回の分量が最少で，服薬回数が最も少ないとき，効果は最大となる。処方医はまた，慎重かつ注意深く治療同盟に関心を向ける必要がある。処方医と患者との関係性は，患者のアドヒアランスに大きな影響を与えるからである。

心理教育

教育もまた，良い服薬習慣を促進する重要な要素である。大切なガイドラインの1つは，患者を一個人として，その人にあった教育を実施するということである。処方医にとって，その薬を処方する理由を説明したり，特定の治療のリスクと効用を説明する以上に大切なことである。患者のなかには，他の患者より多くの情報を必要とする者もいれば，情報源によってはアドヒアランスが良くなったり悪くなったりする者もいる。例えばインターネットであるが，健康問題の情報源として恵みともなり災いともなっている。治療開始時の1つの良い方法は，患者に，特定の病気や治療について何を知っているか，また薬物療法や診断についての情報源は何かについて聞くことである（例：「あなたはうつ病について何を知っていますか。」「あなたに近い人で，こういった薬を服

用したことがある人はいますか。」「あなたは普通，服用する薬についてどのようにして調べますか。」）。このような決まった質問をすることによって，特定の患者にとって必要な情報を概念化し，より個別的なものにしてくれる。利用可能な治療について説明するとき，患者の反応を見ながら，患者が質問しやすいようにすることが大事である。患者の病気は，学習し記憶する能力を左右しがちであることを忘れてはならない。したがって教育は繰り返し少しずつ行われるべきである。

　利用可能な治療について説明し終わったら，次は，患者がどのように治療を先へ進めたいか尋ねる。もし患者が薬物療法を拒むのなら，そこで行わなければならないことは，患者に決断するのにもっと情報や時間が必要であるか聞くことである。もし回答が依然「いいえ」であるなら，認知的テクニック（後述の「利点と欠点の考察」を参照）が適応となるかもしれない。薬の副作用については，ちょうど適切な量の情報を提供することが特に重要である。処方医は副作用について話題にするとき，それらの副作用がどれほどまれなことであるのかしっかりと説明しないことが多い。不安症の患者は，有害反応に対して極端に敏感になる可能性があり，また，否定的な結果について多くの情報を与えられると服薬の拒否すらするかもしれない。副作用を，望ましい作用と望ましくない作用をもつ薬のバランスの結果であると定義して，有効な薬は，そのバランスが良い効果の方に傾いていくものであると指摘することは役に立つ。

　薬物療法について話し合うときは，文書で情報を用意し，患者にはノートをとるようにしてもらい，セッションとセッションの間には質問事項を書き留めるよう指示するべきである。患者の体験についての患者自身の視点とフィードバックに対し純粋に興味を示すことは，治療同盟のすべての側面を強化し，セラピスト，処方医，患者は同じチームであるという考えを強固にする。書面による情報と，繰り返し指示を与えることは大変重要である。不安症，うつ病，そして精神病は，学習し記憶する能力に影響を及ぼすからである。ケアチームが真摯に自分の心配ごとを受け止めてくれて，一緒に問題解決にあたってくれていると感じるとき，患者は処方どおりに薬を服用するようになるものである。

服薬アドヒアランスが問題であるときに使えるテクニック

　薬物療法において問題が発生する際に，認知的および行動的テクニックは有

用である．綿密な行動分析により，服薬習慣の妨げとなっている障害を明らかにすることができる．行動実験は，薬に関する非機能的な思い込みの有無を患者がテストする助けとなる．一般的に認知テクニックは，患者の有する信念，態度，思考がアドヒアランスの障害となっているときに最も役立つ．これらの不適応な考えは，ノンアドヒアランスの最も一般的な原因である．ある研究によると，薬物療法およびうつ病の原因に対する患者の信念が，抗うつ薬治療に従わない主な原因となっていた（Aikens et al., 2008）．Beck（2001）は，障害となっている認知を，自己に対する考え，薬物療法に対する考え，医師または精神科医に対する考え，精神疾患に対する考えのカテゴリーに分類している．アドヒアランスの問題を有する患者に役立つテクニックのリストを表 4-2 に示す．これらのテクニックは認知行動療法家にはよく知られているものである．これらについてこれから説明し，患者が薬物療法へのアドヒアランスを高めるのに役立ったこれらのテクニックの使用例を示す．

アドヒアランス問題の行動分析

　行動分析は，患者がアドヒアランスについて有する問題に対して適用することができる有力な道具である．このよく知られているテクニックは，特定の行動（ここではノンアドヒアランス）の起こる前から後にかけての一連の出来事において発生する思考，感情，行動についての詳細な記述を得るものである．ノンアドヒアランスの前後に起こったことの1つ1つを注意深く段階を追って見ていくことで，臨床家と患者は介入の目標を決定することができる．以下の例はそのプロセスを示している．

　20歳の大学生であるレイチェルは，抗うつ薬を服用することを忘れがちで，結果として症状の軽減を維持するのが困難であった．彼女は何度も突発的な症状を発症し，試験の結果に悪影響を及ぼしていた．彼女のセラピストであるブラック心理士は，週ごとの薬物療法のチェック時にアドヒアランスが問題になっていることをつきとめた．大学健康課の精神科医に確認したところ，彼女は就寝前に1回服用するよう抗うつ薬が処方されており，定期的にこれを服用しているときは薬が良く効いていた．精神科医は3カ月ごとに彼女を診察していた．セラピストは治療課題の設定に際し，服薬アドヒアランスの問題を取り扱った．レイチェルが，集中できず睡眠もとれなくて先週の試験をしくじったと話したからである．

表 4-2 服薬アドヒアランスが問題であるときに使えるテクニック

1. アドヒアランスの問題の行動分析
2. 薬物療法に関する信念をテストする行動実験
3. 服薬の利点と欠点の考察
4. 服薬アドヒアランスを阻害する思考の評価
5. 服薬についての新たなルールと信念の構築
6. 問題解決と予想計画
7. 対処カード
8. 認知的リハーサル

ブラック心理士：レイチェル，あなたが定期的に服用している薬の問題を話し合いたいと思います。あなたが歴史の試験がよくできなかったことで本当に落ち込んでいるのは，わかっています。集中できず睡眠がとれなかったために試験をしくじったと自分でもよくわかっていると言いましたね。

レイチェル：そのとおりです。試験はだめでした。薬を飲まないと問題が発生することはわかっています。ただ，どうしても薬を忘れてしまうのです。

ブラック心理士：服薬を忘れてしまうときの共通点が何であるのか，一緒に考えてみましょう。いいですか。

レイチェル：はい。

ブラック心理士：最後に薬を飲まなかったのはいつですか。

レイチェル：今週の月曜日と火曜日です。よく眠れなかったので，水曜日に気づきました。

ブラック心理士：そうですか。それが最近のことなのですね。何が起きたのか，ひとつずつ見ていきましょう。そうすることは役立つと思います。私は，あなたが就寝前に薬を飲んでいることは知っています。月曜日の夕食から始めましょう。あなたが夕食のときから起こったことを DVD で私に見せているとしたら，私は何を見ることになるでしょうか。そのように詳しく説明してもらえますか。

レイチェル：わかりました。私はチャーリー（レイチェルの恋人）と夕食をとっていました。彼が 8 時に仕事を終えてから私は彼の家へ行きました。食事を一緒にして，彼が片づけをしている間，私は勉強していました。本当にすばらしい夜でした。私が課題を終えてから，一緒に映画を観るこ

第4章 薬物療法のアドヒアランスを向上させるためにCBT介入と薬物療法を統合する | 61

とにしました。深夜になり，私は眠くなったので，その夜は泊まりました。普段なら薬を飲むのですが……，それにそのことは忘れていたわけではありませんが……，薬を持っていなくて，家にも帰りたくなかったので，ただ服薬をさぼってしまいました。

ブラック心理士：これはめったにないことですか。

レイチェル：いえ，そんなことないです。たぶん1週間に1回か2回はあります。

ブラック心理士：ほう。かなりの頻度ですね。薬を1週間に1，2回服用しないことが，多くの突発的な症状の原因である可能性がありますね。この問題を何とか解決しようと考えたことはありますか。

レイチェル：そうですね。問題は，薬を飲むと眠くなるので，服用するのは寝る直前でなければならないということです。避妊薬はいつでも服用できるのでちゃんと飲んでいます。自分の寮に戻ったら，すぐに服用しています。抗うつ薬はそういうわけにはいきません。

ブラック心理士：なるほど。この問題に何か解決策は考えられませんか。

レイチェル：わかりません。チャーリーの家に少し薬を置いておいたらどうかと先生は言われるんでしょう。私もそれは考えました。でも，チャーリーは私が抗うつ薬を服用していることを知らないのです。彼に話すのは恥ずかしくてできません。一体彼は何と言うかしら。

ブラック心理士：ははあ，そのジレンマのために，あなたはゆきづまっているわけですね。何か良い解決策がないか一緒に考えてみましょう。この問題には，2つの方法で取り組むことができるように思います。1つは，あなたが薬を確実にいつも携帯することができないか，その方法をさぐってみることです。もう1つは，あなたが抱いている不安，つまりチャーリーがあなたの薬のことを知ったら彼はどうするだろうという心配について検討してみることです。薬の服用に関して，どちらがより重大な問題だと思いますか。

レイチェル：チャーリーのところに置いておくことの方です。彼が私の寮にいるときは，私は薬を飲んでいます。ビタミン剤の古いボトルに入れていて，私は平気です。

ブラック心理士：そうですか。ということでしたら，簡単ですね。薬をいつも飲めるようにするのに，何か方法は思いつきませんか。

レイチェル：そうだわ，ハンドバッグに入れておけばいいんじゃない。このことを考えもしなかったなんて，信じられないわ。
ブラック心理士：いや，それが大きな問題であったことに，おそらく気づいていなかったのですよ。「たまに1度ぐらいなら大丈夫」とは思いがちです。しかし，塵も積もれば山となるです。このことでは本当に現実的にならなければいけません。いつも何を携行していますか。
レイチェル：それは大丈夫です。私はいつもハンドバッグを持ち歩いていて，そのなかに寮の鍵と携帯電話を入れています。
ブラック心理士：では，必要なのは，ハンドバッグのなかに容器を入れ，容器のなかに毎週薬を入れるのを思い出させる方法を見つけることですね。それを携帯電話にプログラムすることはできますか。
レイチェル：簡単です。すぐにできます。それに，イブプロフェン用の小さなボトルをいつも携帯しているので，それが使えます。
ブラック心理士：いいですね。では，そのボトルにはいくつか薬を入れておき，1週間に1度ボトルに薬が入っているかチェックするのを思い出せるよう携帯電話をセッティングしておきましょう。これはすばらしいプランです。これから2週間，このプランがどう効果を発揮するか，みていきましょう。それでは次に，火曜日には何が起きたのか調べてみましょう。同じ問題だったのでしょうか。

　ブラック心理士とレイチェルは火曜日に発生した薬の問題に対しても行動分析を実施した。火曜日の問題は，レイチェルがとても夜遅くまで，つまり午前4時まで勉強したかったこと，そして薬を飲んでいたらとても眠くなってしまっていたということであると2人は理解した。夜遅くまで起きているか，薬を飲むか，そのことの利点と欠点を話し合い，レイチェルは午前2時までには就寝することに同意し，彼女は薬をいつも飲むことができるようになった。
　以上の寸描は，アドヒアランスが慢性的な問題となっているときに詳細な行動分析をすることの有用性を示している。ブラック心理士はこの事例で，良好なアドヒアランスを障害する複数の行動上，認知上の問題を見極め，さまざまな認知的および行動的戦略を，ニーズに合わせて効率的に実践することができた。寸描はまた，責任共有治療において治療を協力して実施することの実質的な有用性も示している。安定した量の薬を服用している患者が6週間，12週

間または24週間の間隔でしか処方医に会いに行かないのは，かなり普通のことである。このように処方医に会うことが少ないとなると，患者管理を最適なものにするためには，セラピストがアドヒアランスの問題を評価し解決することは必須のことである。この寸描の最後のポイントは，処方医は，投薬を受ける人のことを考えて，その人が直面するかもしれない特定のアドヒアランスの問題を概念化しておくことが，常に重要であるということである。若い大学生は，複数の医学的問題を抱える年配者より，アドヒアランスの点において全く異なる問題を有しがちである。

薬物療法に関する信念をテストする行動実験

　行動実験は，患者が薬を服用する傾向を高めるために，臨床家が使用できるもう1つの有益な道具である。このテクニックは，薬を初めて服用することに不安を抱いている患者に対し役立つ。一般的に言えば，危険な副作用が起こるのではないかと非常に心配する患者たちである。以下の臨床場面は，実践のなかでのテクニックを示す。

　　スコット医師：アレックスさん，あなたが抗うつ薬を開始したがらないのは，悪い副作用を引き起こすのではないかという心配が原因のようですね。
　　アレックス：はい，そのとおりです。私は，抗うつ薬のSSRIは人々を苛立たせ自殺を考えるようにさせるということをたくさん読みました。すでにいろいろなことがうまく行っていないのに，もっと悪くなるんじゃないか，もう自制心を失ってしまうんじゃないかと心配なんです。
　　スコット医師：その考えが薬を飲むのを躊躇させているのは，よくわかります。そういった心配を抱いている患者さん方には，私の診療所で薬を飲んでいただき，その後，待合室でゆっくり過ごしていただいて，とても良い結果を出しています。私は1日を通して待合室に出たり入ったりしていますので，もし悪い反応が出たら，私たちは一緒にそれに対処することができます。このやり方はどうでしょうか。
　　アレックス：そうですね，心配はずっと少なくなると思います。スケジュール的に今週の金曜日ならそれができます。いいでしょうか。
　　スコット医師：いいですよ。

行動実験の考え方のもう1つのすぐれた利用方法は，薬を服用することを1つの実験としてとらえ，服薬が患者にとって役に立つものか立たないものかを見ていこうとするものである。そして，ある一定期間が過ぎてから，あなたと患者が症状を再評価してどうであったかを明確にする。そのうえで，患者は薬物療法を続けるかどうするかを処方医と（あなたが1人で治療をしている場合はあなたと）話し合って決めるのである。
　以下の例は，2人の治療者からケアを受けている患者に対するこのタイプの行動実験を示している。

　　グリーン心理士：ジェーンさん，あなたは本当に薬をネガティブにとらえ，薬の効用を疑っているように見えます。
　　ジェーン：そのとおりです。薬はあまり信じていません。20代のとき抗うつ薬で嫌な経験をしています。血圧が問題になり，もう少しで入院するところでした。私は，薬がどのようにはたらくのか，本当はだれもよく知らないんだという結論に達しました。
　　グリーン心理士：なるほど，それがあなたの心のなかで大変気がかりになっているんですね。私たちが話し合っているように，スコット先生とも薬のことで話をしていますか。
　　ジェーン：いえ，まだしていません。
　　グリーン心理士：私たちは，心理療法自体があなたのうつ病に対してどれほど効果があるかという実験を行ってきました。その実験をどう評価しますか。
　　ジェーン：まだかなり気だるさを感じていますし，不安と睡眠は良くなってはいますが，とても良くなっているというわけではありません。本当に自分では一生懸命がんばっていると思うんですけれど。
　　グリーン心理士：頑張っておられると思います。私たちがあなたの症状を良くするために話し合ってきたことをあなたは本当に努力してやっておられると私は言いたいです。
　　ジェーン：そうですよね。
　　グリーン心理士：実験的にCBTと薬物療法を組み合わせて受けてみてはどうでしょう。もし本当に嫌な副作用が発生し，私たちがそれに対処できないなら，スコット先生にいつでも相談できますし，先生の指示に従っ

てその薬を止めることもできます。そして，もし8週間経っても薬が役に立っていないとあなたが判断したら，そのときは私たち2人でスコット先生に次にどうするべきか尋ねましょう。スコット先生と私は，あなたに症状の客観的記録をつけてもらっていますから，もし薬が何か変化をもたらすようなら，私たちは明確にそれを知ることができます。私はあなたにそれを強要したくはありませんが，もし可能なら，あなたを助けることになるかもしれない機会を見過ごしたくありません。どうでしょうか。

　このタイプの共同的関係は，実際行われているCBTの典型的なものである。介入の結果を評価するために客観的データを継続的に調べていくことは，患者が心理療法のなかで行っていく課題の一種の枠組みとなる。

服薬の利点と欠点の考察

　もし患者が薬の服用を嫌がっている場合には，服薬の利点と欠点を列挙することが役立つ。これら利点と欠点についての考えの探索に際しては，共感的理解を示し，治療同盟を維持することが大事である。この方法が最も効果を発揮するのは，患者ができるかぎり幅広く薬の効用を探し，薬のネガティブな作用については感じたことを注意深く評価するときである。ここで，患者の列挙するネガティブな作用に対する考えは，証拠によって裏づけられるべきであることを忘れてはならない。利点と欠点について探索することはしばしば，患者のアドヒアランスを妨げている信念の理解につながる。それは薬や病気についての信念であったり，向精神薬を服用している人たちに対しての信念であったりする。次の寸描はこのプロセスを示している。

　ジーンは，大うつ病の46歳の男性で，重度の不眠症と無快感症にもかかわらず，薬を服用することをとても嫌がっていた。彼の仕事の遂行能力は著しく低下していた。彼は，彼のセラピストであるホワイト心理士と，薬に対する抵抗感について話し合った際に，ホワイト心理士から，セッション間の課題として服薬の利点と欠点のリストを作成してくるよう指示された。彼がクリニックに戻ってきて示したそのリストに挙げられていた欠点は，たった1つであり，「もし私が薬を服用するなら，それは，私が弱者であることを意味する」というものであった。このルール（規範）が確認されたことで，2人はこの規範が

本当に正しいかどうかをさらに進んで評価することができ，ジーンが抗うつ薬を試してみることに同意するのに役立った。

服薬アドヒアランスを阻害する思考の評価

　薬物療法や，病気，医師に対する不適応な考え方は，向精神薬の投薬を受けている患者において，よく出合う問題である。処方医とセラピストは，紹介の段階や症状評価の過程で，これらの考えについて尋ねてみることができる。薬にかかわる過去の経験や，ある種の薬に対する信念，特定の薬に対する親密な人の経験などについて尋ねることは，良い結果の障害となっている考えを引き出すのに大変役に立つだろう。ある特定のタイプの病気や薬に対する特有の考えは，しばしばアドヒアランスの妨げとなっている。そのような考えの例には「抗うつ薬は中毒になる」，「不安に対して薬を使うのは単なる気休めである」といったものがある。これらの考えは，患者を教育したり，患者にその考えの根拠を確認させたりすることによって，普通は容易に訂正される。向精神薬に対する不適切な考えは極めて一般的であり，その家族や文化の影響をかなり受ける。もしあなたがどんなタイプの薬であれ，それについてインターネットでチャットをしてみれば，非常に広範囲に，かつ歪曲されて語られていることに気づくであろう。多くの病気には，特に精神疾患には，文化的なスティグマが残っている。わずか数十年前にはがんや結核と診断されることは恥じであると思われていた。私の祖母は，がんは一様に致命的であり，がんを摘出することはがん細胞を体中にばら撒くことになると考えていた。今日，同じような誤解が精神疾患や向精神薬について存在する。この誤解を正すことは，良いアドヒアランスを得るために不可欠である。

服薬についての新たなルールと信念の構築

　Beck（2001）の指摘によれば，病気に対する特定の信念（前述）は，比較的簡単に評価し変えることができるが，医療提供者に対するより一般的な信念（例：「医者は，自分が何をしているか，本当はわかっていない」）や，患者が自分自身について抱いている特定の信念体系については，それはむずかしい。これらのより一般的な信念は，以下の例に示されるように，実証と集められた証拠に基くことが必要である。

　ジーナは，薬の有害な作用に対し極端に警戒していた。「悪いことはいつも

私に起こる」という彼女の核となる信念の当然の帰結として「人に副作用が起こるなら，私にも起こる」と信じていたからである。彼女が新しい抗うつ薬を調合されたときに，最初に頭に浮かんだのはこの考えであった。彼女は最初の一錠をとても恐怖を感じながら服用した。その後数時間，彼女はめまいがしないか，胸焼けがしないか，動悸は激しくなってないか，自分の体をチェックしていた。言うまでもなく，ずっと彼女は落ち着かずいらいらしていた。薬は一錠服用しただけでやめてしまった。

　次の診療時に，彼女は薬の悪い経験について語った。彼女のセラピストであるウォルフ心理士は，薬を服用したときに考えたことと，抗うつ薬服用後に実際に体験したことについて彼女に尋ねた。

　　ジーナ：薬を服用した後，リラックスすることができませんでした。悪い反応が起こることは確信していました。それが私のさだめなのです。
　　ウォルフ心理士：と言うことは，あなたは薬に対して，いつも悪い反応を起こす人である可能性があるということになりますね。しかし，実際にあなたに起こったことは，薬に対する反応でしょうか，それとも，悪い反応を起こすかもしれないと心配していたことに対する反応でしょうか。
　　ジーナ：後者だと思います。薬を服用したのは一度だけですから，悪い副作用を引き起こす機会はありませんでした。でもやっぱり起こっていたかもしれないのは変わりません。
　　ウォルフ心理士：そうですね。その可能性はあります。しかし，あなたが薬に対していつも悪い副作用を起こすという考えがどれくらい正確であるか，一緒に調べてみたいのですが，どうでしょう。
　　ジーナ：ええ，できると思います。

　ウォルフ心理士とジーナは，彼女がこれまでの人生で服用したことのある思い出す限りのすべての処方薬，店頭販売の薬，ビタミン剤を列挙する表を作成した。表の右側には，彼女が覚えている副作用を記入させた。ペニシリンを服用したときの蕁麻疹と，コデインを服用したときの吐き気以外，列挙した18種類の薬から重い副作用が発生したことは思い出せなかった。この事実から彼女は，自分が悪い反応を起こしやすいということについて，今までとは異なる結論を引き出し，処方された抗うつ薬を服用することができるようになった。

患者が薬に対して抱く歪んだ認識は，そのすべてがネガティブなものであるというわけではない。薬についてポジティブであっても，間違った信念は，心理療法の妨げとなる。例えば，薬はすべての問題を解決するとか，薬を使用していれば問題行動を変える努力をする必要はないと，患者は信じているかもしれない。しばしばこのような態度は，向精神薬について広く浸透している広告において，しかも薬物使用の最もポジティブな面を明らかに不当に利用しているものによって強化されている。同様に，患者は，薬が自分の精神障害を完全に治してくれると，歪んだ期待を抱くかもしれないが，それはめったにないことである。

　最後に，他者の真意や信頼性に対して患者が抱くかもしれないより広範な信念で，例えば第Ⅱ軸の障害において発生するようなものには，特別な注意が必要である。「人は信じることができない」とか，「私を傷つけるかもしれない人々に対して，私は常に警戒していなければならない」とか，「私は決して自分自身を大事にすることができない」というような考えが，薬のアドヒアランスを妨げることは，十分理解されうる。このような構えには長期的な働きかけが必要であろう。患者との信頼関係をゆっくり築き上げ，可能な範囲で薬物アドヒアランスを段階的に改善していくことが最善であろう。

問題解決と予想計画

　問題解決と予想計画の良い例は，前述したレイチェルのケースにみられる。レイチェルとセラピストは，彼女が寮から外出して外で夜を過ごしているときに，服薬に関する特定の問題があると判断した。彼女は問題を突きとめ，解決策を見出し，成功の見込みが高そうな計画を行動に移すことができた。どんな理由であれ，患者の生活環境が変わると，それは薬のアドヒアランスに影響を与えうる。服薬に対する困難を事実に即して解決することは，実社会で服薬することの困難について，予測し解決していくことを患者に教育することになるだろう。

対処カード

　私はかつて，最も有能なスキー・インストラクターから，大変すばらしいレッスンを受けた後に，学んだことのうち最も重要な2つのことを書き留めるよう，指示されたことがある。彼女は私に，その書き留めたカードをスキーバッグの

なかに入れておき，次にスキーをする前に取り出して読むようにと言った。これは，実践されている対処カードの優れた例である。対処カードは，心理療法のセッションで学んだ重要な点を思い出させてくれる簡潔な箇条書きスタイルのものである。それは，患者がこのあとの週に，同じような状況や問題に対応するときに使用できるよう作成されている。

ジーナとセラピストは，前述のセッションの後，対処カードを作成した。彼女は薬を飲む前や，服薬に不安を感じるときに，それを読むよう指示された。

「すべての悪い副作用がいつも私に起こる」という考えが生じるときは，以下のことを思い出すべきである。

- 私は18種類の薬を服用したが，悪い副作用が発生したのは，たったの2回だけである。
- 悪い副作用が発生する可能性を心配し続けても，その可能性が減るわけではなく，落ち着きがなくなるだけである。
- 抗うつ薬を1回服用したが，私はずっと平気である。

認知的リハーサル

メンタル的練習を行うことは，良好なアドヒアランスに対する障害物を発見するのに役立つすばらしいCBTのツールである。薬のアドヒアランスに対する行動的，認知的，そして対人関係的な障害物は，患者が次のような1つ1つのことを思い浮かべたときにしばしば見つかる。すなわち，処方箋を持ってクリニックを去ること，薬を手にすること，それを持って家に帰ること，薬を忘れず服用すること（または服用しないこと），薬の副作用や効果のこと，人が薬に対しどう反応するかということなどである。この問題は，障害物と解決策の話し合いにおいて積極的に取り上げることができ，さらに，セッションのなかで練習したり，ホームワークにおける認知的リハーサルとして練習することができる。

CBTの治療戦略を薬物管理と統合することは，薬のアドヒアランスに対して明らかにプラスの効果をもたらす。セラピストと処方医，あるいは，薬物療法と心理療法の両方を行う処方医は，実質的なエビデンス（両方の手段を使うことで，うつ病，統合失調症，双極性障害，およびパニック障害の患者の薬物

使用において，確実な違いがもたらされる）に基づいて自信を持って先に進むことができる。共同治療においては，治療が統合されるときに，両者の努力が最も効果的にアドヒアランスを促進する。各々の治療者は，お互いに相手の治療法に対するアドヒアランスについて確認し，それを促進するようなセッション外での働きかけをしなければならない。そのような働きかけによって，両者の治療方法の重要性は強化され，成功の可能性は高まるのである。

第 5 章

大うつ病の併用療法

概　要

　うつ病は米国において重要な公衆衛生上の問題であり米国の成人のおおよそ1,500万人において障害の主要な原因となっている（Kessler, Chiu, Demler, & Walters, 2004）。うつ病患者は他の身体疾患を併存する割合が高く，また，人間関係や心理社会的な問題に悩まされており，それらはさらに彼らの人生に悪影響を及ぼす。自殺はうつ病患者における重大なリスクである。うつ病は高率に再発し，またしばしば十分には完治しない。

　STAR*D（Sequenced Treatment Alternatives to Relieve Depression）は，「現実の世界」における抗うつ薬治療の有効性を実証するためにデザインされた臨床研究であった。その結果が示したものは，うつ病に対する薬物療法がこれだけ発達したにもかかわらず，1剤目のSSRIの治療では3分の1の患者しか寛解に至らないという抗うつ薬による治療の現実であった（Warden, Rush, Trivedi, Fava, & Wisniewski, 2007）。さらにいえば，その後に試みられていく薬物療法においては，寛解に至る割合はさらに低くなり，治療に反応しないということは再燃の可能性が高くなるということでもある。たとえ寛解を維持しているとしても，残遺症状は患者にとっては相当の重荷であり，再発のリスクを高める要因となるのである（Nierenberg et al., 1999）。

　うつ病患者の治療効果に影響するもう1つの重要な問題は，服薬に対するノンアドヒアランスである。抗うつ薬に対するノンアドヒアランスは，プライマリーケアにおいても精神科治療においても，きわめてありふれている。プライマリーケアにおいては，どの抗うつ薬が処方されていても，患者の40％が6カ月以内に服薬を中断してしまう（Simon et al., 1999）。このことは精神科治療においてはいくらかましというだけである。STAR*D研究では患者の28％がcitalopramによる初期治療を中断してしまった。このノンアドヒアランス患者群においては92％が医学的ではない理由によって服薬を中断しており，

66％は処方から1週間以内に中断しているのである。また，抑うつが重度の患者ほど中断のリスクがより高いのである（Warden, Trivedi, Wisniewski et al., 2007）。

薬物療法と認知行動療法（CBT）は，どちらもうつ病患者の寛解維持率を高め再発のリスクを減らす治療であって，両者の併用療法はうつ病に対するより効果的な選択肢であるかもしれない。この章では薬物療法とCBTの併用を支持するエビデンスについて述べていこうと思う。また，本章では，これらの2つの治療法を行っていくときの落とし穴についても論じていきたい。それは，例えば，希死念慮のある患者への対応や，プライマリーケアで薬物療法をすでに受けている患者への対応についてであり，プライマリーケアと専門治療の両方の治療場面で行動を活性化するためのアドヒアランスを高めるための対応や，不安と抑うつを合併する患者への対応であったりする。

注意しておくべき点は，本章では単極性うつ病の治療について論じるということである。双極性うつ病に対する薬物療法とCBTの併用については第6章で論じられることになっている。

うつ病に対する薬物療法と認知行動療法の併用についてのエビデンス

うつ病についての研究を評価することを複雑にさせているのは，試験の対象とする患者の選定基準と治療期間がさまざまであるということである。また，研究によって，再発や再燃の基準が異なっていることも問題である。臨床研究における統一された基準ができるまでは，治療の優劣を正確に評価することは難しいかもしれない。このように基準は統一されていないので，急性期うつ病，慢性期うつ病，反復性うつ病（例：再発までの期間を評価する）の3つに分類して，薬物療法とCBTの併用について検討するのが適当であろう。本章で論じるのは大うつ病についての研究である。気分変調性障害は，患者数が多く，対応が難しいもう1つの病型ではあるが，本章では扱わない。

急性期うつ病

急性期うつ病に対する初回治療では，CBTは，軽症，中等症，重症の患者を対象としたプラセボ対照試験において，薬物療法と同等に有効である（Hollon,

Jarrett, et al., 2005)。この有効性は，数多くの，よくデザインされた研究において示されている。重要なことは，多くの研究，特に早期に行われた研究においては，対象患者の過去のうつ病エピソードについては考慮していない，ということである。

　CBT 単独，薬物療法単独，両者の併用療法を比較した早期の研究の多くでは，併用療法が優れているということは，わずかな，統計的に有意ではない程度にしか示されていない（Hollon, DeRubeis, et al., 2005）。それぞれの単独療法による反応率が確実なものであるために，これらのより小規模な研究においては，併用療法の有効性を統計的に有意な差を示すには至らないのである。併用療法がより優れているのかどうか評価するために，何人かの研究者は統計解析を行い，CBT と薬物療法の併用は急性うつ病において，どちらの単独療法よりも有意に優れているということが示された。Friedman らは（Friedman, Wright, Jarrett, & Thase, 2006）5 つの研究の 685 人の患者のデータを解析して，抗うつ薬と CBT の併用において 5 人を治療することで 1 人の有効例が得られる（Number needed to treat：NNT = 5）と結論づけた。Cuijpers ら（Cuijpers, van Straten, Hollon, & Andersson, 2010）は，16 研究，852 例を検討して，実薬と CBT の併用はプラセボと CBT の併用よりも優れており，NNT は 7.14 であったと述べている。

　CBT と薬物療法の併用のさらなる有効性を示したのが Keller ら（2000）の研究であり，CBT の 1 つである CBASP[1]，nefazodone，両者の併用について比較したものである。この研究ではグループ間の差を示すために統計的パワーを持つに十分な数の患者を組み入れてある。また，本研究では，いずれの治療でも容易には反応しないような治療抵抗性の慢性的な患者を組み入れてある。本研究でさらに特筆すべき成果は，ある治療法について他よりも治療効果が高いことを予測する患者の症候的特徴や心理社会的因子について明らかにしているということである。例えば，不眠を呈する患者は，心理療法単独のグループに比べて，心理療法に加えて薬物療法を受けるグループの方が改善しやすい（Thase et al., 2002）。不安もまた，心理療法単独に比べて，薬物療法を併用する必要性が予測されている（Ninan et al., 2002）。その一方，小児期に虐待を

---

1 …Cognitive Behavioral Analysis System of Psychotherapy（CBASP）は James P. MaCulough Jr によって開発された CT でも BT でもない幼小児期にトラウマを受けた慢性うつ病を対象とした心理療法。

受けていた患者では，治療には心理療法を含む方が，より改善しやすいとされている（Nemeroff et al., 2003）。Fournier ら（2009）は，中等度，高度の外来うつ病患者に対する CBT と薬物療法を比較した別の研究において，慢性であること，高齢，低い知的レベルが，どちらの治療法についても治療への反応が低いことの予測因子であり，結婚していること，無職であること，最近のストレスフルなライフイベントが，抗うつ薬よりも CBT の方が治療への反応が高いことへの予測因子であると述べている。したがって，最適の治療を推奨するのに助けとなる患者の特定の特徴というものがあるかもしれない。

慢性期うつ病

　うつ病患者の 15〜20％は慢性であり，2 年以上の期間，寛解せずに経過し，回復は極めてまれである。CBT と薬物療法の併用はこれらの患者において非常に助けとなるかもしれない。いくつかの研究（Keller et al., 2000; Paykel et al., 1999）が示すところによれば，併用療法は，治療抵抗性の患者や残遺症状のある患者において，薬物療法もしくは CBT 単独よりも有効である。うつ病が長期にわたる患者は，救われない，長く続く，弱らせられるような症状が続いた人生経験に基づいて，未来を絶望してしまうかもしれない。こういった患者にはリハビリテーションと認知的修正が必要である。慢性期うつ病を抱える患者はしばしば自らを"うつの人"とみるようになる。このセルフイメージは治療に対して，確実かつ持続的な妨げとなる。慢性期うつ病患者には，喜びや達成感を高めるために行動を活性化するように指導がなされる。慢性期うつ病に対しては，治療なしでは容易に戻ってしまうような抑うつ的な「思考習慣」に自らを対抗させるような，メタ認知的アプローチが有効である。単なる生物学的な説明は，自分自身のことを，無力で，社会的にも職業的にも選択肢が限られてきたと，経験上思い知らされてきた患者たちには，届かないのである。このタイプのうつ病患者は，気分障害のために，過去の出来事についての記憶もしばしば制限されてしまっているので，対処がうまくできたことや対人関係で成功したことについての過去の出来事を思い出してもらう必要がある。

耐久性（durability）：うつ病の再発に対応するという課題

　うつ病は再発しやすく生活に支障をきたしやすい病気である。5 年以内に 3 回以上のうつ病エピソードを繰り返すケースがしばしばあって，その場合

には，永続的に抗うつ薬治療を継続することが推奨されている（Frank et al., 1990）。急性期うつ病に対してCBTを用いることの利点の1つは，CBTは薬物療法に比べて，治療に反応した人の再発をよりしっかりと予防する——CBTでは再発が50％近く減少する——ということである（Hollon, Stewart, & Strunk, 2006）。継続的なCBTは，集団療法であれ個人療法であれ，実施間隔があいていたとしても，薬物療法よりも再発を予防する。CBTを受けた患者も再発をすることはするのだが，2年以内に約54％というはるかに低い率である（Vittengl, Clark, Dunn, & Jarrett, 2007）。最近のメタアナリシスによればCBTは薬物療法に比べて再発の可能性が61％低い（Vittengl et al., 2007）。CBTがうつ病再発に対する耐久性を有するというこの統計的データは，われわれが臨床において患者を回復から脱線させる問題を避けるためにどうすればいいかという示唆を与えてくれる。

　抗うつ薬療法がうつ病からの永続的な回復をもたらさない1つの理由はノンアドヒアランスである。長きにわたる抗うつ薬療法は多くの患者にとって受け入れられがたいものであるかもしれない。抗うつ薬療法に心理療法を併用したり併用しなかったりしたランダム化臨床試験をまとめたレビューによれば，薬物療法に心理療法が追加された場合，患者は治療によりとどまりやすく，実質的に回復しやすいとされる。そして，このことは12週以上の期間の研究において特に明らかである（Pampallona, Bollini, Tibaldi, Kupelnick, & Munizza, 2004）。Bocktingら（2008）によれば，再発したうつ病患者のグループの半数以下しか，処方された抗うつ薬を服用しておらず，また，その26％の者だけが，適正な用量で服用していたという。しかし，適正な用量で服用していたとしても，2年以内に60％が再燃する。Bocktingらは，また，寛解後に抗うつ薬を中止して，その後に8回2時間の集団CBTを実施した反復性うつ病患者についても検討している。CBTを受けなかった対照群では46％が再発したのに対して，CBTを受けた群では再発率は8％であった。5年後には，いずれの群も高い再発率（75％対95％）ではあったが，CBT群の方で有意に再発予防効果がみられた（Bockting, Spinhoven, Wouters, Koeter, & Schene, 2009）。再発予防に成功するCBTについての多くの研究は逐次的な治療を適用しており，特に，薬物療法の後にCBTを行うのが，全体的あるいは部分的に有効である。この順番で治療を行うことで，患者は，うつ病の急性期や重症期ではないときに，CBTによって再発予防について学ぶことができるのである。

うつ病の入院患者についての前向き研究によれば，患者は短期的には良好に回復を示すものの，15カ月では40％が再燃し，10年では67％が再燃するという（Kennedy, Abbott, & Paykel, 2003）。このグループでは，残遺症状が再燃の強い予測因子である（Paykel et al., 1995）。この研究ではアフターケアが注意深く観察されており，アドヒアランスの自己評価と薬物血中濃度の検討から，ノンアドヒアランスは再燃の原因とはならないとされている（Ramana et al., 1995）。

　Paykel（2007）は，抗うつ薬による治療の後に，再燃あるいは再発をきたした大うつ病に対するCBTの効果を評価した7研究についてレビューしている。そのすべての研究においてCBTの追加は統計的に有意に有益であることが示されており，そして，その効果は，薬物療法の継続あるなしにかかわらず，心理療法が中断された後も長く続くのである。これらの7研究は，CBTが施行されるタイミング，CBTのタイプ（個人療法か集団療法か），患者群による残遺症状の有無，そしてうつ病の再発歴においてさまざまに異なっている。

　Favaと彼のグループ（Fava, Grandi, Zielezny, Canestrari, & Morphy, 1994; Fava, Grandi, Zielezny, Rafanelli, & Canestrari, 1996; Fava, Rafanelli, Grandi, Conti, & Belluardo, 1998; Fava et al., 2004）は薬物療法には反応するが，薬物療法を中断すると寛解を維持することができない複数の再発エピソードを有する重症うつ病の患者について研究を行った。彼は，患者の症状が寛解した後に，抗うつ薬を漸減しつつ，残遺症状を積極的にターゲットとしたCBTによって治療した。併用療法を受けた患者では2年後に再燃の割合が低かった（15％対35％）。その次の研究では，40人の患者が組み入れられ，同様に抗うつ薬を漸減しつつ，20週間のCBTが行われた。そのCBTとは，あらゆる残遺症状に対するものと，アンヘドニアと不安をターゲットとした積極的な心理療法の1つである「well-being療法」を組み合わせたものである。この患者群は臨床的管理のみ受けた患者群と比較された。CBTを受けた患者群では，対照群に比べて再発率が2年後（25％対80％），4年後（35％対70％），6年後（40％対90％）でそれぞれ低かった。この小規模な研究は再発性うつ病の患者に対する併用療法の基本原理を示している。すなわち，心理療法と薬物療法を，残遺症状を積極的にターゲットとして行うこと，患者に参加させる活動を増加させ，その活動の範囲を広げさせること，残っている不安に対して段階的なエクスポージャーを進めること，そして，よい「精神衛生」の習慣を教えることであ

る（Fava et al., 1994; Fava et al., 1996; Fava et al., 1998; Fava et al., 2004）。これらの手順は再発性うつ病の患者が寛解を達成し維持することに助けとなるのである。

　最近の研究はまた，大うつ病の再発における潜在的な要因としての，抗うつ薬の中断のスピードについて指摘している。抗うつ薬の早い中断は再発インターバルがより短いことに関連している（Baldessarini, Tondo, Ghiani, & Lepri, 2010）。治療者はもっとも好ましい転帰を得るために抗うつ薬は少しずつ漸減するべきである。

　うつ病に対するCBTは，高度に再発しやすい病態において，耐久性を伝えると思われる。第一に，急性期うつ病に適用されるCBTは，軽症，中等症，そして重症のうつ病において，薬物療法単独よりも，より再発予防について効果的である（Hollon, DeRubeis, et al., 2005）。第二に，抗うつ薬による治療の後に，CBTが残遺症状に対して行われるという段階的な治療法はより耐久性のある回復をもたらす。うつ病患者にCBTを行う場合，CBTの耐久的な効果には，潜在的な信念の変容が他の要素よりも強く関連しているということを忘れてはならない（Hollon, Evans, & DeRubeis, 1990）。悲観的な認知様式をもっている人はうつ病を発症するリスクが高い（Alloy et al., 2004）。薬物療法で治療されたうつ病患者は，回復の後に悲しい気分が引き起こされたとき，病的な態度をとるようになりやすい。このように気分の誘発が起こることが，数年後の再燃を予測しているのである（Segal et al., 2006）。治療者が患者のこのような病的な態度や信念について治療早期に注意を払うことができれば，その患者は症状の改善が得られ，回復が維持される（DeRubeis & Feeley, 1990）。CBTの対処スキルを用いることを続けている患者は治療が終結した後でも，再燃することが少なく，ホームワークのようなセッション外の練習の重要性が強調されている（Strunk, DeRubeis, Chiu, & Alvarez, 2007）。なぜなら再燃はうつ病治療においては，よく起こることであり，治療者は将来に向けて一貫した戦略を採用する必要性が強調されるべきである。

　薬物療法は，治療が終わった後も耐久的な効果をもたらすかもしれない，なぜなら患者は精神内界における永続的な変化を得るからである。近年，Tangら（2009）は，抗うつ薬に反応した患者のなかには，神経症傾向と外向性において相当の変化がみられるものがあると報告している。このようなパーソナリティ傾向は，薬物療法が中止された後も持続するような形で変化する。これら

の変化は，再燃については，予防的な効果をもたらしうる。治療に反応した患者は，薬物療法の間に，新しいスキルを身につけ，古いルールと思い込みを修正することで，精神内界に新たな経験をすることとなり，そして，将来のうつ病エピソードに対して，その後につづく「防御」をもたらすのである。

抗うつ薬はどのように効果的であるか？

　近年，いくつかの論文で，軽症から中等症のうつ病について，プラセボと比較して抗うつ薬が有効であるのかどうか疑問が投げかけられている。1980年から2009年にかけて行われた6つのプラセボ対照試験についてのメタアナリシスによると（Fournier et al., 2010），重症のうつ病患者（ハミルトンうつ病尺度で25点以上）においては，軽症や中等症のうつ病患者の場合よりも，抗うつ薬はプラセボよりもより有益であるという。このメタアナリシスは，2つの異なった抗うつ薬（imipraminとparoxetine）だけの試験を含むことや，異なった方法による試験が含まれることという限界がある。にもかかわらず，軽症や中等症のうつ病においては，治療法の第一選択肢としては心理療法を考慮するのが妥当であるかもしれない。薬についての臨床試験の多くでは軽症うつ病は対象から除外されており（Posternak, Zimmerman, Keitner, & Miller, 2002），つまり，臨床的に処方される抗うつ薬では恩恵を受けないかもしれない軽症の患者は，研究対象から除外されているのである。それゆえ，われわれは薬物療法の効果について誇張された感覚をもっているかもしれない。STAR*D研究は確かに，実際の臨床において，薬物療法への反応率が有効性試験での反応率に及ばないことを示したのである。

　Fournierらの研究に加えて，Kirschら（2008）は，FDAに提出されたfluoxetine, venlafaxine, nefadozone, そしてparoxetineのデータを，公表されたものも公表されていないものも含めて解析した。彼らは，治療前の重症度が薬物療法への反応性と相関すると報告した（Kirsch et al., 2008）。追加された解析によれば，FDAに受理された12の抗うつ薬についての研究の31％は，公表されていないという。これらの公表されていない研究のうち3研究以外は，否定的な，あるいは疑問の残る結果であったという（Turner, Matthews, Linardatos, tell, & Rosenthal, 2008）。この総説の著者たちは，「この薬剤群の効果は，公表された文献における試験結果だけから集められたものよりも小さ

いであろう」と述べている。
　さらに，患者が抗うつ薬の服用歴が非常に多い場合には，将来的に抗うつ薬に対する反応が悪くなると言っている研究者もいる。Leykin ら（2007）は，過去に使用された抗うつ薬の種類が多ければ多いほど，薬物療法に対する反応が低いと予測できると述べている。しかし，CBT についてはその限りではない。Harner らのグループによる知見（Harner, O'Sullivan, et al., 2009）によれば，この反応しない患者群は，抗うつ薬で治療されたときに，認知面において初期の変化を呈さなかったり，肯定的な出来事が増加していく割合に気づかなかったりする患者たちのサブグループに相当するかもしれない。

われわれはどうすればいいのだろう？

　そもそも，臨床においてわれわれのほとんどは，抗うつ薬が患者にもたらす，劇的で人の命を救う効果を目にしてきた。また同時に臨床においてわれわれのほとんどは，何種類もの薬による数多くの試みによってもまったくと言っていいほど効果の得られない患者を治療した経験もしてきたのである。当初，われわれは，これはノンアドヒアランスによるものであるとか併存疾患によるものであるとか言ってきたかもしれない。しかし，これまで述べてきたように，抗うつ薬はそれに反応する患者にとっては極めて重要で命を救うものであるにもかかわらず，その有効性には限界があると結論づけざるを得ない。さらにいえば，抗うつ薬の効果の耐久性には限りがある。CBT にも限界があるということは述べておかなければならないだろう。もしも患者が治療に反応しなかった場合は，対人関係療法（IPT）のような，うつ病に対するエビデンスに基づく別の治療法を考慮する必要がある。

うつ病に対する併用療法における特別な注意点

　うつ病患者にどの治療法が推奨されるか検討するときに，特定の患者の特徴についても評価しなければならない。以下の注意点はすべての治療者によって評価されなければならない。

1. **患者には自殺傾向があるか？**　自殺念慮のある患者には詳細なリスク評価が必要であり，より保護的な治療環境が必要である。

2. **患者が双極性であるという兆候はないか？**　大うつ病を呈する患者には相当な割合で双極性障害がいるということを忘れてはならない。これらの患者には最良の転帰を得るために併用療法が必要とされる。
3. **うつ病は再発性か？**　もしも患者が2回以上の別々なうつ病エピソードを有しており，うつ病エピソードに対して適切な薬物療法を受けているならば，改善した後のCBTはより耐久的な回復をもたらしてくれるかもしれない。
4. **うつ病は慢性的か？**　長く続くうつ病の患者は，治療に反応していないか，あるいは部分的に反応している，ということであるのだが，彼らには治療のため，そして社会復帰のために，心理療法と薬物療法の両方が必要であろう。
5. **うつ病の重症度はどの程度か？**　軽症や中等症のうつ病患者はCBT単独で治療するとより良い効果が得られるかもしれない。重度の興奮や，不眠，アンヘドニアを呈する患者では，うつ病にともなって起こる心理社会的な結果や苦しみを未然に防ぐための併用療法を必要とするであろう。さらに，精神病症状が存在する場合は，抗うつ薬と抗精神病薬（あるいは第二世代抗精神病薬単独あるいは抗うつ薬との併用）による薬物療法を必要とする。精神病性うつ病は心理療法や抗うつ薬単独療法にはあまり反応しないというエビデンスがあるからである。
6. **併存するⅡ軸障害があるか？**　行動活性化療法と薬物療法の併用は，患者がⅡ軸障害を有していて二次性に大うつ病を呈しているときに，CBTのより長いコースは受けられない場合に，CBT単独よりも優れているであろう。重症うつ病についての大規模研究において，パーソナリティ障害を併存している患者ではCBTよりも薬物療法に対してよりよく反応し，薬物療法への反応は持続性がある（Fournier, DeRubeis, Shelton, Amsterdam, & Hollon, 2008）。行動活性化療法をCBT，薬物療法と比較した研究において，まったく無反応の患者のサブグループは，CBTに反応しないのと同様に行動活性化療法にも反応しなかった（Coffman, Martell, Dimidjian, Gallop, & Hollon, 2007）。Ⅱ軸障害を併存する患者では関係構築の過程には長くかかり，そのような患者では，CBTにおいて行う自動思考への注目は，その人生において起こっている現実的な苦闘を無効にするものとして経験されるかもしれない。それゆえ，「標準

的な」CBT は，そのような患者で治療がうまくいくためには，長い期間行う必要があるかもしれない。

これらの一般的な事柄に加えて，うつ病患者に対する2つの治療法に関連する特定の問題について考慮されなければならない。

- プライマリーケア医と協同して治療を行うこと
- 行動活性化をより効果的に行うこと
- 自殺傾向のある患者について扱うこと
- 不安障害を併存するうつ病に対応すること

プライマリーケア医との協同

うつ病と診断され治療される患者の大部分はプライマリーケアで治療を受けている。Olfson と Marcus（2009）は 2005 年に抗うつ薬の処方について解析し，抗うつ薬は米国においてもっとも処方される薬剤群でることを見出したが，抗うつ薬で治療されている患者のうち精神科医が診ているのはそのうちの 19％だけであった。また，気分安定薬や抗精神病薬の処方を受けている患者の 13％はその処方をプライマリーケア医から受けていることも明らかになった。向精神薬はより安全に処方されるようになったとはいえ，精神科医ではない内科医の診療によって処方されているのである。第3章でとりあげたジーンはそういった患者の典型例である。

ジーンは 46 歳の男性で，20 年のアルコール依存歴がある。彼は2年前離婚した後，断酒している。彼はアルコホーリスク・アノニマス（AA）のミーティングにはかなり定期的に参加している。6カ月前に仕事を解雇されてから，彼はひどく抑うつ的になった。彼は心理療法を受けるようになり，ついには抗うつ薬の服用を考えるようになった。プライマリーケア医によって sertraline の処方を受けた。彼は最初の処方を服用し終えて，良好な結果を得た。特に不眠と希死念慮から解放された。彼はプライマリーケア医のところへは再診しなかった。ジーンは薬を服用することについては両価的な感情を抱いていたが，心理療法ではそのことについて話し合うことはしなかった。彼の支援者は支えとなってくれたが，AA の友人の多くは向精神薬を服用することについては全く否定的であった。ジーンは sertraline の服用を初回の処方がなくなった後は

中断してしまい，第3章で示したように，ひどい症状を呈してしまったのである。

　プライマリーケアにおける高齢者うつ病患者に4カ月間のプライマリーケアでのCBTによる介入を行った研究によると，抗うつ薬を使っても使わなくても，CBTを行った患者で有意な改善がみられたという（Serfaty et al., 2009）。改善した患者群では抗うつ薬の処方は転帰に影響しておらず，治療効果のある用量の処方を受けていたのは患者の5分の1に過ぎなかった。投薬はそのままで調整されなかった。このデータはプライマリーケアにおけるうつ病治療における，ある特有の問題点に焦点を当てている。すなわち，患者は適切な処方を受けており，患者がプライマリーケアで治療されているときに反応がないことがターゲットにされるということである。プライマリーケアで治療されている患者はしばしば次善の用量で処方を受けており，副作用や治療効果についての観察をそれほど頻回には受けていない。プライマリーケアにおける典型的な受診間隔ではアドヒアランスの問題を検討するためには十分ではない。さらにいえば，大うつ病に対する精神薬理学的なマネージメントはより複雑になってきている。多くの新薬が発売され，増強療法の新たな戦略も開発されてきている。プライマリーケアでのトレーニングでは何か1つの専門分野について深く学ぶことには限界がある。より複雑な患者には最良の転帰を得るために専門家によるコンサルテーションが必要であろう。

　Katonとそのグループ（1996）は，プライマリーケアでの治療と協同して心理士によって提供される，構造化されマニュアル化されたうつ病の治療プログラムについて研究を行った。このプログラムには，うつ病にうまく対応しアドヒアランスを向上させるためのCBT的なスキルを与える4回から6回の面接でのセッションと，それに続く電話での補助セッションが含まれている。患者たちにはアドヒアランスの向上と症状の改善が有意にもたらされた。これは現場での介入であって，精神科医と心理士をプライマリーケアに統合させたものであった。このプログラムには，また，精神科医によるプライマリーケア医のための抗うつ薬療法についての教育的セッションが含まれていた。

　プライマリーケアにおけるうつ病へのよりよい対応をもたらすこのようなプログラムは，有用であるにもかかわらず，普及は限定的である。このことは，個々の心理士が患者にCBT的介入を適用することの価値について，プライマリーケア医にいちいち教育しながら協力し合っていかなければならないということを意味する。この共同作業は，プライマリーケア医の側からのうつ病と薬

物療法についての教育を増加させ，アドヒアランスの重要性についての対話を充実させ，治療に対して活発に取り組むことを強化させることができるのである。うつ病がどんなものであり，どうすれば効果的に治療できるかということについて，患者が，プライマリーケア医と心理士の両方から同じ情報を得ることができれば，おそらく，より回復しやすくなるであろう。プライマリーケアで処方を受けた患者は，心理療法のなかで薬物療法についてのアドヒアランスについての追加の指導を必要とする。なぜならプライマリーケア医の時間は限られているからである。プライマリーケア医は，抗うつ薬の早すぎる中断に関連するうつ病の再燃について認識していないかもしれないので，心理士は共同作業を通してこのことを広めていくことができるのである。

　うつ病に対する適切な薬物療法のための要因についての十分な知識と担当医との関係性は，患者がプライマリーケアにおいて薬物療法で回復期にある時期には，きわめて重要である。薬物療法について精通したプライマリーケア医が，治療抵抗性の患者に対して，精神科医のコンサルテーションを探すように求めるときには，患者はあまり気が進まないのが普通であろう。さらなる費用と労力がかかること，スティグマ，そしてときには，そのような精神科医をみつけることが困難であることが，うつ病患者の意欲をくじくのである。このような状況で患者はためらいを示したときには，セラピストは積極的であるべきであり，患者が必要とする援助を得られるように助けるためのCBT的戦略を用いるべきである。

　プライマリーケアにおいて薬物療法を受けている患者を治療するときの，もう1つの重要な課題は，プライマリーケアチームとのコミュニケーションである。プライマリーケア医はしばしば過密スケジュールのなかで働いており，ほかのスタッフと話す時間もほとんどないことがある。患者のための最善のケアを求めるセラピストにとっては，忍耐と粘り強さは，その「道具箱」に欠かせないアイテムである。プライマリーケア医とは電話相談のアポイントメントをとるようにすれば，フラストレーションが減ってうまくいくことはよくある。

より効果的に行動活性化を達成するには

　行動活性化はうつ病に対するCBTの重要な要素であり，急性期の大うつ病に対して単独の治療法として，CBTや薬物療法と比べて，同等かあるいは優れて有効である（Dimidjian et al., 2006）。標準的なCBTは，うつ病患者に対

して，快適な行動を計画することで疲労と自己効力感についての信念を試すように行動実験をさせるという形で，行動活性化療法の重要な原則を組み込んでいる。行動の変化が結果を出すと，認知の変化がそれに続くのである。

　行動活性化は，アンヘドニアが優勢で，エネルギーが低下しており，活動性が落ちている患者，すなわち典型的な重症うつ病患者において，特に重要である。行動活性化はこのような患者の早期の治療においてもっとも重要な要素である。その目標は，抑うつ気分を永続させてしまう無気力と回避のサイクルを断ち切ることができるように患者を支援することである。うつ病患者は活動を回避するのである。われわれの文化的価値観は，人々に，活動に参加するには「やる気にならなければならない」という信念を教え込んでいる。このことは，もちろん真実ではなく，こういった信念はうつ病においては極めて有害なものである。行動活性化は「感情」によって駆り立てられるのを待つよりも，むしろ，計画に従って行動を開始することによって引き起こされるのである。行動活性化療法においては，セラピストは，患者が自身にとって価値のある活動を選択し，それを構成要素に分割することを援助し，そして，特に，行動の回避をもたらしている思考と行動にターゲットを当てて，課題を達成することができるように導くのである。この過程には，患者の現在の活動レベルを評価すること，患者がどんな行動を欲していてどんな行動を欲していないか明らかにすること，そして，達成しやすいことから達成しにくいことまでのリストを作成することが含まれる。行動活性化は，活動へのエクスポージャーに似ている。患者が努力しているとき，セラピストは，達成するために存在する障壁を同定し，それらを患者とともに解決する。セラピストと患者は，患者が否定的な思考や感情をもっている場合であっても，患者が行動を開始するための計画を立てなければならない。情動状態の「行動傾向」と，それらに対抗することの必要性について説明をすることが，患者が，行動を起こすことにより積極的に取り組むための助けとなりうるのである。

　重症うつ病患者には，患者の活動を増加させ回避を減少させる努力を簡単にはあきらめないような，粘り強くて柔軟なセラピストが必要である。患者たちは無気力とアンヘドニアが打倒されるまでの相当な期間にわたって行動活性化に取り組む必要があるかもしれない。課題の割り当て，完了，快適な行動への参加といったホームワークは，機能がそれほど回復していない患者にとっては，過酷ですらありうるのである。患者が2人の治療者を持っているときに，その

第5章　大うつ病の併用療法 | 85

利点を有効に使うことはきわめて大切なことであり，それぞれが，克服と喜びについて割り当てられた活動についてたずねたり，患者がしたあらゆる努力に関して，トラブルを解決したり，励ましたり，強化したりする。2人の治療者をもつということは，患者が回避していた活動に取り組むときに動機づけをする機会が増えるということである。患者がその努力の重要性について，持続的で明確な指導を受けたとき，治療は成功する。プライマリーケア医による薬物療法に部分的な反応を示していたが，行動活性化を用いて効果のあった例としてアリスのケースを提示する。

　アリスは52歳の独身女性であり，32歳と27歳の息子がいる。息子たちの父親とは，彼らが幼児のときに離婚しており，ほとんどだれの助けもなく，彼女だけで2人を育て上げた。息子たちを育てつつ家計も守ってきた彼女の素晴らしい資質にもかかわらず，アリスは，結婚生活を維持できず「普通の」家庭生活が持てなかったことで，自分自身を失格だと常に考えていた。アリスの母親はうつ病であって，アリスは小さいころから彼女の4人の同胞の世話もしていた。彼女の結婚生活は波乱万丈であった。夫はアルコール依存症で言葉の暴力がひどかった。そして，最終的には，息子たちが危険だと考えて彼女は家を出たのであった。彼女は結婚がうまくいかなかったことに自責の念を感じている。アリスは非常に長くうつ状態が続いている。彼女は，精神科医やセラピストにかかることは「弱い人間」になることだと考えていて，これまで一度も治療を受けていなかった。彼女は息子たちが子どもの間は絶え間なく働いていて，夜，帰宅して，息子たちに食事を食べさせると，そのまま寝室に行き倒れこむように眠る生活を続けていた。息子たちが高校を卒業して家を出て行ってからは，アリスの生活は次第により制約されたものとなっていった。簿記係として勤務を続けていたが，娯楽は何もなく，何かをするエネルギーもないと感じていた。最近，長男がメラノーマと診断され，3人の孫の世話を手伝ってくれと頼んできた。彼はアリスに，ただ家にいるだけでなく，孫たちといろいろなことをして過ごしてほしいのだという言い方をした。アリスは今の自分のエネルギーの状態ではそんなことはできないと恐ろしく思い，それはまったく楽しくないだろうと思った。彼女はどんな活動をするにもあまりに努力がいると感じている。アリスの睡眠は実際はまあまあ良好であるにもかかわらず，彼女は集中できず，興味も意欲も活力も喜びもないと感じている。彼女は常に罪悪感をもっており，むなしさを感じている。

アリスは孫や息子たちに応えられるようになりたいと思い，治療を受けることにした。彼女のプライマリーケア医は sertraline を処方し，彼女は 10 週間服用した。彼女は仕事への集中力が改善したのに驚いた。しかし，興味や活気は依然として低下していた。プライマリーケア医の助言があって，彼女はピータース心理士にアポイントメントをとった。

　最初の治療セッションで，アリスは，楽しみのためにできることなど，「何1つ」考えることができないと語った。彼女は，「1日を切りぬけることだけが私にできるすべてのことだ」と話した。ピータース心理士は彼女に，セッションのなかで，楽しい活動のリストに目を通してみて，そのリストのどれかが楽しそうに思えたりはしないかどうか，読んでみてほしいと頼んだ。アリスはそのようなリストがあるということに驚いたが，それがとても長いリストであることにもさらに驚いた。ピータース心理士はリストのなかから楽しそうに思えるもの5つを選んで，その週のあいだ，実際にできるかどうかやってみてほしいと話した。彼らは計画をたて，アリスがやってみることを具体的に決めた。最初のステップはこれらの活動をすることでアリスの疲労感が増えるか減るかみることであった。

　アリスは計画した5つの活動のうちの3つを試してみることができて翌週のセッションに来た。彼女はソリティア（ひとりトランプ）で遊び，新聞の日曜版のクロスワードパズルをして，それから散歩をした。それぞれの活動を彼女は楽しいと感じ，エネルギーが奪われるということもなかった。しかし，計画していたにもかかわらず，彼女は次男に電話することはしなかったし，同僚たちとランチをするということもしなかった。これらの2つの活動について検討することは大変有用であった。なぜなら，アリスは他の人と一緒に過ごすことについて，「すごく多くのものが失われる」と感じていることが明らかになったからである。この仮説が正しいかどうか調べるため，彼女には次の1週間，人と会うたびごとに，その後の彼女のエネルギーを1から10までのスケールで記録するという課題が与えられた。ピータースはアリスがこの行動実験を行うことを通じて社交性を向上させることができないかと期待していた。

　アリスは慢性うつ病患者の典型例である。彼女は苦悩を制御するために活動を避けることで対処しており，そのことは，活動は自分の調子を悪くするという信念にも合致しているのである。この回避と人間関係の欠如はさらに無力感と絶望感についての彼女の信念をさらに強固にしており，社交や人間関係の領

域において，より多くの損失をもたらしているのである。セラピストは慢性うつ病の患者において活動を増加させていくべきであり，患者がより多くのことにトライするように持続的に促すべきであるが，それは，患者のキャパシティをはかりつつ，介入の度合いを常に微調整しながらでなければならない。行動活性化療法は，セッションのポイントやホームワークについて記録しながら行うとより有効である。行動について書かれたものによる教示は，プライマリーケア医と心理士の双方で治療が行われる場合には，最適な強化のために，その両方で行われるほうがよい。セラピストはまた患者に新たな活動を指示するときに創造的であることが必要であるかもしれない。楽しいイベントのスケジュール（The Pleasant Events Schedule）（MacPhillamy & Lewinsohn, 1982）は，セッションにおいて，うつ病患者が過去に評価された活動を想起したり，快適な活動のレパートリーを増やしたりする助けとなる素晴らしいツールである。また，重要な資料となるので，フリーペーパーや定期購読しているその街や近隣の新聞や雑誌をオフィスにおいておくとよい。それらは，患者が試してみることができるかもしれない快適な活動についての興味を刺激することができる。快適な活動を割り当てるときには患者の経済的な限界についても考慮することが重要である。低コストの選択肢のレパートリーを増やすためのよい練習は，5ドル以下でできる楽しい活動を50個リストアップすることである。

　共同治療において，それぞれの治療者は，セッションのなかで，活動の障害となるものについて積極的に対処しなければならない。何が妨げとなっているだろうか？　重症うつ病や慢性うつ病に蔓延している無気力や「そうは感じない」という感覚に対して頻回に持続的に注意を払うことが必要とされる。責任共有治療の場合には，行動活性化の課題に対するアドヒアランスが薬物療法のセッションにおいて与えられることもあり，薬物療法へのアドヒアランスが心理療法のセッションで扱われることもある。家族や他の重要な関係者は，患者をより活動的になるように励ましたり，行動活性化の有効性を強調したりして，補助的に援助する。

自殺傾向のある患者

　うつ病患者を治療するときに，自殺は明らかに懸念されるべきことがらである。うつ病に罹患している患者の生涯自殺率は約10％である（Wilson,

Valliant, & Wells, 1999)。さらに，自殺傾向のある患者を責任共有治療で診る場合，避けるべき落とし穴が存在する。治療者間のコミュニケーションが十分でなく，一貫性のある治療計画について同意が得られていないときに，その落とし穴が生じてくる。治療者は，家族や他の重要な関係者を治療に参加させる必要があり，適応があれば，より積極的であり保護的である明確なプランをもつ必要がある。理想的な状況では，ケアの提供者たちは，何か危機が起こる前に互いにコミュニケーションを持つであろう。もしそういうコミュニケーションがなされていなくて，患者が自殺傾向を有する場合には，すぐさまなされなければならない。第3章で論じられた総合的治療が，患者が危機的状況にあるときには非常に役に立つであろう。

責任共有治療における自殺危機があるときのコミュニケーション

　希死念慮のある患者は治療者との間に，頻回のはっきりとしたコミュニケーションが義務づけられる。なぜなら，心理士は患者と頻回に接触をする傾向があるので，彼女は患者の精神状態により気づいているものであり，医師とコンタクトをとるためのイニシアチブをとらなければならない。新たに生じた希死念慮はすべて緊急に連絡がとられるべきである。医師と心理士の両者が現行の治療計画について再検討し，概念化や計画に見落としがないかどうか精査し，ケアのレベル，心理療法の戦略，薬物療法に関して変更する必要かないかどうか決定しなければならない。新しく追加された情報や新たなリスクファクターはどんなものも合わせて論じられなければならない。両者は患者が情報提供者として，また治療への同意を最後までやりとおすパートナーとして，どれだけ信頼できるか慎重に検討しなければならない。両者は現在行われている自殺リスクの評価についてどんな情報が得られているか一緒に再検討しなければならない。

　自殺のリスクの評価においては，臨床家がデータを整理し検討するツールとして，DSMの多軸評定システムが役に立つであろう（表5-1参照）。
　リスクファクターはそれぞれの軸に存在する可能性があり，注意深いアセスメントでそれぞれを検討していくのだが，複数の軸にリスクファクターが存在することは，自殺のリスクを飛躍的に増加させるということが知られている。治療者たちのチームは，情報を共有し，患者の現在の状態がどれくらい致死的なものかどうか評価するために，リスクの評価をポイントごとに合同で再検討

表5-1　自殺のリスクの評価

I軸：診断的リスク	大うつ病と双極性障害
	統合失調症
	不安障害，とくにパニック障害
	物質乱用
II軸：診断的リスク	境界性，反社会性，自己愛性パーソナリティ障害
III軸：診断的リスク	疼痛
	末期疾患
IV軸：現在のストレッサー	最近の喪失体験
	孤立
V軸：機能のレベル	過去数カ月の傾向は？
その他のリスクファクター	過去の複数回の自殺企図
	年齢，性別
	自殺の家族歴
	乱用の既往歴
認知的リスク	衝動性
	絶望
	興奮
	死のうという意図
	自殺計画の「練習／予行」
	死への願望
	具体的な計画と準備
	うつ病の主観的評価
環境的リスク	銃器の入手しやすさ
	利用できる手段

していくのが望ましい。患者のリスクのレベルが決定されれば，自殺傾向のある患者に対するCBTのエビデンスを用いることができ，効果的な共同治療を行う助けとなる実際的な戦略を立てることができる。

自殺傾向のある患者を支援するCBT戦略の活用のためのエビデンス

　自殺傾向のある患者に対する薬物療法にCBTを追加することの効果についていくつかのエビデンスが知られている。第一に，CBTは自殺のリスクを増加させるI軸障害の多くに対してかなり有効である。希望にあふれた，明確なプランをもっている高度に活動的で指示的なセラピストは，変化に向けての強

い推進力である。併用療法を受けている患者は，しばしば薬物の効果が出始めるまで耐えながら数週間待たなければならないことがある。この期間の絶望と希死念慮は，治療者との良い治療同盟によって軽減させることができる。このことは，介護者は自殺傾向があり絶望している患者とのかかわりにおいては特に気を配らなければならないということを意味する。治療者はうつ病は特定の治療で改善するというエビデンスを伝えるべきである。こういった状況において正確な共感は，なくてはならないものであるが，治療への信頼は重要であり，患者の奮闘に対する理解もまた重要である。

うつ病に対するCBTの非特異的な防御効果に加えて，CBTの2つの技法が，自殺企図歴のある患者の自殺企図の頻度を減少させるという特異的な効果があることが示されている。Brownら（2005）は，10回のセッションからなるCBT的介入が自殺企図歴のある患者の企図の反復の回数を減少させたことを報告している。通常の治療を受けた患者の42％が自殺企図を繰り返したのに対して，この治療を受けた患者では24％だけだったのである。これは複数の診断をもち自殺企図で治療に導入された不均一な患者群での研究である。

自殺企図の頻度を特異的に減らすことが示されているもう1つのCBTは，弁証法的行動療法（Dialectical Behavior Therapy：DBT）である。DBTはI軸障害とII軸障害をどちらも持っていて慢性的な希死念慮と自殺関連行動を呈する患者の治療のためにデザインされたCBTの一種である。この療法は当初はI軸障害を併存する境界性パーソナリティ障害の，慢性的に自殺傾向のある患者において研究された。通常の治療では100％にみられた自殺企図の繰り返しを，DBTを受けた患者群では26％に減少させることができたという研究がある（Linehan, Armstrong, Suarez, Allmon, & Heard, 1991）。

Tarrier, TaylorとGooding（2008）は，自殺関連行動の減少を目的としてCBTを用いた28研究のメタアナリシスを行い，成人に対する個人CBTは無治療や通常治療に比較して有意に有効であったとしている。CBTのこれらの種類の特異的特徴は，臨床場面において自殺傾向のある患者に対するわれわれのアプローチを工夫する助けとなる。第一に，患者が自傷の既往を有しているときには，その行動に先行してトリガーとなる状況について徹底的な検討がなされなければならない。Brownら（2005）は，自殺の危機が過ぎた後で，自殺関連行動を有する患者に対して，ストレス免疫訓練とトリガーに対する新たな反応の認知的リハーサルを用いた。この介入のゴールは，トリガーが起こっ

たときに，患者が，自殺を最適な選択肢であると繰り返し結論づけないように援助することである。問題解決能力の欠如に注意を向けることと，トリガーとなる生活環境について新たなスキルをリハーサルすることによって，自殺関連行動に対抗することができるのである。

Brown のプロトコールは，また，患者に「希望の箱」や「サバイバルキット」を作成する課題を与えることにも焦点を当てている。この介入の目的は，患者に，生き続けることの理由を具体的かつ明確に思い起こさせるものを作らせることにある。これらの身体的な「思い起こさせるもの」は自殺を抑止するための認知的かつ感情的な結合を強力に構築する。この箱には，写真や聖書の言葉や未来の目標を象徴するアイテム，それに価値ある活動や愛する人たちを表現するものなどが含まれていて，強い観念が起こったときに生き続けようという希望と願望を維持するのでる。

DBT は，患者が苦悩を減少し許容することができるように複数のアプローチを用いる。境界性パーソナリティ障害の患者についての DBT の基本原理は，彼らは過剰な情動に傷つきやすく，自殺の危機がある状況において耐えがたい情動的な苦しみを軽減するために自己破壊的な行動をしてしまう，ということである。セラピストは患者に情動を制御し，一般に起こる自殺関連行動を置き換えるという，すぐには変えられない状況に耐えるためのスキルを教える。抑うつ的な自殺傾向のある患者において，スキル欠如の改善をすることは，また，情動的な苦しみへの耐性を増強させるのに役立つかもしれない。

自殺傾向のある患者のリスクを評価するときに，症状を増悪させるトリガーとなりうるもの（例：不眠）を同定することができることがあり，そうすれば患者はより個別化された薬物療法を受けられることになる。共同治療において医師は，セラピストが自殺のトリガーとなるものに対応する行動計画を増強することができるように，ストレスフルな人間関係での出来事について報告することが可能である。患者を希死念慮から守る戦略を表 5-2 に挙げる。

自殺傾向のある患者がより希望に満ちた考えをふたたび持てるように援助するもう 1 つの重要な手段は，治療者が患者による以前の効果的な対処法や強さを同定してあげることである。このことは，患者が人生の問題の解決法として死ではなくて他の選択肢を考えることができるように柔軟な思考をもたらすのである。実際に自殺傾向のある患者はしばしば，逆境に立ち向かう彼ら自身の能力を過小評価しているため，過去の成功体験を導きながら吟味してみること

表 5-2　自殺傾向のある患者に対する併用療法で用いる戦略

1. 継続的な方法でリスクを評価する
2. 可能な限りリスクファクターを修正する
3. リスクファクターを減らす
    a. Ⅰ軸障害を治療する
    b. 急性症状を治療する
    c. 環境を保護する
    d. 積極的に絶望をターゲットにする
4. 保護的なファクターを増やす
    a. 生きる理由を詳しく述べる
    b. 家族のサポートを確保する
    c. 人生における急性の危機を解決する
5. 紙に書いて計画を立てる

が役に立つのである。すべての患者との出会いには，患者の生きようという願望を強めるための作業が含まれるはずである。過去の自殺企図や絶望を思い出すことは（Alloy et al., 2004），希死念慮や自殺企図，自殺既遂に影響を与える重要な要因である。希望がなかったり自殺傾向があったりする患者はしばしば彼ら自身の思考の記録を活用することができなかったり，あるいは，希望のない思考から離れるスキルを身につける治療はあまりに新しすぎたりするのかもしれない。この思考に焦点を当てたセッション中の作業は最重要であり，セッションで話し合われたことを紙に書いて思い出しやすいようにしておく。治療についてのどの絶望についても評価して目標とすることがとても重要である。毎回の治療場面において患者には「リアルタイム」の問題へのより多くの解決法をみいだす機会が与えられるのである。セッション以外での活動のための，特定の，詳しく検討された，紙に書かれた計画が，それぞれの治療セッションで作成される。例えば，患者に「今週末は何か楽しいことをしてください」というのは，あまりに漠然としすぎている。以前に評価された活動で，特に他の人のサポートにかかわるようなものが計画されるべきである（「ジェニーに2回は電話をかけて，毎日10分は庭仕事をしようと思う」というような）。

自殺関連行動に導く認知を修正することはうつ病患者のリスクを減らすための別の重要な戦略である。最初にケアチームのパートナーは患者の自殺に関連する思考について話し合うべきであり，患者をリスクに追いやる思考と信念に

ついて明らかにする。治療者は両者とも，自殺企図や強い希死念慮の前に起こってくる思考や信念についての病歴を注意深く聴取しなければならない。こうすることで，その患者の自殺の危機についての，個々の事情に対応した概念化がもたらされるのである。しばしば，セラピストは，不安感と不快感のせいで，その危機は差し迫ったものではないときに，このことを避けたいという気持ちにさせられそうになるが，この出来事についての特定の情報は将来の予防のためにきわめて重要である。心理療法は患者を参加させなければならないし，自殺がもたらす現実的な影響について患者がどう考えているかということまで詳しく検討されなければならない。患者はしばしば死の観念を美化しており（特に若年成人や未成年），死の最終的状態については考えることを怠っている。認知療法の標準的技法ではこの誤解をより正確で広い視野をもったものに置き換える。自殺が望ましい解決策であるという考えに対抗し，生きるための理由を作り出すことが，死のリスクを減らすことになる。別な未来についての可能性を信じることがいくらかでも増えればそれは進歩である。自殺についての信念がうまく同定されて，セッションで異議を申し立てられたら，患者には，見直された自殺についての信念と，信頼できる危機対応策（表5-3参照）を紙に書いて持っておいてもらうことになる。症例を提示する。

エイミーは28歳の女性で，自殺未遂歴と大うつ病がある。彼女は職場での人間関係で問題を抱えるときに特に不安定になる。彼女は精神科医のロバート医師に外来受診しており薬物療法（venlafaxine 225mg）を受けており，スミス心理士にセラピーを受けている。エイミーは，現在の上司であるトムに呼び出され，彼女の書いたレポートについて怒鳴られたといって，ロバート医師に危機的状況になって電話をかけてきた。彼女はロバート医師に，薬をすぐに変えてほしいと求めた。ロバート医師は状況を検討し，エイミーは「いなくなりたい」という漠然とした気持ちを抱いているが，特定の計画はない，と判断した。エイミーは過去に職場の危機的状況から衝動的な過量服薬を何度か起こしており，そのたびにしばらく急性薬物中毒にもなっていた。ロバート医師はエイミーに，スミス心理士には連絡をとったのかたずねた。エイミーはそうはしていなくて，彼女の状況について話すことは「意味がないように思う」といった。ロバート医師はエイミーに，以前にもトラブルになったときには彼女は何回もこのような反応を示したことがあったこと，そして，そのことについて話した後には良くなったことを思い出させた。彼はまたエイミーに，薬物療法は

短期間では変化をもたらすことはないであろうことを話した。そして，スミス心理士に電話をかけてみて，それからもう一度自分に電話をしてくるように話した。彼女はその夜は友人と一緒にいることを了承した。エイミーは彼女の妹は街にいないのだと言った。その後，ロバート医師にはエイミーから，スミス心理士の電話サービスに電話したことの連絡があった。

　ロバート医師はスミス心理士に電話して，エイミーの電話についての彼の印象を共有した。彼らは治療プランについて話し合った。スミス心理士は翌朝，エイミーと電話で話してみるつもりだと言い，その結果，より集中的な介入が必要そうであれば，その夕方にロバート医師に連絡すると言った。ロバート医師とスミス心理士はエイミーの希死念慮のトリガーとなる対人関係への耐性を強める必要があることや，飲酒もまた，トリガーとなっていることを話し合った。その後，スミス心理士はロバート医師に電話をかけてきて，エイミーが電話してきたこと，仕事上の葛藤に直面したとしても生き続ける理由を見つけることができたこと，翌日のセッションまでに対処法のカードを作ってくることになったことを話した（表5-3参照）。

　この短いエピソードは自殺傾向のある患者における協同しての治療における基本原理をあらわしている。ロバート医師とスミス心理士は前もって話し合い，エイミーの病態理解について同意し，彼女の治療における役割分担も決めている。エイミーは彼ら2人のあいだのコミュニケーションについては知っており了承している。彼らはエイミーについていつ相談すべきか，そしていつ特定の介入を行うべきか，協同している。彼らは，エイミーの自殺行動に先行する要因について概念化できており，エイミーが他の解決法を見つける助けをする互いの努力についてサポートしあっている。彼らはエイミーに役に立つようなCBTの技法を用いた過去の事例を思い起こさせるための安全上の注意についても理解している。そして，エイミーが絶望と希死念慮に陥らされるトリガーに直面したときに用いることのできるアイデアやプランを列挙することができるのである。

　責任共有治療の利点は，コミュニケーションが明確であって，患者の治療において信頼できるパートナーがいるときには，患者についての情報を集めるのにもう1人の観察者がいるということであり，患者に対しても付加的なサポートができるということである。

　このシステムは患者により効果的に対応するために有用であり，自殺傾向の

表5-3 エイミーの対処カード

否定的な信念：もし上司に怒鳴られたら，私は自殺しなければならない。
感情：恥ずかしい，悲しい
肯定的な信念：私は恥ずかしい気持ちがありながらも生き抜いてきた。
　誰でもときには上司から怒鳴られることがある。
　私が自殺したら家族はひどくショックを受けるであろう。
　私は失敗したように感じるかもしれないが，仕事のことは死ぬほどのことではない。
　トムは，私がこのことでこんなに動揺しているとは，わかっていないかもしれない。
もしも，自殺するという考えを止めることができないときは，以下が私のプランである。お酒は飲まない。スミス心理士（電話 xxx-xxx-xxxx）かロバート医師（電話 xxx-xxx-xxxx）に電話する。もしすぐには彼らのどちらにもつながらない場合は電話緊急相談（電話 xxx-xxx-xxxx）に電話する。それでも何かしそうな気持ちが止められなければ，救急病院に行く。

ある困難な患者を扱う場合にも助けとなるのである。自殺傾向のある患者を扱う仕事をしている臨床家は，しばしば無理もない反応をすることもある。患者治療におけるパートナーは患者や治療計画について思ったり考えたりすることについての「共鳴板」としての役割をしてくれるのである。

　責任共有治療と自殺傾向のある患者についてのある懸念は，患者の薬物療法がプライマリーケア医によって行われている場合である。自殺のリスクの評価はプライマリーケアにおいては変動しやすく（Smolders, Laurant, Akkermans, Wensing, & Grol, 2008），患者の受診は頻回ではなく，しかも短時間の診察である。そのような患者をみるセラピストは，どの程度のレベルの治療が適切であるか，患者の希死念慮は薬物療法を変更したり，あるいは入院も検討したりしなければならないくらいのものであるのかどうか判断しなければならず，患者に精神科医のコンサルテーションを受けさせるかどうか決定しなけばならないかもしれない。

不安が併存するうつ病への対応

　不安を伴うことで複雑化されたうつ病は厄介な臨床的問題である。抑うつと不安の両方の問題に苦しむ患者はしばしばみられるものであり，残遺症状と治療効果の減退についてより配慮を必要とする。
　アレックスは，第4章で提示された患者であるが，重症で慢性的なパニック

障害がうつ病と併存している患者である。どちらが先に発症したのかはっきりしないというのだが，彼のパニック発作は22歳のときに始まった。気分の問題は「覚えている限りすべての期間にわたって」あるという。アレックスは自分の症状が改善したことは一度もないという。彼は学校の用務員の職に就いて十分に働いている。彼の社会的な対人関係は，ほとんどまったく，母親と2人の妹に限られる。彼は治療を求めてきた半年前に飲酒運転で告発されてから禁酒しているため，いくらか調子が良く，いくらか抑うつが軽くなっている。

アレックスはこれまで心理療法を受けたことはない。何年にもわたってプライマリーケア医からはさまざまな抗うつ薬の処方を受けてきた。彼はそれらのどの薬も1回か2回服用しただけで，残りは捨ててしまっていた。最後の2回については，処方箋を薬局にもっていくことすらしなかった。彼はプライマリーケア医にはこのことは話していなかった。アレックスはテレビで不安に対する心理療法のインフォマーシャル（情報提供型広告）をみて，セラピーを受けようと決めた。飲酒をやめてから，彼のパニック症状は悪くなっており，家を出られなくなってきていて，職場に病欠の電話を入れるようになっていた。

アレックスはかなり否定的な予想をもって心理療法を受け始めた。彼は「違った状態になることが想像できない」と言っていた。彼はエクスポージャーの理屈は理解したが，実際にやるときになると，毎回，あまりの恐怖で断念してしまうのだった。その後，彼ははるかに落ち込み，やる気を失ってしまった。彼は上司のオフィスに呼ばれ，出勤状況が改善しなければ解雇されるであろうと言われた。このため，併用療法の適応について再検討された。

アレックスの病歴は不安障害とうつ病が併存する患者の典型的特徴を示している。彼は治療に対して絶望しており，相当な程度の心理社会的障害を抱えている。彼にはアルコール乱用の既往もある。彼の不安はその人生に影響を及ぼしており，継続的な損失をもたらしている。標準的なCBT的介入は，彼の不安があまりに強いために，実施することが困難である。

不安障害の存在はうつ病の反応において鍵となる媒介因子である。うつ病患者は典型的には数多くの不安症状をもちながら臨床場面に現れる。そして，CBTを含む的を絞った介入の組み合わせに対してもっとも反応するであろう。STAR*D研究において，不安を有する患者は治療への反応に乏しく，薬剤に対する有害事象がより多く見られた。この研究において，不安障害の併存がみられる患者は，疾患による心理社会的影響が多く，すなわち無職の割合が高

く，最終学歴も低かった。STAR*D 研究はⅠ軸の不安障害のある患者を除外しなかったので，うつ病に併存する不安症状はかなり高度であり目立つものであった。対象患者の 31％が不安の問題を有しており（Trivedi et al., 2008），これらの症状はうつ病の再発の危険を高くしていた（Fava et al., 2008）。Keller の研究では不安症状の存在は，心理療法単独に比べて，反応を得るためには，心理療法に薬物療法を組み合わせなければならないことへの予測因子となるという（Ninan et al., 2002）。

Fava ら（Fava et al., 1994; Fava et al., 1996; Fava et al., 1998; Fava et al., 2004）は，先に論じた慢性うつ病の患者についての研究で，うつ病患者の不安症状を特に対象として検討している。彼のプロトコールは抗うつ薬を漸減した後に，患者の生活を制限している残存する不安症状に対してエクスポージャーをベースとした治療を行うというものであった。それゆえ，うつ病患者で不安症状をターゲットにした，特定の心理療法もしくは薬物療法あるいは両者の組み合わせは，治療反応を改善するかもしれない。

不安症状を併存する患者に対する最初にすべき介入は，彼らに，治療は長くかかること，そして，粘り強さと辛抱強さが必要であるということを教えることである。うつ病患者で不安症状の強い患者は治療にそう簡単には反応しないので，患者もセラピストも処方者も，三者がみな，治療への努力をあまりに早くやめてしまっているかもしれない。不安と抑うつが併存するときには，症状はより重症で，患者は希死念慮を有している場合が多く，抑うつや不安の評価尺度でも高得点であることが多い（Brown, Schulberg, Madonia, Shear, & Houck, 1996）。

抑うつと不安の両方の症状がある患者を治療するときの別の重要な側面は，どちらの症状を先に治療するか決定するということである。もし治療が系統的に問題にアプローチするのであれば，そして，もし一度に1つのことを学ぶのであれば，患者に有益であろう。どの問題が最初に治療されるべきか決定することが重要であり，そして患者を効果が出るまでずっと治療に取り組むように動機づけることも重要である。不安と抑うつの両方に悩まされている患者は「2倍量の」問題をかかえているので，集中力や記憶力は妨げられている，したがって，何度も教えなければならず，書かれたもので思い出させるようにする必要があり，セッションごとに少しずつ情報を与えていくべきである。回避行動を増加させる不安の役割には特に注意が必要である。例えば，患者が友人との外

出にあまりに不安を感じてしまうとすれば，行動活性化は計画通りにはいかなくなってしまう。ほとんどの患者は直感的にエクスポージャーの原則は理解している。ヘビ恐怖症を克服しようとするにはどうしたらよいかとたずねてみれば，恐怖刺激に直面することがそれを克服するための方法であると答えるであろう。この原則は不安と抑うつを有する患者において単独療法でも併用療法でも当てはまる議論であって，恐怖を克服するために患者が行う努力についてはどんな小さなことであっても強化されなければならない。

　不安と抑うつを併存する患者における併用療法では，治療者は積極的にアドヒアランスをターゲットにするべきであり，特に薬物の副作用に気を配る必要がある。何が起こり得るか説明すること（そして処方の安全性についての詳細を知らせること）がアドヒアランスへのポイントである。アドヒアランスに関して一貫性があり継続的であることが，患者に服薬を継続してもらうためにもっとも有効な方法である。

　本章で述べてきたように，われわれは，うつ病の治療に自由に使える武器をたくさんもっている。にもかかわらず，患者はしばしば不完全にあるいは不十分にしか治療されず，エビデンスに基づいた治療もこの深刻な疾患に対して期待したほどの効果をもたらしていない。情報に通じたわれわれ臨床家の責務は，患者の治療を行うことに加えて，うつ病の効果的なマネジメントについて他のケア提供者を可能な限り教育することである。

第6章
双極性障害の併用療法

概　要

　双極性障害は若青年期（20歳以前）を好発期とし，再発を繰り返す重篤な精神疾患である。この疾患は，患者とその家族にとって心理社会的に重大な結果をもたらす。この疾患の主要な特徴は，回復期間をはさみながら繰り返し生じる顕著な気分制御不全のエピソードである。この診断の基準を満たすには，少なくとも1回の躁病エピソードもしくは軽躁病エピソードの経験がなくてはならない。躁病と軽躁病の臨床的特徴は，高揚し，開放的で，またはいらだたしい気分，目標志向性の活動もしくは快楽的活動の増加，判断力や洞察力の低下，睡眠や食欲の乱れ，注意，記憶の問題，思考の歪みである。躁病の患者は考えが加速して浮かんでくる。多くの双極性障害患者が，ポジティブな気分状態について持っている考えは，治療を困難にさせる（Lam, Wright, & Smith, 2004）。不安障害や物質使用障害の併存は一般的であり，治療を複雑にすることが多い。
　躁病や軽躁病の劇的な様相にもかかわらず，双極性障害患者は罹患期間のずっと多くの割合をうつ状態で過ごす（Alda, Hajek, Calkin, & O'Donovan, 2009）。この障害には，長期間の薬物療法と心理療法的管理を要する。そして，この疾患は多様であるため（エピソードの数やタイプ，エピソードのきっかけが多様である），症例の概念化や治療計画を個別に行うことが成功のための重要な要素である。さらにすべての精神障害と同様に，双極性障害もある特性を持った1人の人間に起こるものであり，パーソナリティ障害や対人関係の問題は，この病気の治療効果に影響を与える確固たる要因であり，そのため治療計画を立てる上で重要な部分である。
　また，双極性障害の診断により，重症合併症の危険がかなり高くなる。双極性障害患者において自殺は危険性の高い問題であり，治療を受けていない双極性障害患者の15〜20％が自殺により死亡する（Baldessarini, Pompili, &

Tondo, 2006)。自殺は，この病気の躁病期とうつ病期の双方で生じるが，うつ病期で生じることがはるかに多い。双極性障害患者は，内科的疾患（すなわち，心疾患，HIV 感染，C 型肝炎感染症）や精神障害（すなわち，物質乱用，物質依存，不安障害）の併発の危険性が高く，こういった併存疾患が管理を複雑にする。

双極性障害における抑うつ症状は，うつ病期に不眠や食欲不振ではなく，過眠過食症状を呈する患者が一部いることを除けば，現象的には大うつ病と同様である。重症の躁病エピソードやうつ病エピソードは，妄想や幻覚といった精神病性の症状を伴うことがある。双極性障害の女性は，出産後に気分症状が悪化する危険性や産後精神病の危険性が特に高い。

この章では，双極性障害に対する CBT と薬物療法の併用療法のエビデンスを記述し，このような困難で危険な病気の患者を助けるために有効と示されてきた他の治療方法をまとめる。また，共同での治療における良い点と困難な点を強調するために，患者の臨床例を提示する。

双極性障害における併用療法実施のエビデンス

私たちには，患者を消耗させる双極性障害の気分周期に効果のある強力な薬理学的手段がいくつかあるにもかかわらず，薬物療法のみの治療への反応は決して最適ではない。急性躁病エピソードからの回復は非常に長いプロセスであり，大抵の場合効果はよくない。患者が入院後，躁病から完全に機能が回復する確率はたった 25％である（Keck et al., 1998）。双極性うつ病からの完全な回復も単極性うつ病と比較するとまれであり，抗うつ薬は治療法としてあまり有効ではない（Sachs et al., 2007）。双極性障害からの回復を予測するものとして，薬物療法の計画を完全に遵守することが前提だが，それは半分にも満たない（Colom, Vieta, Tacchi, Sanchez-Moreno, & Scott, 2005）。双極性障害患者を管理する上で，効き目があることと，「現実世界」で効果が示されることとの違いははっきりしている。併用心理療法が架け橋となることで，薬物療法による閾値下の改善にも，深刻なアドヒアランスに関する問題にも取り組むことができるようになる。残遺症状を呈する患者は再発する傾向が高く（Perlis et al., 2006），生活機能の改善やさらなるエピソードの予防によって回復への距離を縮めることが患者にとって大きな利益となる。Miklowitz（2008）は双極性障

害へ併用心理療法を用いる根拠を総括し，18のランダム化比較試験のうち17試験で心理療法と併用した治療が再発を未然に防ぎ，エピソードの期間を短縮できると示した。彼はまた，心理療法終了後2年以上経過しても，患者の心理社会的機能への効果が持続することを示した。

　いくつかの異なる種類の心理社会的介入方法が，臨床試験において双極性障害患者に有効であることが示されてきた。この章では，双極性障害患者への薬物療法とCBTの併用に焦点を当てるが，心理療法のなかでどの方法を選択するかは，実施の可能性や患者の環境，能力や好みによって個々に検討されるべきである。現時点ではエビデンスは不十分であり，これらのエビデンスに基づく治療法のなかの1つが他のものと比較してより効果的であるとはいえない。双極性障害に有効な併用心理療法を比較している研究は非常に少ない。しかしながら，双極性うつ病に最も有効な方法を決めるための大規模な臨床実践試験であるSTEP-BDがそれを行った。この研究は家族に焦点を当てた治療，対人関係・社会リズム療法，CBTと，心理教育を行うコントロール群を比較した。STEP-BDは，再発予防に対する治療効果の評価や気分エピソードの減少を目的として計画されたのではなく，双極性うつ病の回復に最も有効な方法を評価するために計画された。薬物療法のみと比較して，全ての積極的な治療は回復が早く，積極的な治療間での差は見られなかった。そして積極的な心理療法を受けた患者は，受けていない患者と比較して対人関係の機能がより良かった（Miklowitz et al., 2007）。それゆえ，批判的で感情的な家族のなかにいる，比較的年齢が高い青少年には，家族に焦点を当てた治療（Family-Focused Therapy: FFT）の方が効果的かもしれない。一方，独身で，抑うつが強く，否定的な思考の多い双極性障害の女性は，CBTの方略の方が効果的かもしれない。エビデンスについてより包括的な見解が得られるまで，治療の選択には常識的なアプローチが適用されるべきである。

　Lamら（Lam, Burbecks, Wright, & Pilling, 2009）のレビューによれば，有効性が示されている双極性障害の心理療法にはすべて類似点がある。彼らがレビューした治療法のなかには，複合的心理教育，認知行動療法，家族に焦点を当てた治療，対人関係・社会リズム療法が含まれた。このレビューは，それぞれの治療法における共通のテーマを特定した。そのテーマとは，ストレス−脆弱性モデルの利用，心理教育と薬物療法のアドヒアランスの重視，患者にセルフ・モニタリングをするように教えることを強調すること，患者が安定した気

分を維持できるように，規則正しく予測可能なスケジュールを作るように工夫して生活スタイルを改善することである。さらに，これらの治療法で類似している有効な特徴として，問題解決型であることと，再発予防を促進することが挙げられる。このメタ分析では，これらの系統的に作成された治療法の1つを用いて薬物療法を補完することで，コントロール群と比較して患者の機能や症状が有意に改善され，再発を遅らせ，もしくは予防したと指摘している。Lamらによってレビューされた研究は，集団で実施された治療も個人で実施された治療も含まれており，患者は疾患の異なる段階で治療を受けていた。それゆえ，われわれはより明白なデータを得られるまで，患者の病歴，特定の症状，好みを考慮した上で，どの治療法を選択すべきか「その人に合わせて」決めることが賢明である。

　双極性障害の補助として成功している心理療法のランダム化比較試験すべてに共通した効果は，心理療法が機能を改善し，双極性障害の再発率を少なくとも治療終了後12～30カ月の間減らすことである（Miklowitz, 2008）。顕著な躁病症状をもつ患者は，社会生活，対人関係での安定性や概日リズムの正常な構造を強めるアプローチから，よりはっきりとした効果が得られる。薬物療法計画へのアドヒアランスは，あらゆる併用アプローチにおいて，主要な対象とされなければならない。

双極性障害の治療

治療契約

　双極性障害患者とともに治療を進めていく最初の段階では，正確な診断を確立することと，患者と家族に診断の意味を教えることが含まれる。併存する精神障害（例えば，注意欠陥多動性障害，物質乱用）との相互作用のため，また躁状態の患者が躁病エピソードを十分に思い出さないことがよくあるため，この病気の鑑別診断は複雑になることが多い。さらに患者は，躁病エピソードの間，行動をコントロールできなかったり，社会的に望ましくない行動をとっていたりしたときの自分の行動について恥ずかしく感じているため，躁症状を隠す可能性がある。双極性障害の診断が遅れる理由の1つは，病気の症状が青年期もしくは若い成人期に現れ始め，症状が典型的な青年の特徴と誤解されるということである。また，早期発症は，患者が成長していく上で重要な段階が欠

けてしまうことを意味する（例えば，キャリア形成，教育，対人スキルの発達，アイデンティティの確立・解放）。これは，治療は患者のスキル不足に注意を払わなければならないことを意味する。加えて，双極性障害には重要な遺伝負因がある。そのため，患者には双極性障害の親戚がいるかもしれない（そしてその経験に基づいた双極性障害についての考えを持っているかもしれない）。もしくは，診断される前に生まれていた子孫や将来の子孫が同様に苦しむ可能性があるという認識をまとめるという辛い課題があるかもしれない。

　下記の事例はこうした一般的に見られる問題を説明している。

　キャロルは45歳の女性で，急速交代型の双極性障害と診断されている。彼女は，10代前半に初めて気分の問題があることに気づいた。そのとき，彼女には悲しみ，エネルギーの低下，重度の不安，そして睡眠と食欲の問題といった症状が見られた。彼女は自殺について考えることが多かったが，そのことを誰にも話さなかった。彼女が高校生のときには，このような症状がさらに悪化し，極度の不安によって2学期間不登校となり，自宅で家庭教師に教えてもらっていた。彼女の家族は，これは「ただそういう時期」であり，彼女は「恥ずかしがり屋」だが，いつか治るだろうと話していた。19歳のとき，キャロルは1学期遅れてなんとか高校を卒業した。彼女は両親の家に近い大学に合格したが，寮で生活してみることに決めた。キャロルには親しい友人が何人かいたが，デートをしたことはなかった。学校で，彼女は寮のパーティーに行くようになり，「リラックスして馴染むために」飲酒した。週末に自宅に帰った後，パーティーでずっと起きていることが2晩続いたとき，キャロルに初めての躁症状が出現した。その3日後，キャロルのルームメイトたちが大学の警備員を呼んだ。キャロルが幻覚を見るようになり，彼女のルームメイトたちが恐がったからである。

　症状が治まると，キャロルは起こったことに大きく落胆した。彼女は，青年期のほとんどの間，自分が「狂った祖母と全く同じように」なるのではないかと心配していたことを病院で精神科医に話した。キャロルの祖母は，成人してからのほとんどの人生を州立病院で過ごし，入院中に自殺した。キャロルの祖母は，キャロルの母を出産した後，精神病院に入院させられた。出産後に帰宅してから3日間，祖母は自分の乳児や他の3人の子どもが悪魔にとりつかれていると信じて殺そうとしたのである。彼女の祖母はそれから二度と家族と暮らすことはなかった。

早期発症，多くの双極性障害患者が特徴としている発達上の遅れ，不安を和らげるためのアルコール利用，睡眠の乱れに応じた症状の悪化，明確な家族歴といった点から，彼女の臨床像は顕著である。彼女が安定し，満足のいく豊かな人生を送っていくことができるようにするには，多くの困難を抱えている。キャロルのような患者への治療の目標はいくつかある。急性エピソードを調整すること，将来の症状を予防すること，患者を社会復帰させること，彼女が病気について広い見識をもち，健全な考え方をできるようにすることである。

急性治療
　双極性障害の躁症状には，依然として薬物療法が第一選択肢である。どのような心理療法であっても，心理療法単独で十分に躁病エピソードを消失させることができるというエビデンスはない。しかしながら，この治療段階では，併用療法が必要不可欠である。躁状態もしくは軽躁状態の患者には，一貫したサポート，方向性の穏やかな変更，制限の設定，現実的な方向づけが効果的である。この段階では，簡潔で共感的なかかわりを通して治療関係を確立することが非常に有益となることがある。そして，サポートや教育に基づいて，患者の家族や重要な他者との関係を作ることができる。躁病エピソードの間は，熟練した介入が必要である。そうした介入により，患者に薬物療法の有用性について説明することや，病気である現実を受け入れるよう促すことができる。気分の安定や睡眠の回復は最初の目標となる。これは一般的に，lithium, valproic acid や，それに追加する，または単独での第二世代抗精神病薬による薬物療法の利用で達成される。さらに，第一選択薬で症状をコントロールできない場合や，患者が混合状態もしくは急速交代の状態の場合，他の抗けいれん薬や抗不安薬，睡眠薬での治療が必要になることもある。
　双極性うつ病の急性治療には，併用療法が必要となることが多い。抗うつ薬は，双極性うつ病への効果は少ない傾向にある。また抗うつ薬には，気分の切り替えを引き起こし，躁もしくは軽躁状態を誘発する，あるいは患者の気分症状のパターンを急速交代型に変えるといった意図しない作用が生じることがある。双極性障害患者のうつ症状を和らげるために抗うつ薬を用いる場合，急に中止するとうつ症状を再発する可能性が高いため，ゆっくり漸減していくことが重要である。認知的行動的介入は，この段階では，患者の生活機能を低下させるような症状を和らげる手段，または機能を改善する手段として，有益なも

のになり得る。

長期的治療

双極性障害に対する継続的な薬物療法・心理療法では，さらなるエピソードを予防することと，患者の機能レベルを最大限に高めることが目標となる。薬物療法単独では，長期的に十分な治療はできない。躁症状や自殺の予防として lithium はよい成果をあげているにもかかわらず（Tondo, Hennen, & Baldessarini, 2001），90％以上の患者がかつて診断された障害症状の再燃を経験している（Soloman, Keitner, Miller, Shea, & Keller, 1995）。

残遺症状は双極性障害患者にとってかなりの負担となる。診断閾値下うつ病は，双極 I 型障害のなかに 30 〜 50％ の確率で存在する（Huxley & Baldessarini, 2007）。こうした患者におけるうつ症状の負担は，相当な機能障害や苦痛の原因となり，薬物療法へのアドヒアランスを低下させる要因となる可能性がある。再発は残存する気分症状と有意に関連する（Perlis et al., 2006）。

双極性障害の CBT

CBT についての詳細な治療マニュアルはいくつかあり，これらは双極性障害患者に用いる方略に CBT 心理療法を加えたいと考える治療者の手引きとなる（Basco & Rush, 2005; Newman, Leahy, Beck, Reilly-Harrington, & Gyulai, 2001）。ここからの節では，双極性障害患者を対象とした CBT の特徴を際立たせる（他の CBT と区別する）特定の臨床的特徴をまとめ，実際に行う併用療法の例を記述する。

双極性障害になったばかりの患者に選択する臨床的介入は，患者の気分状態の激しさや重症度，気分状態のタイプ，患者の病歴によってさまざまである。非常に重症の躁病もしくは精神病の患者には，入院患者か外来患者かにかかわらず，薬物療法による管理で症状の激しさや重症度が減少するまで，短時間の支持的・現実志向型の介入が必要だろう。新しく双極性障害と診断された患者には，相当量のサポートと教育が必要である。これは，その患者の家族にも同様に必要である。現在の症状やエピソード自体の心理社会的結果（深刻な場合が多い）に対処することに加え，患者は慢性の精神障害と生きていくという現実に慣れていかなければならない。自己認識におけるこの変化は，多くの者に

とって実存的危機である。「健康」から「病気」への変化がさらなる負荷をかけ，双極性障害の診断，医師，精神科医，精神疾患，心理士，薬物療法についての患者の信念体系においてその変化が生じるのである。双極性障害は慢性で重症の，そして生活に大きな支障を引き起こす病である。自己認識にこの障害を統合させなければならないということは，通常の精神状態でも難しい。しかし患者は，集中力，注意力，記憶力が低下しているエピソード中にこの診断を理解し受け入れなければならないという，一層の負担を抱えていることが多い。その気分状態のために，エピソードそのものが患者の正しい情報処理能力を変えることもある。例えば，うつ病により，患者はこの診断と将来的な重大性について否定的な情報のみに注意を向けるようになることがある。

　そのためセラピストは，教育的要素を再度取り上げる可能性が高いと肝に命じておかなければならない。教育的要素は，患者が十分に治療に参加するためにとても重要なものである。患者は，この診断を拒否したり避けたりしたいというもっともな望みを持っているかもしれない。そして，病気により低下していた患者の認知状態が比較的軽度になれば，社会復帰しなければならない。認知機能の完全な回復には，特に患者が精神病性の特徴を含む躁病である場合，数カ月かかることがある。その情報が「浸透する」には時間がかかることを患者に教えなければならない。あなたは，患者の反応を観察することで，教育的な題材を調整することができる。またセラピストは，患者が直面する非難や差別に対して，積極的に患者を擁護しなければならない。患者やその家族は，支援コミュニティを提供可能な擁護団体とつながることができる。教育とともに治療早期に焦点を当てるのは，患者と家族に時系列に沿って詳しい症状をたどりなおしてもらうことである。エピソードの詳細なきっかけや捉えにくい前駆的兆候を見分けるのに役立つため，可能な限りの追加情報を得ることが重要である。患者は気分状態のために，その兆候や症状に気づかないことが多い。このような病歴は問題解決型アプローチを進めやすくし，患者に生じる特定の前駆症状に焦点を当て，将来のうつ病や躁病エピソードの進行を可能な限り避けやすくする。

　患者がすでにこの障害と診断されて治療に来ている場合，そしてより安定した気分状態の場合には，彼らにこの病気の理解を説明してもらうことが役立つ。このプロセスにより，あなたは彼らの知識不足を埋め，この障害について彼らが誤解していることを修正することができるだろう。次のステップは，気分エ

ピソード歴について，そしてこれらが詳細なライフイベントや薬物療法とどのように関連しているかについて，注意深くゆっくり時間をかけて精査することである。この精査は忍耐を要し，他のセラピストや治療施設からカルテをもらう必要が出てくることも多い。これは思い通りにならず，時間のかかる作業だが，労力をかける価値がある。患者の気分と症状の時系列に沿った記録を作成していく過程は，患者にとってもセラピストにとっても役に立つ。患者は，特定の出来事と行動の関係や気分エピソードの始まりを認識する。セラピストは，再発を引き起こす最も重要な前駆症状に焦点を絞り込むことができる。その次のステップは，こうした前駆症状が生じたときに，これまでとは別の患者がすべきことについて，積極的に問題解決することである。前もって助言することは，双極性障害における再発予防の非常に重要な要素である。キャロルは彼女のセラピストとこれを行うことができた。

キャロルとセラピストは，躁状態での入院につながった各出来事を再検討した。躁状態による彼女の最初の入院は，最低限しか睡眠をとらずに何日か過ごしたことがきっかけだった。キャロルはまた，通常は一晩9時間程度の睡眠をとるが，十分量の睡眠をとれなかったときに軽躁状態が生じたこともあった。ほとんどの場合，キャロルが夕方に行っていた活動で刺激を受け過ぎ，それから深夜過ぎまで寝ずに働くとき，睡眠障害が始まった。結局，キャロルが遅くまで仕事をした後にベッドに就くと，彼女は眠ることができなかった。この癖によりキャロルの日程は不安定になり，躁病エピソードの発症要因となった。キャロルの治療計画には，規則正しい就寝の日課のための問題解決と実行が組み込まれ，こうしたエピソードを避けた。そしてもし計画がうまくいかなかった場合は，就寝時に服薬するという「二重安全」の選択肢を用意するという課題が取り入れられた。

治療の目標とターゲット

双極性障害における CBT 治療の目的は以下の通りである。

・心理教育を行う。
・投薬計画と安定した気分状態を維持するための生活スタイル修正に対するアドヒアランスを高める。
・躁症状やうつ症状の微細な前駆的兆候や症状のためのセルフ・モニタリン

グと内省を患者に教える。

　その後の目標は，前駆症状が生じたときに可能な限り再発を予防する計画を患者がセラピストと立てることである。患者，家族，患者をサポートする他者が積極的に参加し，可能な限りセラピストや患者とチームとして取り組んでいくのである。症状がある場合，不測の事態に備え重要な他者の支援を計画に組み込むことが，多くの患者にとって有効である。

　双極性障害は若者に発症することが多いので，患者の精神的な強さを正確に把握するために，個々の事例概念化が非常に重要である。患者が精神的に強いと，疾患の最適な管理に不可欠な問題解決や積極的な対処方略をしやすいのである。また概念化では，詳細な発達的問題を特定しなければならない。こうした問題は，機能を向上するために修正されなければならない。例えば，10代半ばで発症している場合，一般的にはその時期に学習されるはずの対人コミュニケーションスキル（主張など）が不足している可能性がある。また家族は，病気の若者を双極性障害から解放させるための援助を要するかもしれない。彼らに重症で入院することの多い子どもがいたら，年齢相応な十分な自律性を患者に認めることは気が進まないかもしれない。以下の患者の例は，双極性障害と併せて生じ得る典型的な対人関係の問題と発達上の遅れを説明している。

　キャロルは10代初期に初めてうつ症状を発症し，高校時代の多くを症状に阻まれていた。彼女は家の外で過ごしたことがほとんどなく，友達はほとんどいなかった。最初の入院後，キャロルはやる気をなくしてしまい大学に復学できず，代わりにコンピューター・プログラミングと文書作成を学ぶため，地域の短期大学に進学した。卒業後，彼女は文書作成とデータ入力を行う弁護士事務所の仕事に就いた。キャロルはいつも職場で疎外感を抱えていた。例えば彼女は，同僚がとても親切であったとしても，会話中にくつろぐことはなかった。彼女の治療目標には，社交場面でもっと楽にすることを学ぶことが挙げられた。「彼女には，どのように仲間といればいいのか学ぶ機会がこれまでになかったから，このような状況でくつろげないのかもしれない」という考えについて，彼女のセラピストは彼女と話し合った。そのような考えは彼女にとって新発見であった。キャロルは，自分が新しいスキルを学んだか確認するために，ロールプレイや行動実験をさらに自ら行えるようになった。

双極性障害の併用療法に特有の論点

　双極性障害と診断されることに特有の問題で，CBT のアプローチと薬物療法の併用が特に役立つような問題がいくつかある。まず CBT 特有の技術が有用なのは，患者がこの診断の多様な側面について，歪んだ形ではなく，疾患に伴う非常に現実的な問題について深く考えるときである。さらに，患者が病気について抱く考えは，正確でなく，症状の維持や回復上の問題となる可能性がある。このような考えは，可能な限り評価し，より機能的で現実的なものにしなければならない。対人関係の問題，社会的な問題は，問題解決もしくはスキルトレーニングの形で，治療のなかで焦点を当てなければならない。自殺は，双極性障害の患者にとって現実的な脅威であり，自殺企図をする双極性障害患者の管理に特化した CBT アプローチを行わなければならない。躁病エピソードと急速交代型は，忍耐とスキルを要する臨床的問題に直面することが多い。最後に，薬物療法へのアドヒアランスは，双極性障害患者のケアにおいて相当困難な問題であることが多い。薬物療法と併用して用いるための特定の CBT アプローチは，アドヒアランスを改善するというエビデンスが十分にあり，入院の予防や，気分の不安定さの症状軽減につながっている。

正しいけれども有効でない双極性障害の診断に対する認知
　双極性障害という新しい診断を，自分の生活のなかに溶け込ませるという日々の現実は，計り知れないほど困難な問題である。そして多くの場合，深刻で慢性的な病気であることに対処していかなければならない患者は若者なのだ。そしてこの病気では，将来的な人生の目標や日常の行動を特別に修正したり制限したりすることが必要となることが多い。一般的な大学生の生活で，規則正しく睡眠をとらなければならないことがどれほどの問題か想像してほしい。そうした大学生が，この病気の発症に取り組まなければならないのである。仕事への野心は再考しなければならず，ときには捨てなければならない場合もある。何をいつ他の人に話すべきかというジレンマは現実的であり，失うものがある可能性もある。そうしたジレンマは，対人関係や自分の魅力についての自信がピークでない年代で多い。患者は「私がこんな病気になるなんて不公平だ！」といった考えを自分のなかに見つけることが多い。そしてそうした考えはもっ

ともである。良い治療はこのような思考や感情のための居場所を作るだろう。その次の治療的な課題は，患者が自分の期待を現実的なものに修正し，彼の手に届く新しい目標をみつけ，それに向かって取り組んでいくように助けることである。

　その他に患者が悲しむ「喪失」は，多くの場合，躁状態の「喪失」，もしくは少なくともコントロールが失われる前に生じている躁状態の一部の「喪失」である。患者がこのような喪失を悲しむことに対処するのを助ける方法の1つは，この精神状態のなかで不快な部分を見つけることである。他の重要なテクニックは，患者が感じている悲しみや現実的に失ったものは何かということの正当性を確認し（例えば，患者が価値を置いていた躁状態の側面，すなわちエネルギーの増加，誇大化した自己概念など），一方で同時に，この精神状態が招く現実的な代償を認識することである。重要な点は，躁状態の良い点悪い点をまとめるセラピストが，はっきりと具体的に計画してこの代償を列挙することである。なぜなら，患者は自分の高揚した気分状態の，より鮮明で明るい記憶を持っているかもしれないからである。このよい例が，キャロルがセラピストと睡眠習慣の管理について行った会話である。

キャロル：私は自分を0時までに眠らせることなどできそうにありません。過去にできた良い仕事の多くは，「夜遅くまで働いた」ときのものでした。そして，自分に仕事を始めさせるだけでもそのくらい長く時間がかかるのです。

セラピスト：それがあなたの長年行ってきた習慣であることは私も知っています。睡眠時間が短い結果どのようになると考えたかを思い出しましょう。

キャロル：わかっています，わかっています。でも私が自分にそんなに厳しくする必要があるというのは合理的でないように思うのです。それに，最後に入院してから，私は失った時間を埋め合わせる必要があります。

セラピスト：正しく覚えられていますね。確かにあなたは夜遅くまで起きて仕事をすることが何度もありました。でもその後に何が起こりましたか？

キャロル：はい，私は自分を制御できなくなりました。私が頂点にいるときには全力で仕事をしていて，その感覚はとても気持ちがよいのです。私

はその段階で自分の状態を保ち，度を超えないようにできないかと願い続けています。
セラピスト：そう考えるのはよくわかります。しかし，それがどのくらい現実的なものか，あなたはわかっていますか？
キャロル：最後の3回は最悪でした。私は自分をコントロールできていたと思っていたのに。私がもっと若かったときとは違うようです。
セラピスト：だからこそ，私たちには，入院中の時間を埋め合わせる必要があるという考えを，あなたが変える新しい方法を見つける必要があるのです。それでは，最善の方法は夜遅くまで起きているということでいいですか？

　その他の患者の持つ現実的で否定的な思考は，薬物療法のため実際に生じる副作用に，患者が対処しなければならないことが原因となる。副作用は，少なくとも不快ではあり，最悪の場合深刻な健康へのリスク要因となる。双極性障害に近年一般的に用いられる薬物療法は，他の慢性的な健康問題を引き起こす可能性がある（例えば，体重増加，脂質異常症，第二世代非定型抗精神病薬による糖尿病）。複数の治療者による連携治療を最も効果的に実施するには，治療者それぞれが，患者の特定の副作用への反応を徹底的にアセスメントし，そして，患者に受け入れられるような薬物療法への解決方法を見つけるために可能な限り努力する必要がある。ここで得られる完璧な結果は，良い結果の敵である。患者が薬物療法を受け入れるためには，妥協を受け入れなければならないときがあるのだ。薬物療法を提供する者が陥る罠は，患者に，薬物療法の副作用がさらにひどかった時代があり，患者は新しい薬を手に入るようになって感謝すべきだと話すことである。この議論の方向性は有益ではなく，アドヒアランスを悪くさせる。将来，より副作用の少ない，他のよりよい薬物療法を受けられる可能性がどのくらい高いかを伝えること，エビデンスとして双極性障害の薬物療法管理の歴史を楽観的に提示することは，かなり有用になり得るだろう。

双極性障害であることに対する歪んだ認知

　もちろん，双極性障害の診断を受けて生きていくことについて，患者の思考がすべて正しいわけではない。私たちはそれぞれ，どのような病気についても

各個特有の観念を持っている。その観念は，治療を進める上で「障害物」となる可能性がある。双極性障害に関する歪んだ思考の典型的なものは，精神障害そのものに関する思考である。すなわち，多くの患者は精神障害について，内在化した文化的先入観を持っており，それは自尊心をさらに傷つけるような誤ったものなのだ。このような信念は，治療を受け入れる上でさらなる困難を招く可能性がある。患者のなかには（もしくは患者の家族に），精神障害の存在を完全に否定する人がいる。こうした患者は，診断は「言い訳」であり，彼らはただ「もっと頑張る」ことが必要なだけだと話すことが多い。

　双極性障害は「生物学的な」障害として非常に広く知られているため，患者が，健康を維持するために必要なことは服薬だけだと考え，生活習慣を変えるという作業への参加が難しいことがある。そのような患者は「これに関して自分ができることは何もない。これは私の化学反応なんだ」といった思考を持っている可能性がある。患者がこのような考えをもち，うつ症状を呈し始めているときは，このような考えを明らかにしたり，取り組んだりしなければ，彼らが行動活性化の作業に取り組むのはかなり困難である。患者の管理を妨害する可能性のある考えには，他に，向精神薬による薬物療法に関するものが挙げられる。これはアドヒアランスを妨害する可能性がある。多くの場合，そのような考えは，双極性障害と創造性もしくは生産性との関連について，患者が考えていることのなかに根拠がある。例えば，「lithium を飲んでいる間，私はものを書くことができない，薬が私の脳を鈍くさせている」と考えていることがある。そのような患者と治療を進めていく治療者は，気分を安定させるために処方される薬剤が認知的な副作用を持つことは事実だが，生産性という点では，躁症状やうつ症状の結果はずっと悲惨であると，微妙な説明をしなければならない。

　Jamison ら（Jamison, Gerner, & Goodwin, 1979）は，lithium の気分安定作用が発見された後すぐに，患者を対象に，服薬を中断する理由について調査した。彼らの調査には，驚くべき結果が含まれていた。患者が服薬を中断する最も主要な理由は，薬剤によって彼らの気分が制御されるということへの不快感だったのだ。これは，明らかにし，話し合うことが有用な考えである。また一方，重症で恐ろしい感情症状を持っている患者は，気分状態におけるあらゆる変化に過敏で，恐怖を示す可能性がある。そのため自分の生活を非常に制限し，それが抑うつ症状の一因となることがある。私たちがこの章で見てきた患者のキャロルは，そのような患者のよい例である。

キャロルは，うつの再燃のため治療を開始した。彼女のセラピストが，日々どのように過ごしているか彼女に尋ねると，キャロルは，仕事へ行き，アパートに戻り，毎日同じ生活を送っていると答えた。彼女は夕食を作り，アパートを掃除し，雑誌を読み，シャワーを浴び，服薬後に就寝する。週末になると，日曜日はいとこ教会へ行った。彼女はいくつか雑用をしたが，映画を見に行ったり，音楽を聴きに行ったりすることは決してなかった。以前であれば，こうした活動は彼女にとってとても重要だった。彼女のセラピストが，こうした楽しい活動を止めてしまった理由を尋ねると，キャロルは，こうした活動によって，彼女が「何かに興味を持ちすぎる」ようになり，彼女の気分状態が高くなりすぎる一因になるのではないかと恐れていると答えた。セラピストは，キャロルと，彼女の気分に何が起こるか確認するために，1日のうちで早めに取り組める「1回分の」楽しい活動について，行動実験の計画を立てた。彼らはだんだんと複数の地味な楽しい活動を毎日に組み込んでいき，キャロルの気分は改善した。

対人場面・社交場面における問題

先述の通り，発達的な遅れや気分症状を管理するという骨の折れる課題に加え，双極性障害患者は特有の対人関係の困難，社会的な困難に直面する。まず，急性の躁症状もしくはうつ症状は，対人関係上，また社会生活上高い代償を求められる。患者は，うつ症状もしくは躁症状による重大な損害を修復しようとして，多くの時間と労力を使うことが多い。仕事を失い，学力の向上が妨げられ，人間関係が終わり，法的経済的な結果が積み重なり，健康とウェルビーイングが害される。家族や友人が支援に疲れ果て，患者を見捨てる可能性もある。重症の精神障害者の社会的資源はほとんどない。こうした損失は，今とは違う人生設計に希望や大志を持っていた患者にとって，特に苦痛である。その人生は，例え手に入れられたとしても，もう今では簡単ではない。治療は，人生を修復しようとし，有意義な仕事や強固な人間関係を作るための計画を進めるために，力を使おうとする患者の努力を支援するものでなければならない。

一般的に気分症状の引き金になるのは，人間関係上の衝突である。家族関係は，特に家族が感情表出や批判の多い場合，患者の進歩を妨げるストレス源となることがある。症状のことで患者を非難したり，薬物療法のアドヒアランスに関して，押しつけがましく批判をしたりする家族や重要な他者は特に問題と

なる。治療には，患者の対人的支援に関する詳細なアセスメントと，可能な限り，家族や重要な他者への教育を取り入れなければならない。キャロルが人間関係に苦しんだとき，これが彼女の前進に弊害をもたらした。

　キャロルは，20代のときに1人の男性と重要な関係にあった。彼女は，入院後に続くアフターケアプログラムで彼と会った。彼はコカイン依存とうつ病の経歴があった。彼と交際していた8カ月の間，彼はキャロルを口汚く罵ることがたびたびあり，彼女が払えるときはいつでも金銭を要求した。キャロルが抵抗すると，彼は，彼女は狂っている，彼女のように病気の人と関係を持とうと思う人なんていないと彼女に話した。キャロルの両親もしきりに彼女を批判し，服薬するのなら，それは彼女が弱いということだと話した。キャロルと恋人が喧嘩になるといつも，彼は彼女に服薬をしているかたずね，彼女が彼に抵抗しようとすると，彼は彼女の「頭がおかしい」と言った。キャロルは彼と交際している8カ月の間に3回入院した。すべて彼と大きな喧嘩をして，服薬を中断した後だった。キャロルは，自分には病気があるから，彼との関係が，彼女の今後持てる唯一の恋愛関係と信じていた。

　最終的に，双極性障害患者は，人生の伴侶を見つけることや子どもをもつかどうか決断するという，特に困難な問題に直面する。双極性障害の女性は，子どもを産むことを選択すると多様な問題に直面する。こうした問題には，障害が子孫に遺伝する可能性があるのではないかという疑問（双極性障害の男性の不安でもある），気分安定化のために用いる薬剤の多くの催奇形性による普通に妊娠することの難しさ，気分変動を引き起こす可能性，妊娠のため薬物療法を中断する際に障害の型がより悪質な急速交代型に変化する可能性，妊娠中や出産後のエストロゲンやプロゲステロンの作用により生じる可能性のある気分変動の増加，産後精神病になる高い危険性，そして病気でありながら，普通の親になれるのかという点について大きな自己不信がある。さらに，乳児という新しいライフストレスを管理することは，特に睡眠の問題が躁病を誘発しやすいため，この病気を抱える女性にとって非常に難しい課題になる。母乳に薬剤が集中するため，母乳を与えることはさらなる問題となる。出産は，双極性障害患者と患者を介護する者を苦しめる状況の最たる例である。出産に対する患者の思考や反応の一部に，現実的で実存的な問題があると同時に，特異的で個人的な意味合いがあるのだ。本来，出産は，人生において明るく期待して待つことなのである。重要なことは，妊娠を希望する双極性障害患者の医療提供者

として，あなた自身の考えを検討することである。支援者や他の人は，子どもを望む慢性の精神障害患者について，否定的な判断を下す。そのような判断は，妊娠により悪影響のある慢性疾患（例えば，多発性硬化症や糖尿病）を抱える患者が妊娠を希望したときにはしないだろう（Burt, Bernstein, Rosestein, & Altshler, 2010）。

双極性障害における自殺

　双極性障害は，全ての精神障害のなかで最も自殺率の高い障害の1つである。この障害の患者のうち15〜20％が自殺により死亡し，双極性障害患者は他の精神障害患者と比較して，自殺企図をするときの死亡率が高い（Baldessarini et al., 2006）。自殺率増加の理由の1つは，双極性障害患者の場合，うつ病相で過ごす期間が大幅に長いことが考えられる。抗うつ薬は，単極性のうつ病患者と比較すると，有意に高い頻度で双極性障害患者に作用しない。それゆえ，薬物療法により緩和できない低調の気分の負担がずっと大きい。CBTと薬物療法の併用は，薬物療法の効果が小さい場合，うつ症状による歪んだ思考を扱おうと取り組む際に強力な力となる。双極性障害患者とともに治療を進める治療者は，積極的かつ直接思考を検証することを教えなければならない。そうすることで，彼らがそうしたスキルを十分に習得し，気分症状が現れたときに使えるようになる。自殺に関する薬物療法の強みは，気分を安定させるためにlithiumを服薬している患者は，他の気分調整薬と比べると自殺率が低いということである。そのような患者が，lithiumを中断する際には，特に突然中断するときには，自殺の危険性が急に上昇する（Tondo, Hennen, & Baldessarini, 2001）。

　自殺の危険性を高める2番目の要因は，双極性障害患者は，気分症状ゆえに大きな心理社会的結果を招き，生活を何度も繰り返し立て直さなければならないことが多いことである。多くの場合，社会的支援は遠ざかるようになり，資源はほとんどない状態になる。患者は，気分状態と，気分状態による対人関係上の結果の，両方の負担が増えることに直面する。双極性障害患者には，こうした自殺による死亡の危険因子があるため，患者の治療や支援にかかわる者全員が，危険性を強く自覚し続けることが非常に重要である。治療者は直接かつ具体的に，患者の自殺願望について，具体的な手段への接近について（最も重要なのは凶器への接近について），尋ねなければならない。そして，自殺念慮

があるときには，生きる理由と死ぬ理由を，患者と一緒に積極的に列挙しなければならない。セラピストは，自殺の「否定的な側面」を見るときや，患者が自身の強さや自身が得られる支援をよく理解するようになることで，このような考えに抵抗するよう助けるときには，積極的かつ協力的でなければならない。自殺の危険性のある双極性障害患者において，育てなければならない重要な力は，彼らが衝動的な行動を遅らせられるようにすることである。とりわけ，自殺念慮があるときに行動を遅らせることである。双極性障害患者は，有意義な仕事，人生の目標，人間関係に向き合っていかなければならない。彼らとともに治療を進める治療者は，彼らが強固な人間関係を築いていくのを手助けするために，先回りをしなければならない。双極性障害患者は，問題解決能力，特に対人関係の問題を解決する能力に関して，重要なスキルが不足している可能性がある。自殺行動をとる患者には，機能障害としてこのようなスキルの不足が確認されることが多い（McAuliffe et al., 2006）。治療は積極的かつ直接，対人葛藤の解決方法に取り組み，患者が解決策を案出し評価する方法を学ぶのを助けなければならない。

　自殺に関する3つ目の問題は，併存する物質乱用や物質依存である。これらの問題を抱える患者は，自殺企図の頻度がさらに高く（Levin & Hennessey, 2004），双極Ⅰ型障害の患者は特に高い（Sublette et al., 2009）。双極性障害患者とともに治療を進める治療者は，注意深くアセスメントし，特に物質使用へ焦点を当てることで，アドヒアランスを高め，気分症状を減らし，自殺企図を減らすことができる。物質に関する自己報告やそれに付随する情報は定期的に確認し，問題がある場合には取り組まなければならない。物質使用を減らす意志を強くするための動機づけ面接，危機の削減方略，重複診断のグループ療法，12段階のプログラムは，このような状態のどちらにも影響を与える認知行動的方略を補完することができる。

躁病エピソードの管理

　躁病エピソードは，精神障害において，もっとも劇的かつ危険な症状の一部である。患者が症状を事前に認識できれば，行動的方略と補助的な薬物療法は，躁状態を未然に防ぐか，もしくは弱めることに有効である。正常な気分の期間中に，どのように躁病の前駆症状を認識し，それに反応すべきかを患者に教えるのに，十分な時間と注意が払われなければならない。早期の治療目標は，躁

症状を制御する重要性に患者が納得することである。躁状態になることについて損益分析を用いることや，躁病の前駆期，初期，完全なエピソード時に起こっていることについて患者が思考の記録をつけることは，治療実施上とても重要な手段である。

　責任共有治療では，躁症状が始まるときには，薬の処方をする治療者へ声をかける。なぜなら，薬物療法の利用は，躁病前駆期の睡眠時間を長くするのに非常に有益であり，より重症の場合には，過活動と精神病性の思考を軽減することができる。躁症状の出現している患者は，より頻繁に会って話さなければならない。これは，共同で支援を行うまた別の利点である。最重要事項は，物質の誤用がないか観察すること，行動上また対人関係上の刺激やストレスを軽減できるよう手助けすること，一定の睡眠・覚醒の周期を再度確立することである。患者の社会的支援は入手可能にしておき，衝動的で無謀な行動，特に金銭，運転，性的活動といった行動を防ぐために「全面的な努力」が行われなければならない。認知行動療法マニュアル（Newman et al., 2001）には，たくさんのすばらしい方略が含まれている。これらの方略は，患者が安定しているときに，彼らと話し合い合意に至るためのもので，躁状態が生じたときに患者が用いることのできる方略である。例えば，「2人のフィードバックルール」（患者は2人の信頼できる友人に，行動する前に，自分の見通しや決断が常識的であるか確認をしてもらわないといけない）や「48時間ルール」（患者は48時間待たなければならない（丸2日間）。そして，あらゆる決断をする前に2晩はぐっすり眠らなければならない）といったものである。これらの取り決めは，彼らが躁状態に変化する前の段階で，躁病エピソードの心理社会的な損害を食い止める，もしくは少なくとも軽減するために非常に有用である。

　付加的な情報，特に攻撃行動の経験や武器の入手可能性に関する情報は，患者が軽躁状態，躁状態のときにはいつでも最重要になる。双極性障害患者とともに治療を行うときに用いる，とても重要な介入は，患者とあなた自身とで，治療と薬物療法の範囲には，すべての躁症状を止めるには限界があることを確実に明らかにすることである。患者は，再発を避けるために懸命に努力した後でそれが不成功に終わると，非常に恥ずかしい思いをして，彼らもしくは彼らの治療が失敗したと考えることがある。恥ずかしい思いはさらに抑うつ気分を煽り，将来的な再発予防への努力をやめてしまうことになる。躓くときはいつでも，患者の病気についてより詳しく学び，計画を練り直す機会である。

急速交代型双極性障害を治療する特定の方略

　双極性障害患者でより困難な形態の障害，すなわち急速交代型の双極性障害を抱えている患者と働くときには，スキルと忍耐を使わなければならない。双極性障害のこの形態は，12 カ月の間に気分の問題のエピソードが 4 回以上あることと定義されている。Reilly-Harrington と Knauz（2005）は，こうした患者に特化した治療プロトコルを作成した。すなわち，抗うつ薬が特に効かないと知られている患者，気分状態のために人生に大きな障害を抱えている患者に特化したプロトコルである。このプロトコルがセラピストと患者に求めているのは，毎日の気分のグラフ化には特に熱心に取り組むこと，問題解決は前もって注意深く行うことである。そうすることで，エピソードによる問題をより穏やかで管理しやすいものにできる。患者の気分に生じるどんな些細な変化であっても，特に躁症状や軽躁症状が始まるときには，積極的に焦点を当てなければならない。患者がこのような双極性障害の形態をもつ場合，精神科医でないセラピストが，薬物療法について十分に知っていなければならない。知識が十分であれば，どの薬が患者に役立つのか気づき，それを薬物療法の提供者に伝える迅速で信頼できる手段を持つことができる。

　急速交代型双極性障害では，患者ケアチームのすべてのメンバーが，目的として規則正しい睡眠に積極的に焦点を当てなければならない。どのような形であっても，睡眠時間が減ることは，薬理学的にも行動的にも治療されなければならない。さらに，認知行動的方略を加えることは，この疾患の急速交代型の患者が抑うつ症状を発症した際に，彼らを助けるためになおさら重要である。このような患者を対象としたうつ症状のための薬物療法は，有用性が限られる。いくつかのデータは，ある種の抗うつ薬（特に，三環系抗うつ薬やSNRI/SSRI 抗うつ薬）は気分変動の頻度を促進すると指摘しているが，この点はまだ明確に断定されていない（Licht, Gijsman, Nolen, & Angst, 2008）。また，抗うつ薬は急速交代型患者の抑うつ症状を緩和するという点で，信頼できる手段ではない。そのため，抑うつ症状が始まった場合，使用するあらゆる行動的方略は，患者が良い行動や目的のある行動を維持し続けられるために，強力な作用を持つ。認知的方略は，患者が否定的な認知を再評価するのに役立ち，患者を失望させる不都合なライフイベントによって引き起こされうる否定的なバイアスの影響を少なくすることができる。

双極性障害における薬物療法アドヒアランス

　双極性障害の治療についての章が，治療アドヒアランスの議論なしで完成することはない。CBTと薬物療法の併用は，双極性障害のアドヒアランスに関して特に有効に作用する。双極性障害におけるノンアドヒアランスの推定では，この問題を抱える3人中1人が，少なくとも処方された薬剤の30％は服薬していない（Scott & Pope, 2002）。再発の危険，患者がもっと悪性の型の疾患に変化する可能性，自殺の可能性，異なる症状の結果生じるかもしれない心理社会的損害，対人関係における損害のために，薬物療法のアドヒアランスは，最も優先順位の高い事項である。

　アドヒアランスに影響を与える患者の考えと，これらの考えに対抗するための方略については，第4章で議論された。アドヒアランスを高めるための認知行動的方略の兵器庫にある武器はすべて，双極性障害のノンアドヒアランスの事例を管理する治療者は用いることができなければならない。服薬の必要性に関する，いかなる慢性疾患においても基本的な問題は，体調の良いときに，毎日服薬することを強化する明白な資源がほとんどないということである。さらに私たちが双極性障害のために処方する薬剤の多くは，有害な副作用がある。治療者は一貫して繰り返し，患者に薬物療法の合理性を教える必要がある。患者が責任共有治療を受けているときには，患者のケアにかかわる全員が，最も重要なこととして薬剤の副作用へ支援を行わなければならない。このモデルでは，薬剤の提供者と精神科医でないセラピストの双方が，各々のセッションでアドヒアランスを議題にすべきである。薬物療法についてのホームワークは，治療と薬物療法管理のセッションの一部であるべきである。双極性障害に伴う非常に重大な注意と記憶の問題のため，彼らは常に服薬する必要があり，服薬により良くなることが予測できることを言葉によってもまた書いたものによっても思い出させられる必要がある。家族や重要な他者は，患者が確実に薬剤を規則正しく服薬するように努力し，アドヒアランスが最重要であることを意識しなければならない。患者を支援する全員が，落ち着いた日常的な環境のなかで，複雑な投薬計画を頻繁に管理することがどれだけ困難か覚えておかなければならない。目標は，可能な限りノンアドヒアランスを減らし，薬物療法に関するこぜりあいを避け，熱心で組織的な介入と副作用を管理するための問題解決を続けることである。

　明らかなことだが，良い治療同盟はアドヒアランスを高め，促進する。1人

の治療者が患者と関与するか，患者が2人のケアの元にいるかにかかわらず，関係性の質に細心の注意を払うことが患者管理には重要である。セラピストと処方者が，アドヒアランスを高めるために共通の言語とモデルを共有すればするほど，患者にとって理解と重要な方略の強化は高まる。患者が人間として求めていることがチームによって認められ，概念化されているとき，アドヒアランスは得やすい。

　双極性障害患者を治療する上で，私たちは多くの困難に直面する。共同治療もしくは1人の治療者によるエビデンスに基づいた心理療法と薬物療法の併用は，患者の予後を改善し，心理社会的機能を向上することができる。

第7章
不安障害の併用療法

概　要

　不安障害は，最も罹患率の高く，支障の大きい精神障害の1つである。残念なことだが，不安障害患者に薦める上で，単独の治療法か併用療法のどちらが最善の治療法か決めることは簡単ではない。単独の治療法と併用療法を比較した研究は少なく，そして異なるタイプの薬物療法をさまざまな形式で実施されるCBTと組み合わせて比較していることが多い。さらに，併存疾患のある不安障害患者は臨床場面においてよく見られるが，そういった患者にどのようにアプローチすべきかについてのエビデンスはほとんどない。この章では，特定の不安障害における薬物療法とCBTを併用した研究をレビューするとともに，2つの治療法を統合するためのアプローチについて記述する。不安障害スペクトラムにおける診断数の多いこと，そして併用療法についての詳細な情報が少ないことから，この章は，不安のための治療において，他職種で連携したケアを促進する一般的な原則から始める。それからパニック障害，社交不安障害，強迫性障害，外傷後ストレス障害について，薬物療法とCBTの実施に関するエビデンスをレビューする。これらの4疾患が，不安障害の併用療法に関して入手できるデータのほとんどを占めている。

不安障害における責任共有治療を促進する原則

　不安障害患者へ最適な治療をしていく上で，CBTと薬物療法を用いて複数の治療者が連携するには，治療者達がいくつかの重要な理論的原則について同意している必要がある。こうした原則について意見が一致していない場合，治療がうまくいったとしても患者は混乱するだろうし，最悪の場合，治療努力は失敗に終わるだろう。

不安を消すことはできない

　不安に苦しむ患者は，彼らの生活から不安を消し去ることを期待する。彼らは，不安の身体感覚や精神的痛みを二度と経験しないことを望む。彼らは，不安を伴うあらゆる刺激を避ける方法をすぐに習得する。安心が彼らの目標なのである。そのような患者とともに治療を進める治療者は，不安はよいものであるということをはっきりと伝える必要がある。不安は，防衛のため，遺伝子学的に前もってプログラムされた，生存を促す感情なのである。不安を抱える患者のほとんどはこの事実について考えず，彼らの持っている症状を完全に病的で危険なものと考える。CBT の中心となる原則は，不安は正常であり，私たちを保護してくれるものであるということである。成功する不安障害治療は，患者教育，対処方略，エクスポージャー，認知変容を用いて行われる。そのため，患者は，症状の対処をし，非機能的な認知を再構成するために，不安の根底にある生理的なメカニズムを理解する必要がある。不安について破局的な信念を持っているときに生じる「悪循環」について，患者は説明を受ける必要がある。さらに，患者は不安症状というものが通常は強くなった後に弱くなること，症状が繰り返されるたびに，練習とエクスポージャーのための機会であると学ばなければならない。この事実を学んでいると，不安症状が再発した際，患者は治療が「失敗した」と考えないでいられる。

　責任共有治療では，不安を深い精神内部の葛藤の現れと理解するセラピストが CBT を用いながら薬物療法を行う者と治療を行うのか，薬物療法が必ず全ての不安症状を消すと信じている薬物療法の提供者がエクスポージャーを行おうとしているセラピストと治療を行うのか，といった違いによって問題への統合的アプローチに影響する。

　十分に統合的な治療ができないとどのように不安の治療に影響を与えるかを示すわかりやすい例が，社交不安障害と大うつ病を持ったロバートの例である。
　ロバートは，ひとり暮らしの 32 歳の男性である。彼の人生は，彼の症状により大幅に制限されている。彼は非常に頭脳明晰であるにもかかわらず，大学を卒業せず，社会的な接触がほとんどなく，ファーストフード飲食店の皿洗いとして働くことがやっとである。ロバートは，彼のプライマリーケア医によって治療に紹介された。彼は，年 1 回の健康診断で主治医と彼の落ち込みの深さについて話した後，sertraline と clonazepam の処方を受けていた。ロバートは clonazepam を仕事に行く前に服薬しているだけであった。彼はその日その

瞬間のために「薬を蓄えている」。なぜなら，彼はアパートを離れる恐怖や同僚に直面することの不安，彼らから非難を受ける恐怖がいくらか和らぐのを感じたのは，初めてだったからである。彼は新しく clonazepam を処方してもらうために主治医に戻る必要があるということで頭がいっぱいであり，彼の専門医が clonazepam を継続しようとしないかもしれないと心配していた。

　ロバートの治療歴は，統合的なアプローチの良さを知らずに不安の薬物療法を受けてきた患者を担当するときに生じる問題のよい例である。この時点で彼にとって大切なのは，症状を部分的に和らげる薬をもっと手に入れることであり，自分の問題の本質を理解していない。また，さまざまな状況で不安を体験し耐えることが有効な治療法であるという事実をロバートは誤解している可能性がある。なぜなら，彼は安心を間違った方法で手に入れ，彼の不安は「消え去る」と信じているからである。

患者は可能な限り回避行動を止めなければならない
　不安を抱える患者のケアにかかわる者はみな，患者がエクスポージャーに基づいた治療に参加するように励まさなければならない。エクスポージャーは，最も有効な心理学的治療法の1つであり，周知されている治療法である。残念なことに，エクスポージャーは多くの治療者と患者によって十分に活用されておらず，適用方法が一貫していない。不安障害患者への併用療法では，不安を誘発する内的外的資源にだんだんと，高い頻度で直面していく患者の努力を共同で支援することが，成功に不可欠である。多くの人は，エクスポージャーの基本的な原則を直観的に理解している。すなわち，だんだんと直面する刺激の難易度が上がること，不安が下がるまで刺激に接触し続けることである。もし，あなたが不安を抱える典型的な患者に，どのように人が単一恐怖（例えば犬恐怖）の人を助けるか尋ねたら，ほとんどの人が短いエクスポージャーのエクササイズを説明するだろう。意図的にマインドフルに恐怖の対象となる状況に直面するという原則は，すべての治療者から患者へ，繰り返しはっきりと伝えられなければならない。患者は，目標として不安を体験し続けるべきである。エクスポージャーに参加している患者には，共感的な支援と彼らの努力への賞賛が必要である。連携した治療で最もうまくいくのは，パートナーそれぞれがエクスポージャー実施の本質と程度についてたずね，患者の努力を賞賛するときである。

エクスポージャーは一見単純に見えるが，それには創造力，計画，そして忍耐が必要である。実施に際して患者の予想を確認することで認知再構成を進められるが，それはプロセスの一部としておざなりにされることが多い。エクスポージャーを実施するには症状を作り出さなければならない。実施内容は，患者が慣れるにつれて感情が弱くなっているとわかるように，十分に不安を喚起するものでなければならない。その内容はまた，患者がそのような不快さに耐えることができ，扱うことのできる程度として十分に望ましい目標である必要もある。例えば，信仰心の厚い広場恐怖患者の場合，最初のターゲットは，日曜日の午後に10分間誰も人がいない教会に行くことになるかもしれない。

恐怖学習の神経回路は扁桃体にあり，エクスポージャーは海馬の神経経路を変えると想定されているため，恐怖学習はエクスポージャーによって「消滅する」のではない。患者は恐怖について新しい学習をするのである。それゆえ，この新しい学習は高い頻度でさまざまな文脈で行われなければならない。エクスポージャーは，学習を固着し，恐怖刺激が「安全である」というワーキングメモリを自動化するために繰り返されなければならない。この原則は，課題となるエクスポージャーの内容として，患者が何度も繰り返して行うことのできるものが最適であるということを意味する。例えば，飛行機恐怖の人で，特定の場面では恐怖を克服したが，その後数年間飛行機に乗っていない場合，彼女は次に飛行機に乗ることを予期して再度深刻な不安を感じるかもしれない。もしそのような恐怖を抱える人が治療後にも仕事で週1回飛行機に乗らなければならなかったとしたら，症状の再発はずっと少なくなるだろう。患者は，再発予防には継続的な練習が伴うことを知っておく必要がある。

不安障害患者は不安に関連する刺激について考えるだけで症状を引き起こしうる

不安障害について，治療者が共有すべきもう1つの重要な概念は，患者の症状のきっかけが般化するということである。患者は慢性的に不安になり，将来不安が起こることを心配するようになる。彼らは不安喚起刺激のことを考えるだけで生じる症状に苦しむことが多い。患者は，その不安につながる「ように思われる」状況について恐怖を感じるようになるのである。不安症状の治療が失敗に終わった経験があり，症状の持続している患者には，治療に対する否定的な予想について話し合うことが役に立つ可能性がある。そのような患者は，

これまでの体験から「何もうまくいかない」と考えるようになっていることが多い。慢性的に不安な患者は，多くの場合，治療に打ちのめされるのではないかと心配している。彼らは「神経をやられること」や「精神病になること」を恐れている。こうした考えに対抗するには，忍耐強く，繰り返し教育することが必要である。あなたは，すべての不安障害患者が経験した不快な症状を共感的に受け入れなければならない。回避のために参加やアドヒアランスが不十分になっていないか，よく聞いて確かめなければならない。ホームワークは，扱うことのできる量にしなければならない。ホームワークは患者に合わせて設定することが理想である。患者にある事柄の予測について現実性の程度を尋ねるような方法を採用する場合，そのような考えは抽象的になりやすく効果は低くなる。

　不安刺激について考えることを回避するよい例として，重症パニック発作を持つマリーの例がある。

　マリーは30歳の女性で，広場恐怖を伴うパニック障害である。彼女のパニック障害は，ほとんどの場合，めまいの恐怖や感覚によって引き起こされた。マリーは，これらのエピソードを考えたり話したりして，「それがめまいを引き起こす」ことを恐れていたため，そうしたことを避けている。また，彼女はめまいが生じたことのあるすべての活動を避けている（例えば，彼女は決してエレベーターに乗らない，そして可能な限り1人になることを避けている）。マリーは，彼女の症状について話したり考えたりするとそうした症状を強め，悪化させ，自分が「狂ってしまう」だろうと考えている。マリーはめまいがしたときにつかまれるものや座れる場所を探すことで頭がいっぱいになっている。彼女は頭を急に動かすことや急に姿勢を変えることを避けている。

不安障害患者において，他の精神障害の併発は例外ではなく一般的にみられることである

　不安障害患者は多様なタイプの不安になる危険性がある。例えば，パニック障害患者は広場恐怖の危険性が高まる。また，不安障害患者はうつ病にかかる危険性が高く，パニック障害患者のうつ病の生涯罹患率は50〜60％である（Kessler et al., 1998）。不安とうつが併発している患者は，どちらか一方の疾患の患者と比較して自殺企図と完遂の危険性が高くなる（Weissman, Klerman, Markowitz, & Ovelette, 1989）。物質乱用と物質依存の頻度も高い。

もしかするとそれは，患者が症状を和らげるために用いているのかもしれないし，両方の疾患の遺伝学的素因によるものかもしれない。併存疾患があると治療はより複雑になる。多くの場合，不安障害の臨床所見は多様である。すなわち，患者には複数の診断分類を重複した症状があり，2つ以上の疾患が同時にあると思われることがある。適切なアプローチは，不安を疾患横断的に考えることである。言い換えると，不安は危険と誤って認識している対象に関する思考と認識の過程であり，それは人によってさまざまであるということである。うつ病や物質乱用のような精神障害が併存している場合，まずどのように治療を進めるか決めるために，どの障害が最も強い苦痛の原因となっているのか，一方の障害が他方の障害の治療を妨げるかどうかについて注意深く検討する必要がある。治療における優先順位を設定するための苦労は，バーバラの例で説明することができる。

　バーバラは23歳の女性で重症な強迫性障害と大うつ病を患っている。彼女は，汚染の恐怖が非常に強いため，ごく短時間医師を訪問する以外にはいかなる理由であっても家を離れることができないでいる。彼女は，十分に身体を洗えないと「何か恐ろしいことが起こる」だろうということを恐れている。バーバラは，3～4時間シャワーを浴びている。そのため彼女は他の仕事をするエネルギーがない。彼女は不安とうつの症状により，だんだんと支障が大きくなったため，基本的な自己管理をおざなりにするようになっている。例えば，彼女はスーパーに行くことができなくなっているし，休職している。そして彼女のプライマリーケア医からの紹介後は，彼女は医師の診察室にのみ行くことができた。それは彼女の両親が彼女を連れてくるからである。バーバラはどちらのⅠ軸疾患の基準も満たす。彼女の強迫観念と強迫行為は非常に侵入的であったので，うつ症状のための行動活性化を導入するように努力したとしても有効ではなさそうである。彼女のうつ症状は非常に重症だったので，エクスポージャーや反応妨害を用いるために必要な活動をやり遂げることはできそうにない。彼女は治療者から sertraline を処方されているが，不安があまりに強く服用することができなかった。

　不安は，プライマリーケアで一般的に見られる所見である (Harman, Rollman, Hanusa, Lenze, & Shear, 2002)。プライマリーケアの診察で CBT の要素を実施するためのモデルがある。これらのモデルは，プライマリーケア医から薬物療法を受ける患者の治療効果を改善する (Roy Byrne et al., 2005)。

自助CBTやコンピューターCBTもプライマリーケアの環境で実施することが可能であり，治療効果をよりよくする。

　不安障害を治療する上での併存疾患とは，併存する身体疾患と精神疾患を管理することを意味する。慢性的な内科的疾患患者は，疾患によって不安症状を呈する危険も増加する。このような状況で不安障害に責任共有治療を実施する場合には，双方の治療者が患者に，身体症状は明白に存在はするが，患者がいつも身体的に危険な状態にあることを意味するわけではないことをはっきり伝えなければならない。患者に身体的な健康問題（例えば合併している糖尿病や肺気腫）と不安障害がある場合，チームでのアプローチが決定的に重要な意味を持つ。内的感覚エクスポージャーのどの要素は安全に実施できるか，どの身体症状が要治療の兆候か患者に伝えるために，患者の身体疾患を管理する医師と十分にコミュニケーションをとることが不可欠である。プライマリーケア医もしくは専門医はこのような場合，治療における重要なメンバーであり，心理療法で忠告されたことを強化しなければならない。

不安は情報処理能力を制限する

　不安が生じるとき，知覚，記憶，思考は正常に機能しなくなる。不安は情報を処理し保持する能力を低下させる。この記憶の障害と脅威に対するきわだった注意の高まりは，症状に対抗するために思考記録だけを用いることは効果が低い可能性を意味する。患者は，不安の強い状況で自分自身が何を考えているかを特定することに困惑するだろう。治療者は，このような記憶の問題を正常化し，破局的認知を特定するように努めるべきである。患者が不安発症過程の進行速度を落とし，自動思考を引き出す標準的な質問（例えば「そのとき何が頭に浮かんでいますか？」）を繰り返し自問するようになると，彼らは成功しやすくなる。不安反応の反射的な性質は，行動実験やエクスポージャーを重要な治療構成要素とする。不安は学習や記憶を妨げるため，不安障害の治療における患者教育は少しずつ何度も繰り返さなければならない。患者が最初に言われたことをすべて覚えることはないだろう。資料を用意することや繰り返し話し合うことが不可欠である。

生活スタイルの管理と再発予防は回復を維持するために重要である

　単独で行う治療か共同治療かにかかわらず，不安障害に苦しむ患者は，特定

の習慣が彼らの疾患に及ぼす影響を知っていなければならない。物質使用（アルコール，ニコチン，覚せい剤），カフェイン使用，睡眠習慣，運動は，すべて患者の不安の脆弱性に影響を与える。近年の社会的道徳観が必ずしも健康的な生活習慣を支援するとは限らない。心理的に脆弱性のある者が自己管理の時間を適切にとらずに長時間勤務を続けることはできない。また，そういった者が薬物を使用すると危険な症状やリバウンドを経験する。

　また不安障害患者は再発予防の方略を学び，練習しなければならない。不安は，治療が終了した後にも，何らかの形で再度生じるだろう。患者はこうしたときにパニックになってはならない。彼らは過去にこうした症状に機能した方略を意図的に行わなければならない。治療で学んだテクニックを練習し，恐怖に直面する機会を経験するごとに回復が強固なものになる。

不安障害における薬物療法と認知行動療法の併用を支持するエビデンス

概　要

　向精神薬による薬物療法も CBT も，それぞれは不安障害の治療法として有効である。両者は患者にとって長期的な効果が異なる。一般的に CBT の介入は，治療が終了してから結果がより長く維持する。薬物療法が初期の治療法であった場合には，CBT を用いることが薬物療法の漸減に役立ち，より安定して長期的な回復をもたらす可能性がある（Otto et al., 1993）。CBT と薬物療法の併用療法の効果は一定していない。まず，ほとんどの疾患において，薬物療法を併用した CBT では，薬物療法が抗うつ薬であっても benzodiazepine 系薬剤であっても，利点があることは示されていないか，単独の治療と比較して治療終了時点での効果が低いことが示されている。次に，2つの治療法の併用はどちらか一方の治療と比較して，多くの患者においてより早く効果が現れる可能性があるが，反応の持続性に関しては併用療法は単独の治療と比較してよくない。第3に，benzodiazepine 系薬剤の使用は，エクスポージャーに基づく治療の効果を小さくする（Marks et al., 1993）。benzodiazepine 系薬剤は，忍容性が非常に良好であり，急速に効果が現れるが，依存，離脱症状，薬物療法終了時の鎮静作用，認知障害，精神運動性障害，不安の再発といった重要な副作用の危険性がある。

併用療法を支持・反対するエビデンスに関する最近の他のレビューは，微妙に異なる見解を示している（Zwanzger, Diemer, & Jabs, 2008）。このレビューでは，今後の研究に関して第1章で議論された内容と同様の展望を示している。つまり，誰がどのタイプの治療法に最も適するだろうということを特定するのに役立つ患者特性を特定する研究が，最も求められている種類の研究である。この著者らは，不安障害における CBT と薬物療法の併用療法に関する最も新しい包括的なレビューとメタ分析を引用しており，薬物療法と CBT の併用時の効果における有意な変化が足りないため，方法的な問題により現存する研究が信頼性の低いものになっていると指摘している。さらに彼らは，公開されているほぼすべてのメタ分析がパニック障害に関するものであったと言及している（全11研究のうち7つ）。ほんのわずかの SAD と GAD の調査では，持続性は査定されていない。彼らが評価した11のメタ分析研究のなかで，5研究では CBT と薬物療法の併用が急性治療においては勝り，2研究では CBT 単独が勝っていること，2研究では薬物療法単独が勝っていること，1研究では結論に到達しないことを指摘している。著者らはもっと多くの研究を求めており，併存疾患のある患者や単独の治療法には反応しない患者に併用療法を用いることを勧めている。

うつ病のような併存疾患を伴う不安障害は，併用療法にも異なる反応を示す可能性があるが，これについてはまだ検討されていない。併存疾患はパニック障害患者のなかでは一般的である。1つのレビュー論文では，不安における有効性試験への患者の平均承諾率は，併存疾患のためにわずか36％であったと言及した（Westen & Morrison, 2001）。確かに，うつ症状は不安症状に対する CBT の参加能力を阻害する可能性がある。エクスポージャー治療は大変労力を要する治療法である。とりわけ OCD と PTSD 患者においては厳しいものであり，患者にかなりの時間と労力の投資を求めることになる。併存しているうつ症状が治療への参加を妨げる場合，併用療法により有益な効果が大きくなるかもしれない。反対に，患者が抑うつ状態にあり，不安症状が行動活性課題を妨げることもありうる。治療において多くの標的を設けることは，治療を複雑にする可能性がある。CBT 介入で進歩が見られない場合，薬物療法について検討する必要性が生じる。加えて，患者が自らの不安症状による支障が大きいため，より早い反応を求めることがある。私たちが本章のなかで以前に見た，OCD とうつ病の患者バーバラは，そのような患者のよい例である。

バーバラは，休職後，彼女の両親によってプライマリーケア医のところへ連れてこられていた。彼女はほとんど全く家から出られない状態で，自分の気持ちを深く落ち込んでいると表現しており，広範な喜びの喪失と不眠を伴っていた。彼女自身やアパートが汚染されるという恐怖のために，彼女の全注意が，彼女自身とアパートを清潔に保つことに注がれていた。彼女は，死ぬのは恐いけれども，彼女の人生は生きる価値がないと感じていた。彼女は手を洗う必要性に気を取られるあまり，読書をしたりテレビを見ることに集中できなかった。バーバラはsertralineによる治療を受けており，OCDの治療に紹介された。
　一般的に，不安症状への併用療法は，症状に対して最初の処方がされた後，患者がプライマリーケア医から紹介されるときに始まる。このような場合，CBTを加えて行うことが薬物療法の終了を促進し，完全な寛解の可能性を高めることになる。このような治療の流れは，第5章で書かれているように，大うつ病において行われる治療と同様である。まず症状を和らげ，その後患者が対処のための原理や手段，新しいスキルを覚えておけるようになってから，CBTを導入するようにする。薬物療法はそれから終了する。その後，以前は恐怖を感じていた場面に患者が立ち向かい続けるために，エクスポージャーや認知再構成を用いるのである。
　多くの著者が考えていることだが，患者が服薬期間中にのみCBTスキルを学ぶ場合，患者の内的文脈（服薬期間中に患者が持っている身体感覚）と外的文脈（薬を飲むという行動）が服薬を止めたときに変わる可能性がある。そのため，薬物療法終了後も，治療は続けなければならない。そうでなければ再発が増えるだろう。学習環境におけるこのような違いのため，薬の量を漸減している間にも終了後にも，エクスポージャーを行うことが患者には役立つ（Smitts, O'Cleirigh, & Otto, 2006）。
　併用療法を受けている患者が服薬量を漸減し始めるときには，それらがbenzodiazepine系薬剤であっても抗うつ薬であっても，非常にゆっくり漸減していくことが必要不可欠である。離脱症状は，抗うつ薬を急に減らす際によく見られるものであり，不安を悪化させる。リバウンドした不安は治療の進歩を失敗させる可能性がある。最近の研究では，パニック障害の再発までの期間は，薬物の中断が急速な場合にずっと短くなることが指摘されている（Baldessarini, Tondo, Ghiani, & Lepri, 2010）。benzodiazepine系薬剤が，漸減時に不安のリバウンドを引き起こすことはよく知られている。服薬量が多けれ

ば多いほど，benzodiazepine系薬剤の使用期間が長ければ長いほど，漸減期間は長い方が効果的である。また，ゆっくりと計画的に漸減していくことを患者が意識すると，より大きなコントロール感をもち，薬物療法の終了に耐えられるようになるだろう。わずかであっても投与量の減少に耐えられることは，患者にとって達成感を得られる体験であり，そうすればさらに投与量を減らしやすくなる。

パニック障害における併用療法実施を支持するエビデンス

　パニック障害は，感情的な苦痛や学習された行動的回避のために，患者の生活の質や生産性に悪影響を与える衰弱性の疾患である。うつ病や物質乱用といった他の精神障害の危険性を高くし，自殺や心疾患による死亡リスクを高くする。身体疾患はパニックによく似た症状を呈することがあるので，治療可能な内科的疾患（例えば甲状腺機能亢進症）が問題の原因となっているわけではないことを確かめるために，パニック障害患者はみな，治療が始まる前に一通りの健康診断を受けることが重要である。

　パニック障害患者は，自分の問題を全くコントロールのできない，かつ予想できないものとして経験する。パニック障害患者は，恐怖を感じる傾向がより強くなり，そのために将来の発作の可能性についてとても心配するようになる (Bouton, Mineka, & Barlow, 2001)。加えて，彼らは発作に伴う身体感覚に非常に敏感になる。パニック障害患者には，気質的に不安が高い傾向，不安や身体感覚の感受性が高い傾向にあることを理解することが有効である。他の問題は，患者が症状に対処しようとし始めたときに生じる。つまり彼らは，症状に伴う刺激を回避し始める，もしくは適応しようとして処方薬や薬物を乱用し始めるのである。

　benzodiazepine系薬剤（alprazolam）(Mark et al., 1993) と imipramine (Barlow, Gorman, Shear, & Woods, 2000) をCBTと併用した研究では，併用療法が薬物療法のみの治療を超えるような良い点は示されず，治療終了時の反応の持続性は低いことが示されている。驚くことではないが，再発を最も予測するのは，反応した者が治療の成功は服薬によるものだと考えた程度であることが，benzodiazepine系薬剤の研究で言及されている (Basoglu et al., 1994)。先に参照したBarlowの研究でもMarksの研究でもいえることだが，これらの研究の重要な批判点は，使用された薬物療法の性質と用量が現在の臨床現場

の典型ではないことだ。imipramine は現在パニック障害ではほとんど処方されないし，使用された alprazolam の処方量は一般的に処方されるよりもずっと多く，服薬期間が短い。どちらの研究においても，薬物療法の漸減速度は，ほとんどの治療者がパニック障害患者において進める速度よりもずっと早い。薬物療法の漸減期間が 7 〜 14 日というのはこのような患者にとっては重大なリバウンド症状を引き起こすことが多いが，調査研究では一般的である。

　必要に応じて benzodiazepine 系薬剤を用い，そして CBT を提供することは，併用療法における最悪な方法かもしれない。なぜなら，benzodiazepine 系薬剤の服薬後，急速に症状が緩和し始めることは，薬剤利用の強力な強化子であり，エクスポージャーや積極的な対処の機会をなくしてしまうからである。加えて，前述の通り，対処が成功したのは薬剤を利用したからだと患者が考える危険がある。それゆえ，不安を「取り除く」ための薬剤の利用は，この治療法において本質が食い違うので，注意深く，教育をしながら行わなければならない。パニック障害に対して心理療法を行わずに薬物療法を行うことは，薬物療法を中断したときに不安のリバウンドの危険がより高く (Pecknold, Swinson, Kuch, & Lewis, 1988)，薬物療法を中断しているか維持しているかにかかわらず再発率がより高くなる (Simon et al., 2002)。

　著者のなかには，治療初期にパニックに対して benzodiazepine 系薬剤を処方し，その後 CBT を併用し，患者が薬剤を利用せずに恐怖状況に直面することを学習することにより，薬剤の漸減を促進することもでき，治療における再発率を下げることもできると提案する者もいる (Spiegel & Bruce, 1997)。力価の低い benzodiazepine 系薬剤は，alprazolam を CBT と併用した 1 研究におけるほど否定的な結果ではない。しかしエクスポージャーと diazepam 治療を併用したときの長期フォローアップでは，併用の利点は示されていない (Wardle et al., 1994)。短期間での結果は一貫していないが，データを取得できる研究のメタ分析では，併用療法の利点は示されていない。患者を担当するときに，benzodiazepine 系薬剤と CBT の併用療法が選ばれる手段である場合，ゆっくり柔軟な薬剤漸減の計画を立て，併せて患者の症状の積極的な管理を行うことが最も成功につながるだろう。治療者間でよくコミュニケーションをとることは必要不可欠であり，患者は，薬剤を漸減し不快症状に耐える取り組みを励まされ，支持されなければならない。患者はこれからの目標と薬剤をやめることのよい点を常に自覚しておかなければならない。重要な方略は，不安

不快なものではあるが，正常で，耐えることができ，危険なものではないということを患者に思い出させることである。パニック障害における治療手続きが意味のあるものだと考えている患者は，薬物の漸減に適応し，完全に終了する可能性がずっと高い。

　上記に引用した個々の研究結果にもかかわらず，パニック障害を対象として心理療法（行動療法，認知療法ともに）と benzodiazepine 系薬剤を併用した研究に関する最近のレビューとメタ分析では，エビデンスが不十分のため，併用療法に利点があるか減損があるか正確にはわからないと指摘している（Watanabe, Churchill, & Furukawa, 2009）。このレビューでは3試験しか適格基準を満たしていなかった。治療法間の違いを分析によって統計的に検出するには，患者数が不十分だったのである。この系統的レビューでは「観察研究のなかには benzodiazepine 系薬剤が実際に認知行動療法を阻害すると指摘しているものもあるが，そうでないと指摘する研究もある」と言及している。メタ分析に含まれた試験から得られたデータを考慮すると，併用の利点はなく，長期（すなわち6～12カ月）の併用において不利な傾向があった。benzodiazepine 系薬剤利用の他の危険性（依存，認知障害，転倒によるケガ）は，併用療法を薦めるときに考慮されなければならない。

　パニック障害における併用療法に関する他のメタ分析では，パニック障害の短期間の治療は抗うつ薬と現実エクスポージャーが最も効果をあげていると指摘している（Van Balkom et al., 1997）。このレビューでは効果の持続性については検討していなかった。しかし他のレビューにおいては，抗うつ薬とエクスポージャーの併用が長期間の治療においてもよりよいことが示されている（Bakker et al., 1998）。明白なエビデンスが足りないことを考慮したとしても，治療への反応がない，もしくは不十分な場合，CBT に抗うつ薬の治療を加えることは必ず検討されるべきである。

　新しい併用療法の適用が，不安に対する CBT を補強するという点で有望視されている。具体的には，エクスポージャー治療と D-cycloserine を併用することで，エクスポージャーに基づいた治療の効果を高めるのである。この併用療法の方法は，不安そのものを治療するのではなく，エクスポージャー中の学習能力と記憶力を「促進する」ものである。D-cycloserine は，複雑な尿路感染や結核で用いられる抗生物質である。D-cycloserine は N-メチル -D-アスパラギン酸（NMDA）グルタミン酸受容体の部分的アゴニストであるため，記

憶を促進すると考えられている。これらの受容体は恐怖の消去と関連しており，短期間の学習や記憶の固着にも関与する。私たちは，エクスポージャーが恐怖記憶と拮抗する新しい記憶を形成するものと想定しているため，この薬物療法を加えることにより記憶を固着させることで効果を高めることができるのかもしれない。恐怖消去の動物研究は，D-cyclosrine を用いたこうした試験のきっかけとなった（Davis, Ressler, Rothbaum, & Richardson, 2006）。OCD（Wilhelm et al., 2008）や社交不安障害（Guastella et al., 2008），パニック障害（Otto et al., 2010）の患者を対象とし，D-cycloserine と併用したエクスポージャー治療の小規模の対照研究では，併用により有意に効果が改善することが示されている。これは，需要に合った併用療法の大胆な適用であり，恐怖回路や心理療法中に生じる脳の変化に関してわれわれの理解が深まった結果導きだされたものである。

社交不安障害（SAD）における併用療法実施のエビデンス

　近年のプラセボ対照試験（Blanco et al., 2010）では，社交不安のための集団認知行動療法（CBGT）とモノアミン酸化酵素阻害作用を持つ抗うつ薬である phenylzine の併用療法で，SAD 患者に有意な改善が示された。この薬剤が選ばれた理由は，SAD における有効性が実証されてから歴史が長いからである。患者は特定の SAD 症状重症度測定の得点においても，そして反応率，寛解率においても同様に，単独の治療法よりも併用療法で優勢な結果が示された。この研究は他の関連する併用療法の試験を引用しており，それらのなかの 1 つのみが CBT を用いていた（他の試験はエクスポージャーのみを用いていた）。

　その他の試験では，fluoxetine と CBGT（cognitive behavior group therapy）の併用療法を受けた患者と単独の治療を受けた患者との間で，治療効果に有意な差は示されなかった（Davidson et al., 2004）。しかしながら，薬物療法のみで治療を受けている SAD 患者において，fluoxetine とプラセボの間で差が示されていない研究が少なくとも 1 つある（Kobak, Griest, Jefferson, & Katzelnick, 2002）。そのため，このような組み合わせは効果的な併用療法の検討として適さない可能性もある。Blanco ら（2010）は，sertraline とエクスポージャーを用いたもう 1 つの研究からデータを再分析し，重症度が最も高い場合に併用療法において治療効果に差があることを示した。こうした併用療法の研究では，持続性についての評価はされていなかった。

強迫性障害（OCD）における併用療法を支持するエビデンス

　OCD症状は非常に重症であるため，OCDに対する併用療法は臨床現場ではよく行われる。薬物療法によってある程度症状が緩和しないと，患者はエクスポージャーや儀式妨害の治療へ参加することを渋ることが多い。相当数のOCD患者がどちらか一方の単独治療で症状を抱えているため，より症状を緩和できる併用療法を発見することは価値のあることだろう。こうした事情にもかかわらず，CBTと薬物療法の併用がCBT単独よりも優れているというエビデンスは明らかにされていない。併用療法が優れているかということを検討している対照試験から入手できるデータに関する重要な問題の1つは，これまでの研究では併存疾患のある患者を除外しているが，OCDでは併存疾患のある患者が一般的であるということである。

　十分量の抗うつ薬による治療を受けているOCD患者の研究では，患者は残遺症状を呈している状態だったが，エクスポージャーと反応妨害法を加えることでこれらの症状をやや減らすことができたことが示された（Simpson et al., 2008）。抗うつ薬に部分的にしか反応しないOCD患者の多くは，抗精神病薬か追加の抗うつ薬で症状が減るか確認するために，そうした薬剤が処方される。CBTの補強は，薬物療法の追加と比較して副作用がずっと少なく，より長く持続する症状対処方略を与えるだろう。抗うつ薬を服薬している残遺症状を伴うOCD患者において，CBTは抗精神病薬を追加した場合と直接比較されていない。

　非対照試験の結果，抗うつ薬とCBTの治療を受けたOCD患者は，CBTのみを受けた患者と比較して大きな効果はなかった（Franklin, Abramowitz, Bux, Zoellner, & Feeny, 2002）。これらの患者は，うつ病のような，エクスポージャーや反応妨害への参加を阻害しうる併存障害はなかった。この試験で示された併用療法に関する重要な結果は，SSRIを処方された後にCBTを開始した患者において，薬物療法によりエクスポージャーの効果が干渉されることはなかったということである。この結果から，私たちが抗うつ薬とCBTの併用を薦めることを選択したとしても，少なくとも，エクスポージャーと反応妨害の強力な効果を妨げることにはならないと保証できる。この研究では，持続性に関するフォローアップデータは提供されていなかった。OCDにおける併用療法の治験のレビューで，4試験中1つでは急性治療において併用療法がよりよいことが示された（Black, 2006）。

外傷後ストレス障害（PTSD）における併用療法を支持するエビデンス

　抗うつ薬のSSRIもCBTも，PTSDにおける有効性のエビデンスはある。他の薬物療法（三環系抗うつ薬，非定型抗精神病薬，気分安定薬）においても同様に検討され，いくつか良い結果が示されている。併用療法を支持するエビデンスに関する最近のレビューは，PTSD治療の効果を評価するために行われた。4試験のみ（合計124名の患者）が適格基準を満たした。このレビューでは，併用療法とどちらか一方の治療法の結果を比較した結果，有意な差は見られなかった（Hetrick, Purcell, Garner, & Parslow, 2010）。また，そのようなわずかな証拠しか得られなかったため，単独の治療法か併用療法を推奨する際に治療者が決断するのに役立つ唯一の方法は臨床反応だろう。

　不安障害患者にどの治療法を提言するかという点について要約すると，はっきりとしたエビデンスはない。これまで私たちがしてきた最低限の助言から，疾患ごとに，以下のような提言ができる。

1. パニック障害では，CBTが有効な場合や患者の重症度が実施を許容する場合，CBTを単独で用いるべきである。併用療法を実施する場合は，患者が薬物療法を中断するのを助け，薬物療法終了後のスキルの般化を確実にするためにCBTを用いるべきである。薬物療法の漸減は，ごくゆっくりと行うべきである。
2. SADの治療初期では併用療法は非常に効果的だろう。持続性についてははっきりしていない。また，重症度と併存疾患は，しばしば治療方針決定の要因になるだろう。
3. OCDでは，重症な患者や併存する精神障害のある患者は，薬物療法を最初に行わないとエクスポージャーや反応妨害に耐えられないかもしれない。抗うつ薬のSSRIとchlorimipramineはエクスポージャーや反応妨害の利点を阻害しないが，強力に恐怖を弱める。
4. benzodiazepine系薬剤の利点は，危険性やリバウンド症状によりほとんど相殺される。
5. PTSDでは，よりよい提言をするためにさらなるデータが求められる。

第 8 章
摂食障害の併用療法

概　要

　摂食障害は，むちゃ食い，神経性無食欲症，神経性大食症などどのような障害でも，治療者にとって大きな課題であり，また重症の精神疾患や高い死亡率を引き起こす源となっている。多くの場合，摂食障害は慢性化し（拒食や過食症状は，それぞれ再発率が顕著に高い），精神疾患の併発も珍しくはない。摂食障害の医学的合併症は，余命の短さや身体的成長の阻害の大きな要因である。また，摂食障害患者は自殺率も非常に高い。治療の終結を急ぎすぎると，高い確率で慢性化を招いてしまうことから，治療者は常に正しい知識のもと，摂食障害患者の薬物使用にはタイムリーな判断が求められている。このように，医学的介入のタイミングは，治療遵守や予後を向上させる重要な要因である。

　併用療法は摂食障害治療の主流な方法である。精神科医による薬物療法であれ，それ以外の治療者による薬物によらない治療であれ，一般的に摂食障害治療においては，患者が医学的に安定していることや通院治療が適切であることを確認するために，内科医や小児科医，家庭医による定期的な医療管理を欠かすことはできない。ほとんどの摂食障害患者は著しい合併症を生じるようなことはない。しかしながら，一度医学的な問題が生じると生命を脅かす事態となり得るため，適切かつ迅速な行動が求められる。

　摂食障害は概念化された横断的な診断に基づいているが（Fairbuyn, 2008），併用療法の諸研究は症状ごとに分けられていることから，本章では診断的概念を分けてとらえる。また，むちゃ食いに対するデータが少ないことから，本章では特に神経性無食欲症と神経性大食症に注目することとする。

認知行動療法と薬物療法の併用を支持するエビデンス

神経性無食欲症への併用療法を支持するエビデンス

向精神薬の食欲不振に対する効果のデータは充分とは言えない。この情報不足には食欲不振を研究する際の大きな課題が関連している。それは，食欲不振の罹患率が比較的低く，全米でも0.5％程度の女性にしか見られないことである（Hsu, 1996）。また，食欲不振患者は青年期低年齢者が多く，研究プロジェクトに参加するにあたって同意が得られにくいといった倫理的問題もある。成人に比べて若い患者や低体重の患者に対しては，薬物療法は想定外の効果を示しやすく，慢性的な食欲不振を呈する成人の患者は，治療のドロップアウト率が高い。とりわけ，著しく低体重状態の患者は，生命を脅かす状態であることから研究への参加は倫理的に問題である。以上のように，1つの要因の効果を見るために他の条件を統制するような特別な治療形態を維持することが困難であることから，危機的な病態の患者を対象に研究することは非常に困難である（Halmi, 2008）。

向精神薬の食欲不振に対する効果を検討する研究は，体重増加を促すことと併存する精神疾患をコントロールすることの2点を目的として行われている。

食欲不振患者に対し体重増加を促進する向精神薬の使用を支持するエビデンス

体重増加を促すことを目的として食欲不振症状に用いられてきた向精神薬には，抗うつ薬（三環系抗うつ薬と，選択的セロトニン再取り込み阻害薬すなわちSSRIsの双方）と抗精神病薬（神経遮断薬と第二世代抗精神病薬の双方）が含まれる。抗うつ薬は体重増加を促す作用は見られないものの，一度正常BMI値を獲得してからの体重低下を予防する効果を有している（Kaye et al., 2001）。三環系抗うつ薬は副作用が大きいことから，SSRIを用いることがより望ましく，耐性が高いと考えられる。

cyproheptadineは向精神薬ではないが，非常に薬効の高い抗ヒスタミン薬であり，セロトニン作用を示す。そのため，拒食症状を呈する入院患者の体重増加を促す薬剤として研究されてきている。拒食症の制限型の患者に対し，32mgのcyproheptadineを投与したところ，わずかに改善がみられたことが

報告されている。しかしながら，この投薬量は過鎮静を起こし，多くの入院患者には歓迎されず，一般的には通院患者向きである（Halmi, Eckert, LaDu, & Cohen, 1986）。

　食欲不振症患者は，体重や食事に対する過度の思考障害や強固な身体像の歪みを保持していることから，当初，神経遮断薬は食欲不振治療薬として非常に見込まれていた。命の危機を脅かすまでに摂食を拒んでいるにもかかわらず，自分が太っていることを繰り返し述べる患者と話すことは，妄想障害を持つ患者と話すことと非常に似通っているからである。しかし残念ながら先行研究によると，食欲不振治療における chlorpromazine の投与では，体重の回復や体重や体型に関する考えを改善しなかった。しかしその後，第二世代抗精神病薬が開発され，体重増加という望ましくない副作用が見つかったことで，再び食欲不振に対する抗精神病薬による治療の効果が期待されるようになった。二重盲検プラセボ対照試験を用いて olanzapine を 10 週投与した研究によると，olanzapine 服用時には，患者自身による体重増加の割合と量が顕著に増え，食べ物に対する強迫観念の減少が認められた（Bissada, Tasca, Barber, & Branwejn, 2008）。また，非盲検法による直接比較試験を用いて chlorpromazine と olanzapine の効果を比較した研究でも，olanzapine の効果が示されており，むちゃ食い／排出型の拒食症患者への効果も確認された。さらに，このランダム化予備実験の結果によると，olanzapine 服用患者は体重や体型に関する侵入思考も顕著に少なかったことが報告されている（Mondraty et al., 2005）。食欲不振症に対する非定型の抗精神病薬の効果を検討した 43 の研究についての最近のレビューでは，ランダム化比較試験による検討は 4 つにすぎない。これらの結果は，非定型の抗精神病薬が抑うつ気分，不安，摂食障害の思考過程に効果を有すると結論しているが，第二世代抗精神病薬が食欲不振症への体重増加作用があると結論を下すほど十分な情報が得られていないと述べている（Mcknight & Paark, 2010）。

❑ **食欲不振症の併発症状に対し薬物使用を支持するエビデンス**

　向精神薬でない薬剤の利用は拒食症の治療の最も一般的な補助的処置である。エストロゲン製剤やビタミンを投与することが，著しく低体重の女性の骨粗鬆症やビタミン欠乏を防ぐために非常に重要である。また，再摂食のために入院している拒食症患者に対しては，摂食することにより飢餓患者に生じる腹部不快感を和らげ，摂食行動の受容を促すために嬬動抑制薬を用いることが多い。

これらの薬剤は広く使われているにもかかわらず，体重増加の効果を有することは未だ示されていない。

　薬は拒食症患者の多種多様な精神疾患の併発症状をコントロールする効果もある。一般に，著しく低体重な患者に対する精神疾患の診断は非常に複雑で困難である。低体重の患者はしばしば情動的な症状が表出するが，初期のうつ症状であるのか飢餓状態による二次的症状であるのかを区別する必要がある。ほとんどの拒食症患者は，自己効力感が低く，睡眠の問題，リビドーの低さ，強い罪悪感などを呈する。そのため治療者は，患者に対しこれらの症状の改善を見込んで抗うつ薬を使用することが多い。また，抗うつ薬のもう1つの目的は，体重を回復させることに対する患者の著しい拒絶感を和らげることにもある。もし情動的な症状が摂食障害症状の緩和時期や，摂食障害の表出より前に存在したならば，抗うつ薬による治療効果が見込まれるだろう。抗うつ薬の効果を示すその他の指標としては，患者の食事や体型や体重に関連していない最近増強した強い抑うつ症状，社会的孤立感，自殺企図，その患者の資質に関する著しい否定的思考などである。また，あまりにも改善に絶望的であったり他の活動に対する動機が欠如する患者にも，薬物療法による効果が期待できるだろう。拒食症の症状は非常に深刻なものであり，また治療の進展には抑うつ症状への積極的な介入が欠かせないことから，大うつ病の存在を継続的にアセスメントすることは非常に重要である。

　拒食症患者に明らかに大うつ病が併発しているときには，心理療法よりも薬物療法による気分障害への治療の方が，抑うつ症状と食行動に対するCBTを試みるよりも効率的であろう。拒食症患者は飢餓状態による思考力や集中力の低下を呈するため，抑うつ気分に対する標準的なCBTの適用は非常に難しい。治療時間は抑うつ気分よりも食事の問題に焦点を当てることが最も良い。なんとなれば，抑うつ症状と異なり食欲不振に対しての効果的な生物学的治療法がないからである。抗うつ薬治療は患者の集中力を高め体重増加に焦点を当てたセラピーに専念する助けとなろう。fluoxetineは，食欲不振症に伴う抑うつ症状に用いられている抗うつ薬として最も治験が多く，通常の服薬量よりもいくらか多く処方されることが多い。過去には三環系抗うつ薬が用いられていたが，このクラスの薬の副作用とりわけ身体の水分や電解質バランスが要注意状態で，心循環系の興奮性が亢進した患者での重大な副作用を埋め合わせるほどの十分な有用性はない。抗うつ薬は体重回復後の拒食症状に効果を有しており，

激しい抑うつ症状が併発していない場合でも，回復体重を保持する効果がある（Kaye et al., 2001）。

　抑うつ症状以外の精神疾患が併発し，かつ心理療法が治療における主軸であった場合には，その副次的症状が食事に関する問題の治療に影響を及ぼさない限りは，順次治療していくことが望ましい。例えば，摂食障害とは独立に強迫性障害を呈する患者に対しては，体重が回復するまでは強迫症状に対する治療を進めることは難しい。食欲不振症状を呈する者に他の精神疾患がどの程度独立して併発しているかを診断することは非常に困難であるため，通常は少なくとも安定したBMI値（最低でも19）を達成して数カ月は様子を見てから，他の精神疾患の既存を確認する。精神医学的な立場から言えば，飢餓状態にあった患者のベースラインを見極めるには，体重が回復してから12〜24カ月はかかる。

　最後に，拒食症患者に対する治療者は，患者が摂食行動を獲得してから他の摂食障害へ症状が移り変わっていないかどうか，充分に注意して状態を維持する必要がある。拒食症を呈する患者の多くは，制限型からむちゃ食い／排出型へ食行動のパターンが変化し（Strober, Freeman, & Morrell, 1997）最終的には神経性大食症へ転換してしまう（Eddy et al., 2008）。治療開始時に極めて低い体重の患者は有意に治療効果が低く，再発率も高い（Herzog et al., 1999）。以下に示す症例は，慢性の拒食症患者に対する治療において次々と生じる問題を端的に表している。

　アリスは35歳の女性で，従業員支援制度からの紹介で来院した。彼女は「うつ」状態であったが，会社のソーシャルワーカーは，慢性的な抑うつ症状や自殺念慮，そして彼女の長期にわたる体重に対するこだわりについて，より懸念していた。アリスは学童期後期から青年期早期にかけては肥満を呈しており，現在ではやや「ぽっちゃりめ」であった。体重のせいで高校時代は「生き地獄であった」と語った。大学に進学し，実家を離れ，彼女は「繭のように脂肪を脱ごう」と決意し，拒食症を呈し始めた。大学時代を通して繰り返し入院し，その多くは脱水と徐脈による医学的に危険な状態であった。アリスは6年かけて大学を卒業したが，大学のほとんどの課題を入院患者の精神的治療の枠組みのなかで行った。28歳の頃には，体重をコントロールするために，1人前の食事を食べた後に嘔吐するようになったが，むちゃ食いを行ったことはなかった。彼女は，摂食制限とタバコと運動によって95ポンドに体重を維持す

ることが「とてつもなく大変」であると訴えた。彼女は現在，理想体重の135ポンドをはるかに下回る40ポンドであった。また，アリスは2匹の犬と一緒に一人暮らしをしており，会社と健康クラブに行く以外には社会的なかかわりを持っていなかった。彼女は自分自身を失敗者で人と「つながる」ことができず，人間関係の構築の仕方や余暇の過ごし方を学び損ねたことから「船に乗り遅れた」と表現した。

神経性大食症における併用療法を支持するエビデンス

　過食症におけるCBTと薬物療法の併用療法を検討できるデータは比較的多い。オープントライアルとランダム化比較試験の両方が報告されているが，測定されている結果はさまざまで，ある研究ではむちゃ食いの節制に焦点をあて，他の研究では過食や嘔吐の回数の減少を指標としている。効果の持続性が，ある研究では評価変数であるが，そうではない研究もある。

　抗うつ薬は過食症に対してもっとも多く研究された薬物である。。三環系抗うつ薬とSSRIの双方がCBTと比較する介入方法として評価されており，CBTと薬物療法を組み合わせた治療とCBT単独もしくは薬物療法単独の治療とが比較されている（Walsh et al., 1997）。メタアナリシスによるデータもまた報告されている。これらの研究によると，薬物療法とCBTとの組み合わせが，とりわけ過食の頻度において最も効果を有している（Whittal, Agras, & Gould 1999; Bacaltchuk, Hay, & Trefiglio, 2001）。抗うつ薬間では有意な効果差は示されていない（Bacaltchuk, Hay, & Mari, 2000）。もしも，初期の段階で治療を選択する際に，併用療法の同意が得られ，実施可能であるならば，それが最も効果が期待できる急性期の介入である。

　これらの研究で測定された患者の特性もまた，過食症に対する単独の治療と併用療法のどちらを推奨するべきであるのかについての知見を提供している。三環系抗うつ薬とSSRIのどちらも抑うつ症状の有無にかかわらず，およそ8週間で過食症状の改善が認められた（Mitchell & Groat, 1984）。患者の嘔吐の頻度が多ければ多いほど，薬物療法の効果は高く，体重が低い患者ほど，薬物の効果は現れにくかった（Garner, Olmstead, & Polivy, 1983）。併用療法の効果を高くしているのは，心理療法が適用されている場合の方が，薬への耐用性が高いという事実である。薬物療法単独の治療においては，かなり高い割合の（最大40％）患者がドロップアウトしている（Bacaltchk, Trefiglio, Oliveira,

Lima, & Mari, 1999)。もし併用療法が初期に選択されなかったら，過食症患者についてのCBT研究のデータがどのタイミングで併用療法を始めるかについての判断材料を提供する。CBTセッションの6〜7セッションでの過食嘔吐行動の急激な減少（70％かそれ以上）が良い成果を予測することが示されている（Wilson, Fairburn, Agras, Walsh, & Kraemer, 2002; Agras et al., 2000)。そのため，もしも患者の嘔吐が早期に減少せず，かつ薬物を用いない治療を行っている場合には，より望ましい結果を出すために抗うつ薬を導入するかどうかを検討するきっかけとなると考えられる。

　現在の過食症に対する薬物療法の慣例としては，最初にSSRIを処方することが多い。三環系抗うつ薬は患者の忍容性が低く，とりわけ身体の水分や電解質のバランス，心循環系の興奮性に対しては危険な副作用があるため，現在では使用されることはごく稀である。また，抗うつ薬の補助療法に際して，パニック発作を起こす頻度が高まることから，摂食障害患者に対してはbupropionを用いてはならないという新たな注意事項が追加されている。抗うつ薬が過食症患者の嘔吐行動を減少させるメカニズムは未だ明らかにされていない。患者は，薬が効いていると空腹を感じにくく，食べ物に対して没頭することが減ると報告している。抗うつ薬による治療では，気分に由来する過食症状の改善も認められる。さらに，近年では，気分安定作用がある抗てんかん薬topiramateの過食症に対する効果が検討されている。topiramateの効果を調べた2つのランダム化比較試験によると，過食嘔吐を減じる効果がある。topiramateには食欲を減じる効果があることから，過食の頻度を減じる効果が示されたと考えられる（Pope & Hudson, 2004)。過食症状に対してこれほどの効果がみられている薬剤は他には見つかっていない。

　しかしながら，過食症に対する薬物療法単独の治療においては，薬を中止した後の効果の持続性に限界がある。薬物療法単独の治療を受けた患者のうち30〜40％は，薬を中止してから4〜6カ月程度で再発する。また，薬物療法単独の場合には，過食症状が治まる程度も低く，通常，過食嘔吐が完全に見られなくなるのは約30％程度の患者のみである。

　過食症に対する薬物療法とCBTの組み合わせによる治療は，ある程度効果が期待できるような特徴をもった患者のコンセプトのもとに行う。よりよい結果をもたらすような特定のターゲットがある場合には，治療者がこのような患者のポイントを鋭敏に察知することで，併用療法が推奨される。例えば，明ら

かに生活に支障を引き起こすような信念や体重や体型に強いこだわりがある患者，そして過食嘔吐の頻度の低い患者に対しては CBT が非常に有効である（Garner et al., 1983）。CBT 単独による研究では，患者の体重が少し増加することが指摘されているが，服薬治療を行った患者では体重が少し減ることが報告されている（Walsh et al., 1997）。患者にとって体重を減らすことが治療の促進要因となりやすいのであれば，CBT の治療に服薬をプラスすることは非常に効果があると考えられる。CBT では，患者のダイエットによる制限を減少させ，過食に対する気づきやそれに代わるコーピングの獲得を促し，そして食べ物や食事，体重や体型に関する生活に支障となる態度を緩和させる（Wilson et al., 2002）。服薬のみを希望している患者に対しては，これらの思考や行動の領域を強調する簡単な自助と教育資料を与えるとよい。しかしながら，その他の摂食障害患者は情動のコントロールが悪く衝動的で，食事の問題は情動をコントロールする唯一の方法として機能している。少なくとも 1 つの研究が，弁証法的行動療法が CBT と同等程度に，とりわけ女性の特別なグループ（訳者注：境界性パーソナリティ障害の人々）の過食症を改善することを示している（Safer, Telch, & Agras, 2001）。患者の特徴の概念化に基づいた過食症へのテーラーメイドのアプローチが，恐らく最も良い結果を得るだろう。

摂食障害患者の治療における特殊な問題

　摂食障害の主要な特徴（摂食態度の障害と体重や体型に基づいた自己理解の障害）の他に，2 者（薬物療法家と心理療法家）が責任を分かち持つ治療を進めていくなかで，特殊な問題が生じることがある。そのなかには，医学的な問題や，出席率の低さ，ホームワークや治療への消極性，そしてII軸を含む内科的，精神的疾患の併発の複雑さなどがある。

医学的な問題と飢餓状態
　摂食障害は生命を脅かす身体的合併症と関連がある。それは，心臓の機能やリズムを害し，非可逆的な心臓のダメージや死につながるような結果を招く可能性もある。通常，飢餓や嘔吐，下剤乱用の結果として身体的な問題は生じる。また肥満も摂食障害のリスクである。患者の治療にかかわるすべての人が身体的な健康状態に注意を払い，患者が安全な状態であるかを積極的に協力して確

認しあわなければならない。

　飢餓状態は身体的にも精神的にも重大な影響を及ぼす。拒食症の女性の飢餓状態による最も重大な危険は，成長過程において栄養が不足することで，多くの者は適切な身長に達しない。栄養失調や生理の停止により骨密度が減少し，骨粗鬆症の早期発病を招く。飢餓状態の患者は，胃の蠕動運動の減少と膨満，食後の不快感を呈する。その他にも，心不全，脳の萎縮，血液疾患（赤血球や血小板の減少）などを招く。飢餓状態は感染症にかかりやすい。過酷なカロリーの制限により，かなりの割合の身体機能に負担をかけるため，身体の回復に時間がかかるようになってしまう。

　飢餓状態の心理的影響は非常にさまざまである。集中力や記憶力の低下，易怒性や不眠の増悪，そしてやがては食べ物や食事に没頭するようになる。多くの患者は，この没頭は食行動がコントロール不能である証しであると解釈する。そのため，患者に飢餓状態に関連した摂食障害の心理的症状を教えることは非常に役立つ。近年の研究で，飢餓状態と過活動は脳の報酬回路を刺激し，これらの行動にしっかり「中毒させ」ることが明らかになった（Schneider, 2008）。拒食症患者に対して，体重が回復して何カ月もたたなければ，飢餓状態のすべての心理的症状は消えないことを心理教育する必要があるだろう。

　拒食症状を呈する患者（15 ～ 24 歳の）は同年代の者と比較すると死亡率が12 倍である（Strober, Freeman, & Morrell, 1997）。拒食症患者は他のどの精神疾患よりも死のリスクが高い（治療なしでは 19％以上）（Andersen, 2007）。拒食症の医学的合併症のリスクによる死亡のほかに，自殺者も増加しつつある。処方をする者も心理療法を行う臨床家も治療による自殺念慮や自殺企図に注意を払わねばならない。食欲不振患者は青年期前後の若者が多いため，SSRI による治療が開始されたときには自殺念慮が増悪していることから，とりわけ，SSRI の処方が開始されたときには注意が必要である。第 5 章で述べたように，自殺念慮が起こった場合にはそれと戦うテクニックが必要となる。拒食症の患者が回復したときには，治療者は他の摂食に関する問題が生じていないか，他の精神疾患が併発していないか，そして自殺の可能性がないかなどをよく観察する必要がある。以下の症例は，慢性的な社会的孤立，人間関係のスキル不足，食欲不振症状との闘病による疲弊の余波をよくあらわしている。

　アリスは自殺をしない理由をほとんど挙げなかった。彼女はずっと自殺念慮を抱いていたが，彼女が飼っている犬が死んだときに自殺をしようと決めてい

た。彼女は犬たちの死に強い責任を感じている。フィールド医師は，アリスの犬が若くて健康であったことを確認している。しかしながら，彼女の自殺など命を脅かす行動を最初のセッションで取り扱った。そこで彼は急を要するリスクがないと判断し，アリスを自殺予防の計画を立てることに引き込んだ。

　著しく低体重の患者を扱う場合には，薬物療法を行っていない患者に対しても，併用療法が非常に重要である。医学コンサルタントは，患者を扱う担当心理士とよくコミュニケーションをとる必要がある。治療の早期の段階で，いつ入院が薦められるか，どのくらいの頻度で臨床検査や体重測定がなされるかについての契約ができると大変有益である。患者自身と治療チームのすべてのメンバーは，体重記録の結果をしっかり共有するべきである。食事管理を行うために，入院治療や一時的入院といった限定的な治療介入の必要性を検討する際に，心理士と医学コンサルタントとは協同しなければならない。低体重の著しい患者の体重増加には，カロリー量が非常に多く必要となるため，食事の管理と補助栄養が必要となる。この栄養補給を「薬としての食事」と位置づけることはしばしば有益である。著しく低体重患者の治療として外来通院が選択された場合，栄養分の付加と家族のサポート（患者が家族と同居の場合）は不可欠である。模範的な医師との共同作業例が，フィールド医師とアリスの場合である。

　アリスの最初の診察で，フィールド医師はアリスのプライマリーケア医と情報交換をする許可を得た。アリスのプライマリーケア医は，彼女の摂食の問題に対するより積極的な治療参加の許可をアリスから得ることができなかったことから，メンタルヘルス治療の紹介を受けたことに非常に安堵した。アリスのプライマリーケア医はアリスの体重に対して何カ月も懸念していた。アリスのプライマリーケア医は，治療に際してフィールド医師と協同し，アリスの体重，血圧，血糖値，その他彼女の心理的な変化などを週ごとにFAXにより共有することに同意した。

　フィールド医師はアリスのプライマリーケア医との協力でやりやすくなったと考えた。より難しいのは，アリスとの治療同盟を結ぶための交渉と，摂食障害を伴わない人生が生きる価値のあるものと心に描かせることであった。2回のセッションにわたり，動機づけ面接を行い，彼女の個人的なゴールや価値，そしてそれらと摂食障害との関係性の見立てを行った。

　過食症にかかわる医学的な問題は，通常嘔吐によるものである。嘔吐と下剤乱用は深刻な電解質バランスの障害を生じ，心拍不全を生じやすくなることで，

最も深刻な事態としては心筋梗塞や死を招くこととなる。吐根の使用はさらに心筋への回復不可能な危険を生じる。嘔吐を繰り返すことで致命的な食道裂傷や食道破裂を生じたり，致命的な嚥下性肺炎を引き起こす可能性がある。その他にも，歯のエナメル質が永久的に溶けてしまう可能性もある。下剤の乱用による排出を行う患者に対しては，大便失禁や慢性的な便秘を引き起こすこととなる。過食症患者に対しては，電解質バランスが重篤な状況になった場合（例えば低カリウムなど）や脱水による深刻な起立性低血圧が生じた場合などに，入院治療が必要となる。体重と電解質の測定は日常的か定期的に管理し，また患者の治療チームに直ちに結果が伝わるようにしなければならない。患者が重篤な状態を脱したことを確認する際に，この治療チーム同士の透明性が重要となってくる。もし主治医と協同して治療を進める場合には，患者が来院するたびに何に注目をしているか，または患者と何をどのように情報共有しているかを，主治医に明確に知ってもらう必要がある。例えば，起立性血圧を測定することは多くの患者の来院に際しては通常の手続きに含まれないが，摂食障害患者に対しては脱水をモニタリングすることは生命の維持に関連したデータの1つである。関連する既往歴（例えば患者がめまいを訴えたときなど）は，伝達するべき重要なデータの1つである。またそれは研究を行う上での重要な知見の1つでもある。これらの情報は，FAX やセキュリティのかかった E-mail を利用し（州や連邦法のもとで患者の同意を得て）メンタルヘルスの管理を担当している者の事務所と共有することが，治療チームをまとめることに非常に役立つ。FAX のテンプレートは図 8-1 に示したような形式で作成され主治医に提供すると良い。また必要に応じて順次修正を行うと良い。

診療欠席とノンアドヒアランス

　治療中断は摂食障害にしばしば伴うものである。心理療法においても薬物療法においても，多くの人が脱落する。多くの摂食障害患者は，治療を開始することすら拒否することが多い。ある研究では，摂食障害に対する併用療法において，中断率が46％で，薬物療法を始めた患者のうち5週間で56％しか服薬を継続できなかった（Halmi, 2008）。また別のプログラムでは，拒食症患者の30％しか治療を最後まで行うことができなかった（McIntosh et al., 2005）。治療者は，治療への出席，遅刻，積極的受療などを早期にターゲットとすることで，そのような患者の生活にはるかに大きい影響力を与えられる。共同治療に

患者名：エミリー・ジョーンズ　　　　　　　　　　　　　　日付：2010/9/15
経過の新しい情報：運動後にめまいあり，失神なし。来週ジムが始まる。
　身体情報：
　　体重：着衣で 94 ポンド
　　BMI：19
　　BP：90/50（仰臥位），80/48（座位），80/48（立位）
　　Serum K：3.9
　服薬：
　　エチニルエストラジオー・ノルエチステロン（避妊薬）
　　マルチビタミン
次回予定：2010/9/29
Fax to：スミス先生（xxx-xxx-xxxx）
　　　　ジョーンズ先生（xxx-xxx-xxxx）

図 8-1　来院情報

おいては，処方者と治療者は相互に治療への出席を促進することができ，また，他の治療様式や各回のセッション課題に対する困難感への積極的受療を促すことができる。薬物療法においても心理療法においても，治療への出席率の低さについては，徹底的に議論されるべきであり，解決すべき問題である。過食症患者に対しては，早期に積極的に寛解を目指す理由は，それが完全回復を予測するということだと，直接情報共有する必要がある。

　なぜ，摂食障害患者はこうも頻繁に治療を中断してしまうのだろうか？　治療の開始時には，多くの摂食障害患者は治療に対する動機が弱い。初期の段階では，注意深く動機づけ面接を用いること，家族のサポートの同意を得ること，心理教育を行うこと，そして患者と治療に参加することを明確に約束することなどが，その後の参加を促すために必要となる。他の重症の I 軸障害を併発している患者に対しては，摂食の問題に対する治療に専念する以前にそれらに対する治療を進める必要があるだろう。また衝動性の高い患者に対しては，摂食障害に対する治療を阻害する要因となりうるような無秩序な生活を正す，積極的問題解決が必要となることもある。患者がセッションを欠席したり遅刻したり，治療のタスクに沿うことができない場合には，治療の進展は望めない。フィールド医師によるアリスとのセッションの語録のなかに，患者への治療に対する動機を高める技法の良い例が描写されている。

　アリスは初期の頃，体重に関連したどのような問題についても治療で扱うこ

とを拒否していた。彼女の目標は抑うつ気分の改善であった。体重と気分の関連性に対する心理教育を行っても，彼女の摂食障害治療を考慮する動機を高めることはできなかった。そこで，フィールド医師は，彼女の摂食の問題による良い点と悪い点を明らかにすることで，アリスの治療動機に変化が生じないか試してみることとした。

フィールド医師：アリス，あなたの気分に関する問題は，人間関係が乏しかったことや周囲の人間に対して満足していないことが関係しているとお話してくれましたね？

アリス：はい。仕事以外ではほとんど一人で過ごしてきました。共通しているところが誰とも何も見つからなかったのです。誰かに自分のことを理解してもらうために，どうしたらいいのか，何から始めたらいいのかすら全く分かりません。あまりにも荷が重すぎるのです。

フィールド医師：なるほど，良くわかります。もしも自分の人生について他の誰とも共感することができなければ，そのような気持ちになるでしょう。そうだとしても，対人関係についての困難感による拒食症状があなたに与えている利益について考えたことはありませんか？

アリス：利益？

フィールド医師：はい，そうです。とても奇妙なことに聞こえるかもしれませんが，実際は多くの物事にはポジティブな結果とネガティブな結果の両方があるものなのです。そのなかには私たちが気がついていないものもあります。そして私の経験上，その両側面を見ることで新たな視点を得ることができることが多いのです。あなたと私はお互いに摂食の問題は一時「棚上げ」にして，あなたの人生がより豊かなものになるために他にできることはないか考えてみることで合意しました。しかし，拒食があなたにどのような良いあるいは悪い影響を与えているのかを確かめてみる必要があるかもしれません。

アリス：それはどのようにしたら確認できるのでしょうか？　ただこれが私というだけで，他に何の意味もないと思うのですが。

フィールド医師：そうですね。拒食は長い間あなたの人生の一部でしたからね。しかしこれからは，もしかしたら私たちは拒食の利益と悪い結果との両方を考えてみることができ，あなたにそれを家で続けてきてもらう

ことができるかもしれませんよ。

アリスとフィールド医師が作成したリスト

拒食による利益	拒食によって生じた問題
自分をコントロールしている感じが得られる	周囲の人に避けられる
慣れ親しんできた方法である	孤立感
新しいことにチャレンジしなくてよい	タバコを吸う必要がある

　このリストを埋めてくることがアリスのホームワーク課題となった。このエクササイズは，拒食が彼女の人生に与えている影響についてより広く考え，行動を変える動機づけを高めるきっかけとなった。
　摂食障害患者の治療拒否には2つのタイプが存在する。薬物療法に対する拒否（第4章で詳細に示した方略により焦点化可能である），と治療のタスクに対する拒否である。薬物療法単独の治療において患者のドロップアウト率を下げる有効な手段の1つは，心理療法を導入することである。薬物療法の治療拒否に関するもう1つの原因としては，摂食障害患者は薬の副作用に非常に敏感で，自分の体調にあまりにも気を遣いすぎることがある。そのため，どのような副作用についても慎重に相談し管理を行うこと，服薬量はゆるやかに少量ずつ漸増することなどが薬物療法において必要である。
　治療タスクに対する治療拒否は症状の酷さを表していることがある。患者が非常に頻繁に嘔吐を繰り返しているときや，情報を処理できないほどの飢餓状態で通院による心理療法では反応がないときには，より集中的な治療が必要である可能性が高い。また心理療法では，批判されることに対する恐怖心や障害による摂食行動が露見することに対する恥らいが治療拒否や出席率の低さにつながる。これらが要因となっている場合には，心理教育とノーマライゼーション[2]を行うことが非常に役に立つ。非常に乱れた摂食パターンについて議論することでストレスを感じるのは，普通の反応であることを教えるようなセラピーはより成功しやすいだろう。恥をターゲットとした具体的な介入（例えば弁証法的行動療法で入念に行われているような）は，治療への参与や積極的受

2…ノーマライゼーションとは，患者の思考，行動，気分及び経験が健常人のそれと比較され，その違いを理解する過程である。

療を促す。

合併症の医学的また精神医学的症状

　多くの先行研究で，拒食または過食症患者は非常に多くの合併症による精神医学的症状や状態を示すことが報告されている。その他の精神医学的診断に加えて，最近の研究ではある患者においては恥と感情調整についての問題が，摂食障害を呈する上での媒介要因の1つであることが病理学的に示された（Gupta, Rosenthal, Mancini, Cheavens & Lynch, 2008）。恥と感情調節困難は治療課題への積極的受療を妨げ，治療拒否へとつながりやすい（上記の通り）。摂食の問題は，恥と感情の異常調節の高さによって特徴づけられるようなその他の精神医学的状態像と共通した問題である。例えば，境界性パーソナリティ障害では拒食症や過食症になるリスクは20倍であり，特定不能型の摂食障害になるリスクは10倍である（Zanarini, Reichman, Frankenburg, Reich, & Fitzmaurice, 2010）。Ⅱ軸の併発は過食や拒食症の予後を悪化させる。恥や感情調節困難が見られる場合には，患者の治療プランのなかにスキルトレーニングや感情的に困難な状況に対する曝露を含める必要がある。

　感情調節困難と摂食の問題を抱える患者と治療を進めていく上での一般的な問題は，摂食障害における感情調整の機能が治療者によって見逃される可能性があることである。患者に，より重症のⅡ軸の問題がある場合には，摂食障害の病理は「あとまわし」にするか，概念化しない。すなわち，感情を調節するための追加的努力に終わることもありうる。そして患者にかかわる全ての人間がこの概念化を共有しなければ，摂食障害の病理は過小評価されてしまう。また多くの患者は摂食障害を隠したり過小評価したがるため，これを見逃すことは後々大きな問題に発展しやすい。患者に携わる他の治療者も，概して非現実的な体型や体重の美点を称賛するような価値観に変化させられていることを忘れてはならない。それが「落とし穴」となり，患者の問題を過小評価してしまうことにつながる。

　以下に示す症例は，感情調節に対する困難感によって摂食の問題を併発している患者の典型的な例である。治療者は危害を減少させる方法を用いて患者の不適応な摂食行動を減少させることを最初に行った。

　ダイアナは24歳の大学4年生である。ボーイフレンドと別れて5カ月目に来院した。彼女は恋愛経験における，数々の激しい敵対関係や「気分屋で頑固

になりやすい傾向などを語った。ダイアナは週に2～3日は過量に飲酒した。彼女は，体重はいつも問題であり，週に2～3回は下剤を使ったり「食べてはいけないもの」を食べたり「食べすぎてしまった」ときには嘔吐を繰り返しているしと語った。時折，ボーイフレンドに対して非常に怒っている場合には，「イナゴのように貪欲に食べる」と語り，具体的にはクラッカーやクッキーを1箱あけてしまったり，気持ち悪くなるまでトーストとピーナッツバターを食べたりし，その後に強制的に吐いていた。このような行動をとった後は，寝てしまうことが多かった。また，14歳から歯科医に嘔吐により歯のエナメル質がダメージを受けていると警告を受けていた。彼女は「体重を管理している」と信じていたため，健康に悪影響を及ぼしていることには気がついていなかった。

ダイアナとセラピストのリヨンズ心理士は，失恋による感情の修復に取りかかることとした。ダイアナがもう少し安定した状態だったならば，リヨンズ心理士はダイアナが歯医者の予約をとった後に彼女の癖について問題提起しただろう。

リヨンズ心理士：では，1つ明確にさせて下さい。あなたは過食したり嘔吐することが歯にダメージを与えることを知っていますね？ 歯のエナメル質についての問題は，あなたの過食嘔吐の頻度を減らす理由になりますか？

ダイアナ：ええ，多分。歯科医に入れ歯か歯のキャップが必要であると言われるまでは問題だと思わなかったんです。それほど深刻な問題になるとは思えませんでした。

リヨンズ心理士：では，嘔吐を止めることを考えているのであれば，嘔吐があなたにどのように影響しているのかここで相談してみることができますね。

ダイアナ：つまり体重についてということですか？

リヨンズ心理士：ええ，それも一部に含まれるでしょう。でもそれ以外にも，過食嘔吐することも私はあなたと話さなければ思っています。例えば，クリスと大きなケンカをして，もうこれで運のつきだと思ったこととかね。

ダイアナ：なるほど，仰っている意味が分かりました。つまり，精神安定剤のようになっているということですね。

リヨンズ心理士：その通り．もしその部分について治療を勧めたならば，あなたは感情についてもう少し寛容になることができ，もう過食をする必要がなくなるかもしれません．

ダイアナ：わかりました．

リヨンズ心理士：それから，嘔吐による体重コントロールについても多少なりとも取り扱うことができれば，感情に関連する問題について十分に治療が進むまでの息抜きにもできると思います．

ダイアナ：それはどういうことですか？

リヨンズ心理士：つまり，非常に動揺しているときに新しい方法を試してみることはとっても難しいことだと私は思います．ですから，少し時間がかかるでしょう．でも，あなたの歯のために今すぐにできることの1つとして，通常の食事をとって嘔吐の回数を減らしてみることがあると思うのです．例えば，食事の後は吐きたくなる衝動が治まるまではトイレに近づかないようにすることなど．それから，もし葛藤が生じないような量の食事をすることができれば，お腹が空いて食べたくなったり吐きたい衝動に駆られることもないでしょうし，そういったことが起こる回数を減らすことができると思います．この方法を用いれば，過食のその他の理由についてきちんと整理する間，歯をこれ以上悪化させることを防ぐことができます．

リヨンズ心理士とダイアナは，週に2〜3回の嘔吐を減らすために，毎夕食後散歩をすることを目標とし合意した．

摂食障害に関連した併発症状はⅡ軸を併発している患者の治療を意味しているため，二重の治療構造となり非常に難しい（第12章を参照）．協同的かつ意思疎通のとれた二重構造の治療は，さらに柔軟的である必要がある．このような開かれたコミュニケーションをとることで，食べることに対するコンプレックスが強く，感情調節に困難感を抱えるような患者への指示の不備や矛盾を生じにくくすることができる．非常に有効な手立てとしては，計画的な間隔で合同のセッション（すべての治療者と同じ部屋で）を設けることである．これにより，ある1つの方向に向かった一貫したグループによる治療の印象が大きくなり，かつ，「リアルタイム」で情報共有されていなかった部分について整理を行うことができる．また，治療チームに患者の希望を主張する機会を作るこ

とができる。

　複雑な治療や摂食障害患者には身体的な疾患が生じることも多い。例えば，摂食障害を併発したⅠ型糖尿病患者は，体重を減らすためにインシュリンの投薬を減らしたり続けなかったりすることがある。このような患者は，代謝のコントロールを悪化させる。短期的には，致命的な糖尿病性ケトアシドーシスを生じることがある。そして長期的には，このようなコントロールの弱さは，インシュリン依存性真性糖尿病による長期にわたる脈管障害の結果生じる病気の発症を早めることとなる。このような場合には，間隔を非常に縮めたモニタリングと主治医との頻繁な情報共有を行わなければならない。さらに，患者自身と家族に対してこのような行動によるリスクを明確にはっきりと伝える必要がある。可能であれば，患者を治療するすべての人がカルテデータを参照することができ，緊急の対応をとることができるように，心理療法と診療は同じ施設内で行うことができるとよいだろう。それが不可能なときには，電子データによる情報交換は必須である。医療ケアチームは患者と心理士または薬物療法のケアチームの意見を考慮し，患者の治療プランにインシュリンや血糖値の管理を含める必要がある。糖尿病治療に対する積極的受療は，食習慣や運動に加えて，セラピーの一部としてモニターする必要がある。

　最後に，物質依存の併発は神経性過食症の治療経過の悪さに影響を与えると言われている（Hay, Bacaltchuk, & Stefano, 2004）。このような障害が併発しているときは，これらの障害の治療を連続的に行うか，早期に両方の行動に対処するために短い集中的な外来患者への介入を検討することが役立つことがある。同一の患者における物質依存と摂食障害の併発は，通常の衝動性のパターンを崩したり感情の不寛容さを招いたり，コーピングスキルの欠如を生じるものであるととらえることができる。このような患者の治療は困難を極める。慎重な治療計画と段階的でゆるやかな目標の設定が必要である。治療者同士の良質な情報共有が良い結果を生むためには必要不可欠である。

再発予防

　摂食の問題を持つ患者における最後の問題は再発への対処方略を確立することである。患者には病状が良くなることは完治することと期待しないようにしなければならない。治療から一時的に抜けることで，患者の行動のきっかけとなっているものや再発につながるような考え方のパターンへの気づきを得る機

会となる。計画的でない食行動を1，2回経験した後で再発を助長するような考え方のパターン（例えば、「台なしにしてしまった」、「これまで頑張ってきたことが水の泡になった」、「今食べてしまったケーキの分を取り戻さなければ」）は、良く知られているものである。患者はこのような考え方についてどのように認識し、やめるのかを学び、治療のなかで進めてきたような計画的な食習慣に戻るのかを知る必要がある。エミリーは過食症から回復し抗うつ薬を飲んでいる患者である。彼女に対する再発を防止するための簡潔なセッションは非常に良い例である。

エミリーは22歳の女性で16歳のときに拒食症により通院を開始した。体重の回復に重点を置いた治療を行うことで予後の良い状態を維持していたが、高校3年生のころから過食嘔吐にとらわれるようになり、最終的に心理療法と抗うつ薬による治療を受けた。エミリーは組織的な治療のなかで2人の異なる治療者とかかわっていたが、数カ月の節制の後6カ月間はセラピストとは会っていなかった。エミリーは定期的な服薬調整の診療で精神科医であるフランク医師の診察を受けていた。彼女はフランク医師に物事があまりうまくいっておらず、家族のパーティーでいつもより多く飲食してからの2週間ほぼ毎日過食嘔吐を繰り返していることを訴えた。フランク医師はエミリーが嘔吐の後抗うつ薬を服薬していたことを確認した（つまり、薬理的にはエミリーがきちんと治療されていなかったわけではないことを確信した）。フランク医師はエミリーと一緒にセラピーを通して再発や調子を崩したときの対処法について学んだことを復習した。彼女は普段の食生活の計画や嘔吐を止めるためのワークについて話したが、「諦めてしまった」ことにより節制に失敗してしまったことについてとても落胆していると語った。フランク医師は一時的に計画がうまくいかなくなることは普通のことであることや、ここで完全に再発しないためにも一歩ずつもとの計画に戻ることが必要であることなどを話した。エミリーは元の計画に戻り1週間後にまた確認のため来院する予約をして帰った。

摂食障害患者の治療は、いかに他の治療者と協同して治療を成功させるかについての良い例となる。これらは簡単なことではないが、明確な情報共有を行うことで治療効果を増加させることができる。拒食症では体重がある程度回復するまでは精神薬理学的治療には限界があるが、患者の主治医は必ず治療に参加する必要がある。抗うつ薬は拒食症においては体重を回復させる効果があり、過食症においてはCBTと組み合わせた使用が有効である。このような状況下

では，患者の心身の健康を回復することを共通の目標とした2～3人の治療者による協同的な治療が有効である。

第9章
統合失調症の併用療法

概　要

　抗精神病薬の治療は，統合失調症の急性期，慢性期の標準的な治療である。これらの治療は，精神病症状をコントロールするうえで，革命的な違いをもたらした。しかし，その効果は，完全からはほど遠いと言わざるをえない。統合失調症では，残遺症状がよくみられる。大多数の患者は，薬物療法を十分受けても，陽性症状が続く。妄想や幻覚，思考障害といった残遺症状は，人を弱体化させ，危険な状態にする。加えて，陰性症状は，薬物療法によってコントロールするのが難しく，しばしば，障害や予後不良の転帰と関連する。薬物療法への反応不良，対人関係や認知機能の問題といった負担は，予後の改善のために，さらなる介入を必要とする。抗精神病薬にCBTを組み合わせることは，統合失調症患者の機能を改善し，障害や死亡率を低下させる。しかし，統合失調症患者へのCBTと薬物療法の組み合わせにおいて重要な次の点を知っておいてほしい。つまり，精神症状を有する患者にとって，これらの介入の多くは有用ではあるものの，現在のところ，こうした推奨を裏づけるデータは，限定されているか，全くないということである。
　統合失調症に対する，抗精神病薬治療の重要な問題は，服薬ノンアドヒアランスである。CATIEトライアル（介入効果についての，臨床の抗精神病薬のトライアル）は，大規模な，多くのセンターによる研究で，抗精神病薬の効果を比較するものだが，患者の60％以上は，処方された薬の種類にかかわらず，服薬を遵守しなかった（Lieberman et al., 2005）。ノンアドヒアランスは，統合失調症患者の再発や入院の要因として，非常によく知られている。薬物療法とCBTの組み合わせは，服薬アドヒアランスを明らかに向上させる。この章の次のセクションで説明していく。
　さらに，この章では，統合失調症における薬物療法とCBTの併用療法を支持するエビデンスについて要約し，現在行われている治療の特別な例を紹介

する。心理学的治療の他の方法（家族療法，社会生活技能訓練（SST：social skill training），認知的介入）は，しばしば統合失調症に有用であるとされている（Patterson & Leeuwenkamp, 2008）。これらのアプローチの要素は，必要に応じて，CBT と薬物療法の繋ぎとして使用される。いくつかのデータは，統合失調症への早期の成功した治療には，潜在的には長期的にも有益な効果があるかもしれないことを示している（Lieberman, 2000）。薬物療法にプラスの効果をもたらす有益な治療を追加することは，初発の患者に，より意味があるであろう。

　統合失調症において，薬物療法と CBT は，可能性としては相助的に働くだろう。例えば，効果的な薬物療法は，患者がより集中し，明晰に考え，よく眠り，CBT の作業に参加し，セルフケアすることを可能にする。一方で，組み合わせは，害を及ぼす可能性もある。つまり，薬物療法で副作用が生じた場合，患者は，これらの副作用を妄想と解釈し，さらなる治療の努力を信用しなくなるかもしれない。このために，患者と責任共有治療者間の，繊細な，注意深いコミュニケーションは，治療を受け入れるか否かの，真の違いになる。

　統合失調症の患者は，病気を理解し，それを効果的にコントロールするステップを踏む。そして，それぞれの患者はさまざまなステージにいる。認知機能の低さ，妄想，否認，精神症状のストレスは，このプロセスを遅らせる。家族の経験と薬物療法や精神疾患についての信念は，予後に影響する重要な要因である。治療的介入のタイミングや，患者にどのくらいの情報を与えるかについて計画を立てるとき，患者が，どのくらい心の準備ができているか，考慮されなければならない。患者は，現在の状態を理解できるに違いない―統合失調症では，認知機能の欠損は，よく見られるが。治療者にとって，少しの情報を繰り返し提供すること，患者がはっきりと理解していることを確認することは，治療者がいつも心すべき重要な戦略である。

統合失調症で，CBT と薬物療法の併用療法を支持するエビデンス

CBT を薬物療法と組み合わせた場合，服薬アドヒアランスが向上するというエビデンス

　いくつかの早期の RCT は，患者の数が非常に少ないが，CBT のセッションは，精神病患者の薬物療法において服薬アドヒアランスを促すことを報告して

いる（Kemp, Hayward, Applewhaite, Everitt, & David, 1996; Lecompte, 1995; Perris & Skagerlind, 1994）。しかし，ある研究は，統合失調症の患者の治療においてCBTを併用することにさしたる利益はみられなかったと報告している。彼らは，服薬アドヒアランスが非常に悪く，72％であった。これらの患者には，30〜60分の長さの，5つのセッションの介入が行われた。この介入の1年後，CBTを受けたグループで服薬アドヒアランスに変化はなかった。ノンアドヒアランスの患者は，さらなるCBTの治療や，ブースターセッションを繰り返す必要があるかもしれない。統合失調症の患者で，服薬遵守を目的に，CBTを組み合わせた場合，治療のターゲットは，治療についての態度を特定し，変化させることである。それは，治療の逸脱を予測し，病気に対する患者の洞察を促す。統合失調症にみられる認知過程（記憶，実行機能）の困難さは（Ascher-Svanum, Zhu, Faries, Lacro, & Dolder, 2006），指示された通りに服薬することへの信頼に重大な障害となる。洞察力のある治療者は，服薬とCBTの治療の組み合わせにおける，こうした問題を軽減するために，行動療法を使うであろう。

CBTと薬物療法の併用療法は，統合失調症の陰性症状と陽性症状を改善するというエビデンス

　服薬アドヒアランスを促すことに加えて，未治療の，あるいは，不完全な薬物療法を受けた統合失調症患者の他の徴候に，CBTのアプローチが有用であるというエビデンスがある。さらに多くの研究は，統合失調症の患者がCBTと薬物療法の組み合わせで利益を得ることは明らかで，介入のタイミングが予後を決める，と報告している。統合失調症に対するCBTのRCTは限られている。CBTの介入は，グループのこともあれば（Drury, Birchwood, Cochrane, & Macmillan, 1996），個人のこともある（Tarrier et al., 1998; Sensky et al., 2000)。いくつかの小さなRCTは，薬物療法と組み合わせた場合，CBTが陽性症状に効果的であることを示している。Tarrierら（1998）は，支持的な治療や薬物療法を加えることよりも，CBTが陽性症状にかなりの効果があることを示した。治療を受けなかった群より，支持的な治療およびCBTを受けた群は，ともに，長期のフォローアップでは，同じくらい有益である（Tarrier et al., 2000）。しかし，Senskyら（2000）は，CBTのプラスの効果は，支持的心理療法（いわゆる，"味方になる"）と比較して，治療が終了した後

も，9カ月続き，かなり持続性があることを見出した。つまり，十分な薬物療法を受けていても症状が続いている患者では，この利益は大きいということであろう。ただ，残念なことに，患者の数があまりにも少ないので，いつ CBT を導入するかについて，強く推奨することができない。英国の国民保健サービス（NHS）では，現在，統合失調症の初発のエピソードに対して，薬とともに CBT の標準的なコースを命じている。この実践から得られたデータは，診療で薬物療法に CBT 追加の効果を検討する際，非常に有用であろう。

　Wykes ら（Wykes, Steel, Everitt, & Tarrier, 2008）は，最近，統合失調症の CBT の 34 研究のメタ解析を行った。全研究において，治療に反応するターゲットとなる症状は，レビューされたが，これらの研究は，盲検での評価者がなく，エフェクトサイズを上昇させた。このレビューとメタ解析の結果は，グループと個人の治療の両方を含み，服薬アドヒアランスよりも他の治療効果を判定した。つまり，陽性と陰性症状，生活機能，気分，希望，社交不安などである。陽性症状は，主要な予後の変数として評価された。しかし，CBT は全ての他の予後について，絶望以外の項目で有意なプラスの効果を有していた。このメタ解析で，4 つの研究のうち 3 つにおいて，絶望の評価が増加した。この所見についてのさらなるデータが得られるまでは，臨床的にこのことを留意しておくことは正当化される。CBT で，患者の絶望観について，強く注意を維持することが望ましいであろう。他の最近の研究は，CBT が，多大な影響力があることを示している（下記参照）。しかし，治療効果の持続は，Wykes のメタ解析によっても検討されていない。

　RCT の多くのデータからは，次のことが必要とされる。つまり，陽性症状に対し短時間の治療をする際，薬物療法とは別に，CBT のエビデンスについての信頼できる記述をすることである。

　しかし，残存した陽性症状は，薬物療法を受けている患者によく見られる症状である。患者の機能的な能力を向上させることは，かなり有用である。CBT は，慢性疾患の患者の継続的な治療管理に援用されるべきである。また，統合失調症の残遺症状に対し，継続的な CBT と薬物療法の組み合わせの効果の評価が研究されるべきである。

統合失調症の患者に対する CBT アプローチの基礎

　統合失調症の患者に対する CBT のアプローチは，いくつかの治療マニュアルに記述されている（例えば，Kingdon & Turkington, 2005）。併用療法のいくつかの重要な特徴についてここで述べる。精神病への CBT 治療のゴールは，治療遵守を強化して，症状を減らし，患者の日々の機能を増大させることである。共感的で活発な治療同盟で治療のゴールは達成される。

治療関係

　精神病を有する患者にとって，CBT アプローチの1つの重要な側面は，診断のいかんにかかわらず治療関係を作る方法である。治療関係とは，患者のスタンスで彼に接すること，彼らの病気の症状の起源と意味について，その信念を理解しようと努めることである。セラピストは，精神病の特異な経験の由来と症状に関する患者の視点を理解するために，誠心誠意，努力する。

　次に，セラピストと患者は，適応的な枠組みを創るために，共同作業をする。つまり，病気を理解し，より効果的に対応し，患者が患っている疾病が，彼の過失であるという観念を減らすために，共同で作業するのである。統合失調症の患者との共同作業は，患者の経験と信念に対して，敬意に満ちた話し合いでなければならない。これらの信念がセラピストと共有されない場合であってもそうである。セラピストは，患者の精神病体験や，その症状がどのように生じるかについての患者の説明についてのエキスパートとなる。治療関係を形成する重要な側面は，ストレス脆弱性モデルに基づいて，患者の精神病体験を正常化することである。多くのケアは，病気のスティグマを減らすために行われてきた。これは，希望とやる気を増大させる。最近の研究で，統合失調症の CBT による介入には，患者の活動を増大させることを通して絶望を緩和するという重要な効果があることが示された（Hodgekins & Fowler, 2010）。絶望についてのデータは，いくらか矛盾している。このため，この章の始めのほうで述べたように，臨床家は，彼らが治療する統合失調症の患者において，絶望という観念を観察することに注意深くなければならない。

服薬アドヒアランスを促すこと

　CBT を特徴づける，患者との繊細で尊重すべき共同作業は，患者が，薬物療法の必要性を受け入れることに繋がる。もし，治療が患者の症状を正常に戻すなら，薬物療法の役割は，理にかなっており，患者は，服薬を遵守しやすくなるであろう。例えば，睡眠障害は，幻覚を引き起こすストレッサーとなり得る。この現象は，人の睡眠の剥奪は，幻覚を引き起こすという事実によって説明可能である。患者は，睡眠日誌を通して，睡眠の問題と幻覚の増加との関係も観察するであろう。もし，処方者が，薬は患者の睡眠を助けると説明するなら，患者は，定期的に服薬するであろう。そのような共同作業の概念化は，患者が統合失調症の診断を受け入れることを要求するものではない。患者は，彼の症状に注意を集中し，それは受け入れられる，適応できる，という説明を展開するであろう。患者の耐えがたい症状に特異的に有効な薬物療法は，あらゆるケアの提供者によって，強調されるべきである。患者によって認識されないけれど効果のある薬物療法は，どの治療においても直接，議論されるべきである。例えば，集中力と注意力の上昇といった効果がある。ゴールは，症状の重さを和らげ，患者の生活機能を増大させることである。

　統合失調症患者への併用療法において，服薬を遵守させる作業は，慢性疾患への対処の困難さを思い知らされる。病気を持ち服薬することは，ほとんど逃れられない人生の一コマである。このことを疑いなく信じる患者は，自尊心を傷つけられることはないであろう。

　治療のプラスの効果を患者が思い出すことに加えて，服薬についてのあらゆる非現実的思考や妄想（例えば，悪魔のせいで，副作用が起きているという解釈）は，全ての治療者によって注意深く聴きだされ，議論されなければならない。

　統合失調症の多くの患者は，自分の問題の原因について，不完全な様相を描いている。彼らの問題は，症状を妄想的な説明へと発展させてしまうことである。病気について学ぶことは，服薬アドヒアランスに繋がり，妄想を減らす。患者に，薬物療法により，自分の行動が正常化するように仕向け，その結果から結論を導くことは，治療におけるもう１つの重要な戦略である。

　薬物療法のあらゆる副作用について，問題解決的アプローチは，決定的に重要である。患者にかかわる全ての人は，望ましくない薬物療法の影響の改善法を見出すために動かなければならない。患者は，もし，彼らが，解決策を見つけるのに活動的な努力をしていると信じるなら，薬物療法による面倒な身体へ

の影響に対して忍耐強くなるであろう。

　生活上の問題も向精神薬使用の弊害になることがある。このような場合，ケアの提供者は，活動的で，創造的な問題解決に，専念しなければならない。これは，患者の生活状況や，病気や病気による心理社会的障害により生じる，打ち破れそうにもない障害を思い出さなければならない場合にである。例えば，ホームレスの患者や，安定して住むところがない患者は，服薬するといった日々の日課を維持する力がない。

CBTのセッション内容の変更と心理教育の提供

　統合失調症患者のCBTにおける重要な違いは，患者のニーズにマッチしたセッションを特別に修正しなければならないことである。セッションの長さは短めがよく，課題は患者の症状に合わせ流動的にし，目標設定は少なめがよい。患者の不安のレベルを注意深く観察することにより，セッションの構造を調整できる。打ち解けやすいトピックを取り上げることは，不安を低減させ，会話が長続きするであろう。患者をサポートして，彼らがより良い選択をし，上手く病気に対処することを促すために，セラピストは注意深くなければならない。

　心理教育は，統合失調症におけるCBTの鍵となる構成要素である。責任共有治療または治療者1人の治療において，セラピストと薬物療法家は，疾患のために重要な認知機能に欠損が生じているということを心しておかなければならない。これは，話し言葉や，書き言葉，あるいは，ちょっとした簡単に思い出せるフォーマット等の教育的な資料が，繰り返し提供されなければならないことを意味している。統合失調症の認知機能の欠損は，薬物療法によって改善されるものではなく，陽性症状と不安の低減だけである。学習と記憶は，心理療法を成功させる重要な要件だから，ケアの提供者は，統合失調症の患者にみられる不注意と記憶の重大な問題を気にかけておかなければならない。

　統合失調症の患者の心理教育は，患者が病気を理解することに焦点を当てている。それは，一般に，ストレス素因モデルや，健康と幸福を維持させる，薬物療法の大変重要な役割についてである。患者は，症状と症状のトリガーを理解するための，セルフ・モニタリングを学ぶ。スキルトレーニングは，より適した方法で，症状を扱う患者の能力を向上させる。次のケースは，統合失調症患者におけるCBTの有用性について示している。

　ゲイリーは，49歳の男性で，30年来の統合失調症に罹患している。彼は，最初，

上の兄ががんで死んだ後，19歳のときに，治療を受けるようになった。そのとき，彼は，地方の短期大学の生徒であった。ゲイリーは，子ども時代から多発性のアレルギー，喘息，呼吸器疾患といった色々な健康問題を抱えていた。こうした健康への心配は，彼の社会的発達を妨害した。彼は，しばしば学校に行かされず，家に留められ，兄のようには社会活動をすることが決して許されなかった。例えば，彼はサマーキャンプには行かず，ボーイスカウトにも参加できなかった。ゲイリーは学校で奮闘した。彼は，いつも，自分自身を，他の子どもより，スローな人，愚鈍な人，だと信じていた。ゲイリーが高校に入学したとき，彼の兄は，ホジキンリンパ腫のステージ3と診断された。自然に，彼の家族の注意は，すべて彼の兄の病気に向けられるようになった。ゲイリーは，ほとんどの活動に出なくなり，1日の大半，マリファナを吸っていた。彼は，高校を卒業することはできたが，成績は良くなく，彼の学校のカウンセラーは，彼がどこかの大学に進学する前に，短大に行くことを提案した。ゲイリーの短大1年生の終了時，彼の兄は，突然，状態が悪くなり，肺炎で亡くなった。

　ゲイリーは，彼の兄の死後，時間がたつに連れ，ベットで横になっていることが多くなった。彼は，めったに食事に現れなくなり，彼の両親がベッドに行った後，しばしば夜になって食べるようになった。彼の両親は，最初，これは悲しみの反応だと考えた。両親は，彼ら自身の悲しみがかなり強かったので，ゲイリーにあまり普段通りの注意を払うことができなかった。彼は短大2年に進んだが，だんだん奇妙な体の症状に悩まされるようになった。彼は，自分の足や腕に電気が流れているように感じる，と言った。彼は，頭のなかで，常時，ブンブンうなる音を聴いた。ついに，彼は，テレビのニュースキャスターが彼について話していて，日中の活動に影響を与えているという信念を増大させてしまった。彼は，家族全員のテレビを芝生に投げた後，病院に入院させられた。というのも，彼は，テレビによってコントロールされると怯えていたからである。

　ゲイリーの治療のコースは，過去30年，彼が定期的な服薬をしないことで複雑になっていた。彼は，統合失調症を信じなかった。彼は，自分の症状が次のことを示していると信じていた。つまり，彼の脳は，マリファナの使用によって永久にダメージを受けており，向精神薬の治療はこの問題の解決には役立たないだろうと信じていたのである。

　ゲイリーは，3週間入院した。精神科医のアフターケアは，精神科医クラーク医師，バクスター心理士によって行われた。彼らは，同じ臨床グループであっ

た。彼らは，ゲイリーと，彼と生活している両親に，同時に会った。クラーク医師は，ゲイリーに，「服薬は，ゲイリーが関心を持っている脳のダメージを改善しないかもしれない。でも，薬は，彼の深刻な睡眠の問題の助ける可能性はある」と説明した。彼は，ゲイリーと彼の両親に服薬が彼らの手助けになった事項を挙げるように言った。そうすると，ゲイリーは，服薬に同意した。そして，彼は，服薬する理由が書かれたリストを受け取った。そのリストは，彼が，毎日，服薬する決心を彼自身に思い起こさせるためのものであった。バクスター心理士は，ゲイリーのセラピストである。彼は，ゲイリーに対し，体験した身体症状に意識を向けるように促した。そして，ゲイリーが，それらに上手く対処できるよう援助した。ゲイリーの両親は，ゲイリーの悩みと怒りが増大したので，彼の身体症状が本当だったかどうかについて，もう彼と議論しないことにした。そして，彼の薬物療法のことで思い悩むのを止めることにした。

統合失調症患者の治療における特別な問題

妄想と幻覚を管理すること

　CBTでは，患者が，怖がったり，弱気になったりする出来事に遭遇したとき，その精神病症状に適応させる特別な方法がある。それをどのように達成するかについて詳しい説明は，最近出版されたいくつかの治療マニュアルに記載されている（Wright, Turkington, Kingdon, & Basco, 2009; Kingdon & Turkington, 2005）。妄想と幻覚は，しばしば，薬物療法に部分的にしか反応しない。患者が妄想や幻覚に対処することを援助する方法は，彼らの悩みを減らし，彼らの本来の機能を増大させる。

　妄想と幻覚に対する，治療のプロセスは，患者への温かい関心と勇気づけで始まる。患者は，セッションで議論する。セラピストの関心は，患者に，妄想と幻覚をより客観的に観察するよう教育することである。そのような観察は，妄想や幻覚が増大するきっかけへの気付きとなる。セラピストは，患者が幻覚を体験しても行動化しないことを学ぶよう援助する。とにかく，妄想や幻覚が現れたときに，苦痛を最小にするような戦略を立てることなのである。最終的には，患者は，だんだん，自分で試してみるよう促され，非論理的な信念を再検討するようになる。そして，より論理的に妄想に対処するようになる。

　患者が妄想信念を抱くとき，別の可能性を考えるよう促される。つまり，こ

れらの信念は，心のなかの考えであり，上手く対処することを学びうるのである。妄想信念は，他の自動思考と同じほど強力なわけではない。これらの観念は，患者がそれらを真実であるように思う程度にかなりの幅がある。うつ病患者と同様，統合失調症患者においても，妄想観念による出来事と，生じた行動と，感情状態の関連を知ることは，患者にとって，より効果的な対処戦略の発見に繋がる。状況，自動思考，結論を含むシンプルな思考記録は，かなり有用である。患者は，基礎的な認知モデルを用いて，妄想と幻覚のきっかけを減らし，一連の行動を評価し，その行動を変化させる。統合失調症の患者において，得られた1つの良い例は，ボニーである。彼女は，入院中の患者で，やっかいな妄想の長い病歴がある。

　ボニーは，42歳の女性で，統合失調症と妄想の長い病歴がある。他の人が彼女の考えや，彼女の病気のことを知っているという妄想を抱いていた。ボニーは，声を聴いた。その声によれば，彼女は，心理士と精神科医に実験にされている，というものであった。彼女は，薬物療法を拒否した。なぜなら，薬物は脳にダメージを与えるだけだ，と信じていたからである。ボニーは，セルフケアが不十分で，何度も入院していた。幸運にも，彼女は，彼女の姉との繋がりを保っていた。姉は，ボニーの状態を確認し，ボニーがかなり混乱したときには，応診チームに連絡した。ボニーは，病院での薬物療法によく反応した。彼女は，医師から早く離れたかったので，入院している間は，服薬することに同意したのである。彼女は，3日前は入院していた。この特別な入院で，その部署のスミス心理士，担当精神科医ジョナ医師は，定期的な服薬が困難であることを議論するために，彼女に会った。彼らは，ボニーが，服薬するアイデアについて表を作ることを援助した（表9-1）。その表には，彼女の脳にダメージを与える，ということを支持する，あるいは支持しない根拠も記載することになっていた。この薬物療法についての根拠は，彼女に，退院後の抗精神病薬の服用を納得させた。

　責任者共有治療において，両者が次のことを理解し支持することは非常に重要である。つまり，精神病症状と闘うためのこうしたテクニックは有用であるということである。そうでなければ，患者に対する異種のコミュニケーションは，治療を脱線させてしまう。例えば，統合失調症の生物学的な概念を純粋に信じている処方医師は，患者が，妄想に対処し健康な状態に戻ろうとする努力を軽んじる傾向がある。その代わりに，薬物を増やしたり，変更するなどして，

表9-1　ボニーの根拠の表

観念：薬は，脳を悪化させる	
支持する証拠	支持しない証拠
私は，ジョナ医師の実験にさせているという声を聴いている。	声は，統合失調症の症状だ。
新聞で，人々を傷つける実験的な治療についての記事があった。	その記事は，がん患者の記事だった。それは自分には当てはまらない。
薬は，あなたを傷つけ，副作用がある。	医師便覧には，全ての副作用が記載されている。それらは心配に価しない。私は，病院で服薬し，快く感じた。
私は，ツケギー[3]について知っている。彼らは，そこで人々に実験した。	それは酷い出来事だったが，今は，それが私に起きるという証拠はない。

　これらの症状に対応する。他方，患者が精神病症状と闘っても上手くいかないとき，丁寧に注意深く薬物療法の選択肢を再検討することが推奨される。もし，一方の治療者が，妄想や幻覚が化学的不均衡の証拠であると言い，他の治療者は，純粋に，ソクラテス的問答で，それらにアプローチしましょうと言うなら，患者は，混乱するかもしれない。両方の治療者が治療の予後を注意深く評価し，患者にとって，機能予後が最も良好となるよう努めければならない。患者は，チームの一員であり，ストレッサーと症状のセルフ・モニタリングを積極的に学ぶ。

陰性症状を管理すること

　統合失調症患者のCBTの概念化は，患者の多くの行動が，精神病症状に対処する努力だというものである。例えば，統合失調症の多くの患者は，陽性症状を引き起こすような刺激や不安を減らすために，活動や対人関係を避ける。こうした対処のメカニズムを過度に使用すると，患者は陰性症状を引き起こすようになる。

　陰性症状の患者を援助することは，患者の能力に合わせた行動活性化の標準的な方法を，創造的に使うことでもある。患者は，実践から身を引く，あるいは，セッションから離れる機会を与えられなければならない。もし，患者があまりにもストレスなら，行動を起こすために，次のステップを踏む。つまり，あま

3…ツケギー（Tuskegee）：梅毒について非倫理的人体実験が行われた米国アラバマ州の町。

り混んでいないとき，誰とも話さずに，早朝にモールを歩く等である。目標は，非常に短い期間に設定される（日ごと，週ごと）。その目標は，患者に負担をかけず，モチベーションを高めるもので十分管理可能である。

自殺リスクを評価すること

　統合失調症の患者は，ある部分では，希死念慮や自殺企図を発展させやすい傾向がある。治療チームは，統合失調症患者の希死念慮の評価に，かなり積極的に取り組まなければならない。そして，彼らに，代りになる希望を持たせ，望ましい対処行動を発達させるよう促すことである。統合失調症患者が自殺を遂げるリスクは，最近，診断されたばかりの，高知能の若い男性患者では，かなり高くなる。もし，家族からの期待が高ければ，自殺の危険性はさらに高い。多くの，新たに統合失調症と診断された患者は，かなり，異なった未来を想定し診断が彼らにもたらした重要性により自暴自棄になるであろう。薬物とCBTの併用療法は，診断直後に特に有用であろう。なぜなら，CBTは，症状への積極的な問題解決アプローチであり，症状を正常な状態に戻すことによって，偏見と闘うよう働くからである。純粋な心理教育のアプローチは，ある患者にとっては，将来，幸せであるはずの人生に何の希望もないかのような烙印を押してしまう。それは，診断を受け入れることでもあり，希死念慮を増大させる。

　はじめて診断がなされたときの自殺を考慮したリスクマネージメントに加え，細かいモニタリングと，希死念慮とその計画についての明確な質問がされる。それは，統合失調症患者の継続管理の一部である。統合失調症患者は，自殺について，慢性的に高いリスクを有している。希死念慮の評価は，うつ病における評価に似ている（第5章）。もし，患者が自殺する内容の妄想と幻覚を発展させたなら，治療者との緊急のコンサルテーションは必須で，入院も検討されなければならない。自殺の計画段階であってもリハーサルであっても，それらは，うつ病と同じように，自殺のリスクを増大させる。それらは，それ相応に管理されなければならない。

　精神病症状にclozapineを初期使用することは希死念慮のある患者の薬物療法において特別なメリットがある。clozapineは，いくつかの重大なリスクがあり（特に，無顆粒球症のリスク），検査には手間がかかり，しばしば血球数のカウントが必要であるが，自殺率を明白に下げるという明白な根拠に基づ

いた利点がある。

入院の予防と管理
　統合失調症のどの患者も，病気のある時点で入院の可能性がある。入院は費用がかかり，患者を困惑させる。入院は，しばしばソーシャルサポートが乏しい患者にとって，住居と雇用の喪失に繋がる。長期間，入院している患者は，彼らが有していた社会的ネットワークをしばしば失ってしまう。つまり，入院を防ぐことが，重要な目標となるのである。これを達成する1つの方法は，治療で患者と接触するなかで，患者を注意深く観察し，再発の徴候を早期に見つけることである。提供者のチームは，患者にメリットがある。なぜなら，2人の観察者は，患者とともに前駆症状と徴候を特定するために働く。そして，戦略を考え，さらなる代償不全を避ける。ゲイリーの例で示したように，素早いコミュニケーションは，患者が入院治療を避けうることを意味する。
　ゲイリーは，彼の2カ月に1回の薬物療法のセッションを受けた。彼の精神科医であるクラーク医師は，彼の身だしなみがよくないことに気づいた。彼は，過去2回外来治療に来ていなかった。ゲイリーは，可能な限り定期的に薬物療法を受けるようにしていると言った。しかし，彼は，就寝時服薬の前に，テレビの前で寝てしまうことがしばしばあった。クラーク医師は，症状を彼とともに振り返った。彼は，ベッドで多くの時間を過ごしていた。なぜなら，彼の頭のなかの，ブンブンうなる音が大きくなったからである。ゲイリーは，彼のセラピストだったバクスター心理士を呼んだ。ゲイリーは，薬物療法のセッションを受けた。その一方，午後のセッションで，彼女に会うことを決めたのである。ゲイリーは，テレビを見ようと座ったとき，もし服薬のことを思い出せば，夕方の服薬をすることに同意した。その日の午後遅く，バクスター心理士のカウンセリングのなかでゲイリーは，彼の母親ががんと診断されたことを告白した。彼は，そのことで非常にショックを受け，彼が今まで考えたこともなかったこと，彼の両親が死んだとき，自分はどうすれば良いかについて話し始めた。バクスター心理士は，優しく付け加えた。がんの診断は，ゲイリーにとって，かなりショックだったのであろう。というのは，彼の兄は死んだが，彼の母は，違った病気の経過を辿るかもしれないからである。にもかかわらず，バクスター心理士は，厳しい状況だけれど，ゲイリーが将来どうするかについて，一緒に考え始めるには良い機会だ，と考えた。なぜなら，彼の両親は年をとっ

ており，彼には，今後の計画が必要だったからである。ゲイリーが，いったん良い状態になったら，彼らは，この問題についていくつかのセッションで一緒に向き合うこと，それについての家族のミーティングを開くことにした。

バクスター心理士は，ゲイリーと，彼が夜の服薬を嫌うことについて議論した。というのは，服薬で，彼は眠くなってしまい，テレビで野球を見ることができなかったからである。野球観戦は，彼にとっては，数少ない喜びの1つだったのである。

バクスター心理士：ええ，服薬が難しいということは，私にもよくわかります。なぜなら，あなたにとって，野球がどれほど意味あるか，私は知っているからです。この問題を解決するのに，私たちは，ほんのちょっとだけ時間を割くことができるでしょうか？　というのは，あなたが服薬しないままだと状態は悪化し，また入院しないといけなくなるからです。私は，そのことを恐れているのです。

ゲイリー：私は，それについては，とにかく理解できません。試合は，長く続きます。私は，椅子で寝てしまいます。もし，服薬するなら，私は，必ずといっていいほど眠ってしまい，試合を見ることができません。私は，試合に夢中なのです。

バクスター心理士：私には，いくつかのアイデアがあります。まず，クラーク医師に話すことができます。そして，鎮静作用のない薬を処方してもらえないか訊きましょう。でも，それには時間がかかります。なので，あなたが服薬し，野球を観ることができるように，今現在の解決策が必要でしょう。DVR あるいは，VCR を持っていますか？

ゲイリー：VCR を持っています。

バクスター医師：試合を録画しようと思いませんか？　そして，翌日，それを観ませんか？　この方法であれば，あなたは，確実に試合を観ることができるし，服薬することもできるでしょう。

ゲイリーは同意した。バクスター心理士とゲイリーは，彼と計画を立てた。そして，帰宅途中に，ドラッグストアに寄って何本かのビデオテープを買うことにした。

服薬を守れないことは，しばしば再発や再入院の要因となる。私たちは，患

者管理において，CBTを加えることが服薬アドヒアランスに有用である，という証拠を得ている。入院に繋がる他の要因には，心理社会的な問題がある。経済的な問題，安心できる家の不足，適切な栄養の不足といったことである。責任共有治療では，治療者はいずれも，どんな社会的サービスがあるかを知っている。そして，患者がそうしたサービスを利用できるよう援助する。彼らは，それらに精通するよう努めている。援助を得るための手続きはたいへん困難なものであるので，心理社会的問題に有用な2つの情報源を持っていることには利点がある。

　物質使用を強力に管理することも，非常に重要である。これを無理だと考えて却下したり，薬物とアルコールの使用は，精神病に対して了解できる手段だとするのは容易なことである。しかし，諦めないこと！　ほぼ禁酒に近い状態になることを受け入れ，変わることができるという希望を持ち続けることである。患者が重要なものからあげていき，そして，薬物の誤用に繋がる問題を解決する援助をしなければならないのである。サービス提供者の統合チームは，患者の士気と，彼女のトライし続けようとする決意を強化できる。

　もし，患者が入院すれば，外来患者のチームは，治療の継続性が保持されるよう患者にかかわり続けるべきである。そして，患者に，退院に向けての明確な計画を提供するべきである。入院は，再発であっても，問題について，より多くの情報を得る良い機会とみなされるべきであろう。入院は，患者がストレスを管理し，リスク要因や代償不全のきっかけを特定し，それらを解決するための良い方法を学ぶ機会となる。そして，将来に向けてチームとより良い計画を立てることができる。

ハイリスクの行動とトラウマを管理すること

　統合失調症の患者は，トラウマとなるようなイベントを受けやすい独特な傾向がある。統合失調症の患者が，トラウマのリスクを有している理由は，彼らが，危険な状況に際し，不適切な判断と認知をするからであろう。統合失調症の患者は，しばしば，認知が歪んでいる。このため，身体的，性的トラウマを受けやすくなる。精神病症状自体が患者のトラウマともなるし，あなたが絶えず迫害幻覚に悩まされるとすれば，どのようであるか，想像してみてほしい。妄想は，苦しみの重要な源で患者の悩みとなる。ケアの提供者は，患者にとって外的なものであれ，内的なものであれ，患者のトラウマとの戦いを援助する必要

がある。

　統合失調症の患者は，しばしば，トラウマとなる出来事に遭遇しやすい状況で生活している。彼らは，経済的に恵まれておらず，しばしば，犯罪率の高い場所に住んでいる。多くの統合失調症患者はホームレスか独身者である。認知が歪んでいると，浪費，身体的・性的トラウマ，性的依存に陥りがちになる。もっともリスクが高い統合失調症患者は，薬物使用障害を併存している患者である。というのは，患者は薬物中毒により判断力低下と衝動性が増大しているからである。トラウマを持った患者はより妄想的になり症状を悪化させ，より社会的孤立が深まり，悪循環が生じる。トラウマを受けやすい患者に対するケアを提供することには，支援運動，患者が利用できる社会サービスの専門的な知識，および困難に対処するときの冷静さと寛容といった要件が必要である。責任共有治療は，ここでは価値がある。チームは患者のために注意深く支援し，モニタリングと支援の頻度を増やす。

　統合失調症の患者は，病気の経過中，健康上，ハイリスクとなる行動をとりがちである。薬物とアルコール乱用率が高いことに加えて（Goldman, 1999），彼らは，喫煙率も高い（Bobes, Arango, Garcia-Garcia, & Rejas, 2010）。喫煙関連死は，一般人口に比べて統合失調症患者で高くなる（Brown, Inskip, & Barraclough, 2000）。統合失調症患者は，栄養不良で，健康管理も滞りがちである。患者の認知機能と管理機能の低下は，健康関連の問題において十分な計画が立てられないことである。ハイリスクの性行動はさらなる憂慮すべきことである。可能な限り，ハイリスク行動を減らす的を絞った介入は，治療の重要な要素である。例えば，チームは，食事の計画，食料雑貨店に行くこと，料理する予定の時間を尋ね，それから栄養状態を改善するための戦略を立てることができる。また，コンドームの使用を常に頭に置いておくことは，性的な相手から統合失調症患者を守る。サービス提供者には，次のことが必要である。つまり，ハイリスク行動とトラウマを日常的に確認することと，患者が対処するスキルを使いこなせるよう援助すること，それぞれが患者の代わりにコミュニケーションをとることである。例えば，もし，プライマリーケアのサービス提供者が，身体的外傷の証拠に気づき，メンタルヘルスのチームに知らせれば，患者は，将来の危険を減らせるよう，安全な計画を考案し，治療に活かしていくことができるであろう。ベティは，メンタルヘルスセンターで治療中の女性である。彼女の場合，統合失調症に罹患しやすい患者にとって，チームアプロー

チにどのようなメリットがあるかを示している。

　ベティは，35歳の女性で，統合失調症を発症してから16年になる。彼女は，10年の間，一定の場所に住むことができなかった。彼女は，仮の住まいで安定し始めたときはいつも，以前のボーイフレンドであるジャックと会って関係を修復しようとした。ジャックは，かなり大量のコカイン常用者で，過去に彼女の生活保護の小切手を搾取したり，性的に利用したり，友達に対して彼女に売春させていた。さらに彼女に，コカインを与えた。ベティは，ジャックとの関係を終わらせようと試みて，誤ったスタートを何度も繰り返していた。そして，ほとんど成功しなかった。ベティは，25回目の入院生活から解放されたところで，6人の他の女性たちと管理人とで中間施設に住んでいた。

　ベティの外来治療を担当しているメンタルヘルスセンターの精神科医は，新しい中間施設で，治療チームとコンタクトをとることについて，ベティの許可を得た。彼女の退院後初めて外来訪問することになったのである。彼女は，彼らに過去の再発歴について知らせた。彼らは，ベティとのミーティングを設定した。そして，全治療チームは，彼女の生活から，ジャックを締め出すという目標について議論した。ベティは，このミーティングで，ジャックと距離を置くことが良いアイデアであると同意した。しかし，なぜ，彼女が再発を繰り返し，彼と再び繋がりを持ってしまうかについて，彼女の解決案と洞察は，かなり限られていた。ミーティングでは，ベティのセラピストは，どのように問題が始まったかについて，注意深い行動分析を行った。彼らは，ジャックが彼女に会いたがる週末にトラブルが起こっていることを見出した。週末は彼女がすべきことがほとんどなく，そして，彼女が生活保護の小切手を受け取るときである。ベティと彼女のチームは，この問題の解決について検討した。ベティは，自分がもっと安定するまで，法的後見人に小切手を渡しておくことに同意した。ベティは，そうすることにあまり乗り気ではなかったが，セラピストが，しばらく彼女のお金を見ていないことを指摘したとき，彼女は理解した。というのも，彼女はお金をジャックに渡していたからである。チームは，ベティの週末の活動計画を立てるため，委員会を開いた。彼女の家のスタッフは，こうした時間，彼女を探し出すよう，さらに努めることにした。

　チームミーティングの次の週，ベティは，活動計画のスケジュールを使った。一対一のセラピーセッションは，ポジティブな活動を計画するためである。彼女は，中間施設で薬物依存の女性グループと接触し，麻薬中毒匿名ミーティン

グに出席することに同意した。ベティは，依然としてジャックから連絡があるが，彼との接触は限られており，彼女の状態は安定している。

　統合失調症患者の他のハイリスク行動は，物質の誤用である。私たちは，統合失調症の患者が，物質乱用や依存を有するハイリスク者であることを知っている（Regier et al., 1990）。ケアの提供者は，統合失調症患者が乱用物質を減らしたり，止めたりすることを援助しなければならない。なぜなら，それらは，他のハイリスクの行動を増やし，病気を悪化させるからである。物質乱用は，認知機能低下とノンアドヒアランスに繋がる。物質乱用と統合失調症の両方を有する患者は，ホームレス（Smith & Hucker, 1994）や心理社会的な機能障害のハイリスク者である。最近の研究では，動機づけ面接，CBT，家族療法といった介入が統合された治療は，統合失調症と物質乱用または依存を併発した患者の生活機能の改善や乱用物質の節制に繋がることが示されている。そして，機能の改善は，治療終了後も，12カ月続く（Barrowclough et al., 2001）。臨床家が物質使用について批判的にではなく議論することは，乱用のパターンが率直に示されるようになる。注意深い行動分析は，使用を減らすための介入において，極めて貴重なツールである。ケア提供者は，熱心に危害が減る努力と節制戦略を可能な限り追求しなければならない。使用量の削減に徐々に近づくことを受け入れ忍耐強くなることが大切である。

　患者が，薬物を使ったり，アルコールを飲んだりするのは，残遺症状に対処するためである。残遺症状が物質使用を促進するならば，併用療法中の患者であれば処方をする治療者による注意深い質問とコンサルテーションがなされるべきである。患者は退屈を紛らわしたり，陰性症状に抵抗したりするために，乱用物質を使うことがある。セラピーと服薬管理セッションの両方で活動のスケジュールを立て問題を解決すると，患者がレジャー時間の計画を立てやすくなる。教育，動機づけ面接，認知的，行動的戦略は，患者が薬物の使用を減らせるよう援助する際に必要である。患者は，自分のもともとの精神病に対する薬物の影響に気づいていない。乱用物質の使用が予後不良と関係することを常に心させなければならない。患者にかかわる精神科医，プライマリーケア医，セラピストによる継続的な心理的強化と教育は，正しい方法であり，患者の予後の改善に役立つ。

内科的併存疾患の管理

　統合失調症患者のケアにおける重要な要点は，彼らの医療的ケアの利用とその継続を援助することである。統合失調症の患者では，重大な病気の罹患率と早期死亡率が高くなっている（Brown, et al., 2000）。彼らは，心臓疾患，脳卒中，糖尿病の罹患率が，統合失調症以外の患者よりも高いのである（von Hausswolff-Juhlin, Bjartveit, Lindstorm, & Jones, 2009）。この現象には，多くの理由がある。まず，統合失調症の患者は，しばしば，良い医療的なケアにアクセスできていない。彼らは，医師についての精神病的信念や，身体症状についての妄想を持つことがある。この思考は，彼らが医療的ケアを求めるのを妨げる。統合失調症の患者では，相手にはっきりと理解できる方法で，体の感覚を説明できないといったことがよくある。というのは，これらの問題で統合失調症の患者が，医療的ケアを受けたとき，抱えている身体の問題の多くが，診てもらった内科医によって適切に診断されていないからである（Goldman, 1999）。医療ケアを受けられない他の弊害は，経済的な制約と，交通の便の問題である。つまり，それらは，患者が約束したり，その約束を守ったりするうえで障害になっている。また，認知機能低下も，診察の予約の障害となっている。プライマリーケアの内科医と診察の予約をした最近のことを考えてみてほしい。そうするのは，やさしかっただろうか？　かなりの計画が必要だっただろうか？　不満に耐えるための能力が必要だっただろうか？　同じように，あなたは，内科医のオフィスに行くのに，健康保険，お金，輸送手段があるだろうか。医療ケアを探すとき，さあ統合失調症の患者のジレンマを想像してみよう。
　統合失調症の患者は，しばしば，将来の問題の想定には認知的スキルが欠如している。内科医が，彼に何を話すか思い出してほしい。他の重要な問題は，内科医が精神的に病んでいる患者のケアについて，重大な偏見を持っていることである。まず，内科医は，精神疾患に関して存在する文化的バイアスに慣れていない。また，統合失調症の患者をケアすることは，複雑で時間を要する。現在のプライマリーケアの診療は，この種の患者に即したものではない。多くのプライマリーケア医は，精神科患者とコミュニケーションをとるスキルがない。統合失調症の患者は，彼らの問題を述べ，そして議論するための指導と練習が必要である。これが可能であれば治療において大変なメリットがある。プライマリーケア医がパートナーになることは，責任共有治療の他の形であり，予後の改善に繋がる。それは，患者の併存する内科疾患の診断率を改善させる。

第二世代の抗精神病薬による内科的リスクは，医学的ケアへの心理社会的弊害の度合いを増す。患者の大多数は，第二世代の抗精神病薬治療を受けている。なぜなら，それらは，簡単に投与でき，深刻な副作用はすぐには出ないからである。これらの薬物は，遅発性ジスキネジアのリスクが低い。しかし，多くの薬物と同じように副作用なしでは済まされない。第二世代抗精神病薬は，体重増加，糖尿病，高脂血症（メタボリックシンドロームとしても知られている）と非常に関連している。これは，統合失調症の死亡率の増加に寄与している（Newcomer, 2007）。それとともに，統合失調症の患者は，喫煙する傾向がある。なぜなら，ニコチンは，刺激作用があり，陰性症状や思考の鈍化に抗するように働くからである。喫煙とメタボリックシンドロームの組み合わせは致死的作用がある。患者が，タバコを減らすどのような援助でも，メリットがある。治療者は，しばしば，ニコチン依存は統合失調症の他の問題と比較して，あまり重要な問題ではないと考えている。それで，彼らは，ニコチン使用を減らすように促すことはない。これは，費用面から考えても，患者にとって害になる。

　私たちが，統合失調症の患者のケアを引き受けるとき，彼らが，十分な医学的ケアを受けられるよう，援助に時間を使わなければならない。この責務は，患者の医療ケアの提供者とコミュニケーションをとるために，十分な時間をさくよう，私たちに要求する。患者のダイエット，エクササイズ，および薬物療法の遵守は，治療課題の1つである。しばしば，セラピストと，精神科医は，大局的にものを見ることができる人々である。CBTの技術で，セラピストと処方する医師は，患者が，内科医とコミュニケーションをとり，よりしっかりと服薬を守り，健康を促す新しい行動を始めたり保持することを援助する。

第 10 章

境界性パーソナリティ障害の併用療法

　境界性パーソナリティ障害の患者に処方をしたり，複数の担当者が治療の責任を担っている場合，担当者同士が良い関係を維持することには特有の困難を伴うことがよく知られている。実際に，パーソナリティ障害の多くの患者では治療上の複雑さが増す。II 軸の精神障害を持つ患者は，高い確率でより慢性的で重篤な I 軸障害に罹患し，また治療をより複雑にさせるような行動障害のリスクも高い。さらに，II 軸障害の典型的な特徴として対人関係の問題を抱えやすく，このため治療関係で多大な困難が生じうる。治療者が 2 人になると，そこに曖昧なコミュニケーションがなかったとしても，問題は倍増する。

　この章では，薬物療法を必要とする境界性パーソナリティ障害の患者の治療に焦点を当てる。本章での基本原則を他のパーソナリティ障害の患者に一般化することもできるかもしれないが，そのような患者に対する CBT の有効性のデータは集まっておらず，他の II 軸障害を持つ患者については特定母集団を対象とした十分な調査はまだ行われていない。唯一例外として，先に述べた通り，II 軸障害を持つ患者が併発する大うつ病の治療を行う場合に，薬物療法が CBT 単独での短期治療よりも効果的であるということが知られている (Fournier, DeRubeis, Shelton, Amsterdam, & Hollon, 2008)。例えば保険などの問題によりブリーフセラピーが唯一他に代わる手段である場合，大うつ病の治療を望みかつ II 軸の精神障害を持つ患者に治療を勧める際には，この情報を伝えなければならない。

　心理療法のいくつかの方法では，境界性パーソナリティ障害に効果的な治療法であるというエビデンスがあり，心理療法はこの障害には最も効果的な治療法であると認識されている。弁証法的行動療法（DBT）は，これらの患者が病気を併発した状況で実際に有効な治療法として作られた。DBT は，I 軸と重篤な II 軸の精神障害とを持つ患者の治療を容易にする目的で治療構造が組み

立てられている。他の心理療法のモデルも境界性パーソナリティ障害に試みられ，効果が実証されている。ここには，精神力動的な心理療法に理論的基礎をおく2つの形式のセラピーが含まれる。それは転移焦点化心理療法とメンタライゼーション療法である。CBTの一種であるスキーマフォーカストセラピーと対人関係療法（IPT）もまた調査が行われ，より小規模な調査では役に立つことがわかった。これらの治療と薬物療法との組み合わせや，薬物療法と心理療法との比較に関するデータは限られている。Ⅰ軸障害の併発がある患者やない患者に関するデータも同様である。そのため，境界性パーソナリティ障害に対してどの治療法の組合せがベストかを推奨するには，我々の能力では限界がある。Ⅰ軸障害のない患者には，fluoxetineとIPTとの併用療法がそれぞれ単独治療よりも患者の症状に有効であるという調査もある（Bellino, Rinaldi, & Bogetto, 2010）。これら複雑な患者に対して，より良い情報に基づき治療方法を決定するためには，明らかにもっと多くの研究が必要である。

　この章では，患者を女性として規定する。これは，私自身の境界性パーソナリティ障害の患者との臨床経験に基づくもので，加えてこの診断が女性に多くみられることから決定した。さらに，この章では薬物療法を併用したDBTによる心理療法について述べるが，臨床試験で効果があるとされている他の心理療法については扱わない。これは，CBTに基づくセラピーと薬物療法の併用療法に関するテキストに影響を受けており，また境界性パーソナリティ障害に対するCBTについてはエビデンスの大部分がDBTを用いたものであることから判断した。

薬物療法を行うか否か，それが問題だ

　境界性パーソナリティ障害は，定義によると無数の精神症状を持つとされる。この症状には，感情や認知の調節障害が含まれる。さらに，境界性パーソナリティ障害の患者は，しばしば他に大うつ病や双極性障害や精神病を含むⅠ軸障害があると診断される。物質乱用は，しばしば併発する問題である。この複雑さを考えると，すべての症状に対して薬で治療をしようとなりがちだが，これは結果として，非常に不安定な患者に夥しい種類や程度の薬を与えることになってしまう。逆に，Ⅰ軸障害があり，それが未治療のままで置かれた場合には，セラピーの効果は低くなる。これらの患者に向精神薬の使用を考える上で

何よりも重要な点は，以下の通りである。

1．パーソナリティ障害それ自体に薬が有効であるか。
2．併発する症状は実際に存在するⅠ軸障害を表しているのか。それとも境界性パーソナリティ障害の表れなのか。

境界性パーソナリティ障害に対する薬物使用のエビデンス

　境界性パーソナリティ障害に対する薬物使用のエビデンスは，一般的に，多様な症状をターゲットとする少人数の患者を対象にした研究に基づいている。例えば，ある研究は特定の症状（例：気分の落ち込みや衝動性）に対する薬の効果を評価するためにデザインされており，別のある研究は全体的な障害の重症度を評価するためにデザインされている。境界性パーソナリティ障害の薬物療法に関して現存するエビデンスを体系的にまとめた最近のレビューでは，27 のランダム化比較試験が見出された（Lieb, Vollm, Rucker, Timmer, & Stoffers, 2010）。このよくデザインされたレビューでは，特定の情動症状には topiramate，や lamotrigine，valproic acid を含む気分安定薬が有効であることが示され，患者に認知・知覚の症状がある場合には抗精神病薬の aripiprazole や olanzapine が有効であることが示された。このレビューでは，SSRI 抗うつ薬が気分の調整に有効であることは明らかにならなかった。執筆者らは，このエビデンスは薬がこの障害の全般的な重症度を低減させることを保証しているわけではなく，特定の症状についてのみ取り上げていると注意を促している。そして，この研究結果の頑健性は低いと述べている。

　他のメタアナリシスでは，抑うつ気分や衝動性，不安，怒り，全般的機能を治療しようとする際，Ⅰ軸の気分障害を持たない患者には，SSRI 抗うつ薬ではなく気分安定薬の使用が強く勧められている（Ingenhoven, Lafay, Rinne, Passchier, & Duivenvoorden, 2010）。このレビューでは，薬物療法は，ターゲットとなる症状を持つ患者に対してのみ行うよう限定することを勧めている。ターゲット療法に最も適している症状は，怒り，情動症状ならびに認知・知覚症状である。

　最後に，これら 2 件のレビューとは異なり，1 つの研究（Rinne et al., 2003）では，患者がある特徴をもつと SSRI 抗うつ薬の使用が感情調整に役に立つかもしれないことが示されている。慢性の PTSD と境界性パーソナリ

ティ障害とを持つ患者は，SSRI 抗うつ薬の治療でより良い結果が出たという報告がされている。この研究では，長期にわたり児童虐待を受けた患者は，fluvoxamine の投与によって視床下部－下垂体－副腎軸に反応の低下がみられた。この反応低下は結果としてコルチゾールの分泌を正常化させる。これは海馬や扁桃体の細胞機能に有効に作用し，記憶や感情調整にかかわる心理療法の効果を促進すると想定されている。

　これら臨床研究の知見から，以下の結論が導かれる。第一に，薬物療法が，境界性パーソナリティ障害の全般的な重症度に効果的に働くと期待しないこと。また，ターゲットとなる症状でさえも，いつも効くとは期待しないこと。第二に，もし患者に慢性的な PTSD や児童虐待を受けた経験がなければ，気分の不安定には SSRI 抗うつ薬よりも気分安定薬の方が効果があるかもしれないこと。薬物療法は，情緒不安定や衝動性，怒りの全体的な症状に対しては補助的な役割をもつかもしれないが (Stephan, Krawitz, & Jackson, 2007)，境界性パーソナリティ障害に対する効果的な治療として最もエビデンスがあるのは心理療法を用いたものである。パーソナリティ障害の症状に対する薬物療法は，その患者特有の症状とどの程度心理療法を行ってきているかに応じて個別化されるべきである。

併存する症状は，実際にⅠ軸障害があることを表しているのか，それとも境界性パーソナリティ障害の1つの表れなのか。

　境界性パーソナリティ障害の患者との臨床場面で実際に難題となるのは，著しい情緒不安定と認知の機能不全がある場合に，はっきりとしたⅠ軸の診断を下すことである。Ⅰ軸診断との併存は一般的である。境界性パーソナリティ障害の患者は，他のパーソナリティ障害の患者と比べて，最初の診断の段階で双極性障害（双極Ⅰ型，Ⅱ型ともに）の割合が高く，その後4年間の経過観察において新たに双極性障害を発症する割合も高かった (Walter et al., 2009)。境界性パーソナリティ障害と診断された患者は，すべてのタイプの気分障害で高い罹患率を示す。あるプロスペクティブな一連の研究では，患者の85％に大うつ病のエピソードがみられた (Gunderson et al., 2008)。境界性パーソナリティ障害の患者には，他のパーソナリティ障害の患者と比べて高い割合で物質使用障害が起こる。これは患者のⅡ軸障害が改善されても認められる (Walter et al., 2009)。不安障害は，気分障害とほぼ同じくらいによくみられ (Zanarini et al., 1998），第8章で述べた通り，摂食障害もしばしば併発する。

他に併存する病気があるかどうかを見極めるためには，症状と病歴を忍耐強く継続的に検証すべきである。もしも施行が可能で以前に行われていなければ，SCIDのような形式的な診断評価は，意思決定の過程で大いに役立つかもしれない。これらの患者を診断評価するにあたっては，細心の注意を払わなければならない。SCIDのような構造化面接のなかで質問によって得られる症状評価は，かなり特殊なもので，効率よく正確に診断基準を評価できるように作られている。患者に気分変動があるかどうかを尋ねることは，患者が正常な状態では，双極性障害の有無を見極めるのに良い方法とは言えない。境界性パーソナリティ障害の患者には，この質問は明らかに役に立たず，誤った診断を導いてしまう可能性もある。特に危険なのは，双極性障害がある場合に，どちらの障害をも診断しないことである。II軸診断を除外することで，患者が心理的な治療を必要とする障害を持っていても，薬物療法しか受けられないという事態になるかもしれない（Gunderson et al., 2006）。

気分変動の意味合いを判断するのに役立つもう1つのツールは，患者とともに時系列の記録を作ることである。エピソードと関連症状の時系列記録は，特定の症状の意味とそれらがI軸診断の存在を示すような形でまとまっているかどうかを整理するのにとても役立つ。エピソードの長さも，大変重要な評価項目である。双極性障害がなければ，境界性パーソナリティ障害では，高揚した気分が持続的に長く続くのは一般的ではないからだ。時系列記録を作るのはしばしば困難を伴うが，それをする価値はある。このような作業は，双極性障害の治療のなかで，前駆症状をより正確に自覚するために行われるものとよく似ている。有用ならば，記憶の手助けとして，日記や日誌，カレンダー，手帳を活用するよう患者に求めると良い。もし家族や友人から役に立つ情報をもらえるならば，それも診断イメージの特性に加える。

症状を引き起こす対人関係のトリガーと気分変動の持続期間とを臨床的に評価することも非常に重要である。患者の気分変動が大きい場合，注意深い行動分析によって，患者の反応を引き起こしている対人関係の問題（例：会話，電話，電子メールおよび携帯メール）があったかどうかを突き止めやすくなる。これは感情障害を評価するときに，特に重要である。気分の症状に関連した自動思考をたどることができる。最終的に，時系列記録と行動分析の両方を行うことで，気分変動を起こしやすくさせている外的な要因（物質乱用，セルフケアの

乏しさなど）を突き止め改善することができ，鑑別診断へと加えられる。

　最終的に，患者がスキルの習得に真剣に取り組み，効果的な心理療法を行っても，気分の不安定がほとんど改善しない場合，治療者はⅠ軸の気分障害への疑いを強め，再度評価をすべきである。境界性パーソナリティ障害の経過のなかでは，気分障害を発症したり再発することはよくある。Ⅰ軸障害が存在せず，それでも患者が苦しんでいる場合には，もう1つの方法として，先に述べたように，気分障害に関連する境界性パーソナリティ障害そのものの治療として薬物療法を考慮すべきである。

　境界性パーソナリティ障害とⅠ軸障害の両方を持つ患者に薬を処方すると決めた際には，治療者がどの程度効果があるかについて現実的な予測を伝えておくことは極めて重要である。薬は夥しい苦痛な症状に対する答えであるという期待を患者が持っていると，最良の場合でも，患者は薬に対して極めて強い失望感を味わうことになるだろう。最悪の場合，患者には大量の薬が処方され，もしかすると無自覚な状態で，救いを求めて薬への依存を高めてしまうかもしれない。この場合，DBT を発展させた生物社会的モデルを理解し，感情調整ができない苦痛を薬で和らげるのには限界があることを説明できる処方者とともに共同治療を行うことが有益である。共感とバリデーションは，このような状況において患者と話し合う場面では重要な要素となる。「症状がすべて消え去る」薬に対する願望はもっともなことだと認めることは有効であるが，同時に，例え薬が助けになったとしても，薬によるそのような解決策は存在しないことを指摘することも同じように有効である。

　境界性パーソナリティ障害の患者への薬物マネジメントで最善なのは，段階的で慎重に順序立てて行うことである。患者には，可能ならばいつでも，一度に1種類の薬で治療を行い，薬を変更する前にその効果について評価するための十分な時間をかける。このプランやこのようなアプローチをとる理由に，患者の関心を向けさせる。これからやろうとしていることや，ターゲットとする症状，期待される薬の効果とそれがいつ起こりそうか，有効かどうかを見極めるために一般的に必要な時間について，一連の記録をとることが役に立つ。また，例えば症状をたどるために記録手段を使うなどして，患者が自らどのように役に立てるのかを知ることは，有益である。DBT で治療中の患者は，ダイアリーカードに行動を記録することに慣れているので，症状のデータをたどり記録するために最も良い方法を，自ら提案できることがしばしばある。さらに，

定型のダイアリーカードは，服薬アドヒアランスや症状の出現をモニターするのにもとても良い。以下の患者の例では，薬物療法を行っている患者にこのアプローチを用いたときの例を示す。

　マリオンは32歳の女性で，長年にわたり境界性パーソナリティ障害とアルコール依存，大うつ病に苦しんでいた。彼女は4カ月前にDBTプログラムに参加し始めたが，それ以前は，酔って手首を傷つけ自殺を図ったために入院をしていた。マリオンは，それ以来お酒を断ち，DBTに加えてアルコホーリクス・アノニマスにも参加している。彼女はプログラムに強い愛着を覚え，初めて安定していくような感覚を抱いた。しかし残念ながら，マリオンの気分の症状は続いており，彼女はこのDBTプログラムに頻繁に助言を与えていた精神科医のベーカー医師による診断評価を受けた。ベーカー医師とマリオンは，彼女の症状は大うつ病の診断基準を満たすと結論づけた。2人は，もう1つの手段である薬物療法とその良し悪しについて話し合い，マリオンはsertralineを最初の選択とすることに合意した。その後，以下の会話が交わされた。

　ベーカー医師：よろしい，ではまずはsertralineから始めるのがよいと決まったわけですが，私が知りたかったのは，あなたが抗うつ薬についてどの程度知識があって，服用後にどんなことを期待しているのかということです。
　マリオン：そうですね。お話ししたように，私は前に二度抗うつ薬を飲みました。でもそれは長期ではなかったし，定期的にでもありませんでした。飲んでも役に立っているようには思えませんでした。当時はお酒もたくさん飲んでいました。薬は当分の間は服用すべきだとわかっています。私はただ，薬を飲めばもっと落ち着くものと思っていました。
　ベーカー医師：今あなたが言ったことの多くは重要なことですよ。1つは，あなたの言うとおり，お酒を飲んでいたら，薬が気分を改善するのにはあまり役に立たないかもしれないということ。あなたがこの件で努力を積み重ねているのは素晴らしいことです。前回あなたが薬を試したときは，効果が出るときではなかったかもしれません。少なくとも4週から6週の間，毎日正しく服用した後でなければ，その薬が効果があるのかわからないというのは紛れもない事実です。残念ながら，このやり方には試行錯誤がつきものですが，これが私たちができる最善の方法なので

す。そして，薬の効き目が出てくるまでには長い時間がかかります。治療に取り組むにあたって唯一妥当な方法は，一度に1つの薬を効果が出るまで十分な期間飲むこと，そして薬の変更を決める前にそれがあなたにどのように効くかを評価することです。

マリオン：6週間もかける価値があるとは思えません。

ベーカー医師：なるほど，もしあなたが6週間服用しなければ，効かないのは確かですね（マリオン笑う）。でも，今回以前と違うのは，あなたはセラピーの予約を取っていて，スキルトレーニングのグループにも参加していることです。これは，薬が効き始めるまでの間，嫌な気分になったときに，今までとは違った方法で対処できるということです。

マリオン：その通りだわ。

ベーカー医師：真面目な話ですが，私の経験では，42日間の苦痛の後に，目覚めて突然人が変わったようになるということはありません。第一に，抗うつ薬は万能薬ではない。もしそうなら，私はもっと繁盛しているでしょうね。その効果は徐々に現れて，そのうちのいくつかは，他の効果よりも早く気がつくでしょう。大半の人は，服薬後7日から10日後に睡眠と不安の程度がいくらか良くなっていることに気づきます。その後，エネルギーが徐々に変わり始めます。ほとんどの人で，最後に良くなるのが気分です。このような効き方でなければ良いと思うのですが，現状ではこれが精いっぱいなのです。

マリオン：わかりました。それで何とかやっていけると思います。

ベーカー医師：他にも2つ伝えておきます。まず，あなたが承知しておくべき重要なことは，薬であなたの不安が減っても，それはうつに関連した不安だけだということです。感情調整の問題からくる不安が減ったわけではありません。ですから，あなたはまだそれらの感情に対処するためのツールを使う必要があるでしょう。また，これらの薬は，規定量以上に飲んだり嫌な気分に応じて飲んだりすると，うまく効果を発揮しません。実際にこのようなことをすると，かえって悪くなったと感じるでしょう。毎日寝る前に薬を飲むというのはどうですか？

マリオン：やってみたいと思います。

ベーカー医師：時間とともにどんな変化があなたに表れるかをモニターできるように，睡眠とエネルギーの程度をダイアリーカードに記録してくれ

ますか。こうすることで，何があなたに効果があるのかを知りやすくなります。

境界性パーソナリティ障害への薬物処方の課題

境界性パーソナリティ障害の患者に，薬物療法と心理療法を併用する場合に起こりやすい問題としては，以下のものがある。

1. 責任共有治療でDBTを含む治療を行う場合，患者へのコンサルティングとケースマネジメントのバランスをどうするか
2. 責任共有治療でのコミュニケーション不足
3. 多剤投与
4. 1人の治療者が，薬物の処方とDBTの主セラピストの両方を兼ねる場合に，時間管理と意思決定をどうするか
5. 逆転移

境界性パーソナリティ障害の患者に対するチームアプローチは，異なる分野間での最も有益な共同作業になり得るが，一方で最も困難な作業にもなり得る。患者の回復への努力が順調に進むようサポートするために，他の治療者と信頼し尊敬しあう関係を築くことが極めて重要である。一貫した治療構造と，協力的かつ尊敬に満ちた協力関係とが一体となると，このレベルの複雑さを持つ患者にはより有効である。DBTは，境界性パーソナリティ障害の患者に対しては，チームアプローチであたることの価値を推奨してきた。そこでは，尊敬しあう雰囲気のなかでセラピストのコンサルテーションが行われ，そこからより良い結果が出るように目標を設定したり，葛藤が起きたときにも総合的に模索をする。このような関係は，DBTを行っていない治療者との間でも持つことができる。例えば，境界性パーソナリティ障害の治療をしていて，精神科医とのコンサルテーションを行っているCBTの専門家やスキーマフォーカストセラピーのセラピストなどである。

境界性パーソナリティ障害の患者に薬を処方する医師は，乱用の可能性はもちろんだが，安全性と忍容性についても留意する必要がある。境界性パーソナリティ障害の患者は，しばしば自殺企図をしがちである。そのため，その可能

性があるときにはいつでも，過剰摂取による死亡のリスクを少なくするように薬を処方しなければならない。残念ながら，気分の不安定さがしばしば問題となるため，抗てんかん薬を処方した方が良いと思われることがよくある。しかし，この薬は過剰に摂取すると危険である。境界性パーソナリティ障害の患者は，自身の生理的変化には非常に順応しやすいので，少量から服用を開始することと，合わせて副作用の管理にも特に注意が必要である。最後に，物質乱用の併発はこの障害ではしばしば起こるので，benzodiazepine や鎮静剤の処方は難しい問題になり得る。この物質乱用ないし依存は，元々患者がこれらの薬を飲むことで極めて苦痛な感情状態から解放されようとして始まったことを忘れずにいることが重要だ。このようにして一時的に楽になると，患者は処方された以上の薬を摂取し始めてしまいやすい。患者はこのような症状に対処するスキルを上達させる必要がある。医師とセラピストは，共感と認証の枠組みを示し，患者を非難するよりも，患者が苦しんでいることを認めるべきである。しかし同時に，うっかり害になりかねない薬の処方に関しては，正しいことをするという枠組みも示すべきだ。このような会話の良い例が，フォローアップ面接の際にマリオンとベーカー医師との間で交わされた。

マリオンは，sertraline によって改善がみられていたが，依然として強い不安症状に苦しんでいた。彼女には，1人で自分の部屋にいるときに「不安で爆発してしまいそうな感じ」になるというエピソードがあった。

マリオン：私にはこれよりもっと多くの薬が必要だと思います。家にいるときのあの感覚にはもう耐えられません。叫んだり物を投げたくなります。とてもつらいです。とにかく助けてください。

ベーカー医師：本当につらいでしょうね。私に助けてほしいと思ったときに，どんなことが頭に浮かんでいましたか。

マリオン：以前の彼は，私がそのような気分になったときには，彼の alprazolam をくれました。それを飲むとずいぶん違ったんです。そういう処方をしてもらえないかと期待しました。

ベーカー医師：なるほど。alprazolam でそのような経験をすると，あなたがそう思うのも納得できます。でも実際には，薬には私たちが望む効果と望まない影響とがあります。そして alprazolam には，大きなマイナス面があるんです。第一に，依存性があること。アルコール乱用の病歴

があると特にそうなりやすいです。第二に，それは問題の一時的な解決にすぎず，他に可能性のある解決策があってもあなたはそれを試そうとしなくなってしまうことです。

マリオン：（涙ぐんで）とにかく辛いんです。あなたにはわからないです！

ベーカー医師：わかりますよ。そして，本当に助けになるような簡単な解決法があればいいのにと思います。一方で，あなたはとてもつらい状態にあります。もう一方では，それを何とかするための新しい方法を練習する必要があります。グループやセラピーのなかで，どんなスキルを学んでいますか。そして，ここで役に立つかもしれないスキルは何でしょうか。

マリオンとベーカー医師は，マリオンが習ったストレス耐性スキルについて話し合った。彼女は，次の2週間でこのスキルを試しに使い，これらが彼女の症状に効果があるか様子を見て，その後ベーカー医師と再検討することに同意した。

シェアード・ディシジョン・メイキング[4]モデルでは，関係者全員で特定の薬による治療の長所短所について話し合うが，このモデルは，境界性パーソナリティ障害の治療では最善と考えられている（Stephan, Krawitz, & Jackson, 2007）。いうまでもなく，このモデルは，薬物使用の決定を下した結果どうなるかを理解できるような知的明晰さを患者が持っている場合にのみ，用いることができる。精神病や深刻な物質乱用がある場合，このような意思決定のプロセスは段階的に行われる必要があり，患者はその時々の思考の歪みを和らげるような薬についてインフォームドコンセントを受ける。その後，患者は，有効かもしれない治療法を広範囲に検討することができる。

DBTを含む責任共有治療を行う場合の，患者へのコンサルティングとケースマネジメントのバランス

DBTモデルで境界性パーソナリティ障害の患者の治療にあたっている処方者とセラピストの間で，大きく異なり議論になりかねない問題は，DBTセラピストが患者に対して行うコンサルテーションの方法である。本書全体を通して前提としてきたのは，協力的な治療をうまく進めるためには，患者に対しチー

---

[4] …シェアード・ディシジョン・メイキング（shared decision making, SDM）：治療方針の決定の際，医師が選択肢をあげてあくまで患者に治療を選ばせる手法である。

ムアプローチを行い，そこではセラピストと処方者が患者の状況に関する情報を自由に定期的に共有することが求められるということである。通常の治療環境で行われる DBT では，セラピストは，患者が自身の病歴や要望を，セラピストにではなく直接処方医に伝えるように教える。この治療方法には重要な意味がある。

　DBT における境界性パーソナリティ障害発症の概念モデルでは，問題を生み長引かせるような不当な環境が広範にわたっているなかにおかれていた体験をもつことが含まれる。そのため，DBT の治療初期の理念は，患者は自分の考えを持ち，正当な個人的経験を持った 1 人の大人であり，生きるに値する人生を構築するのに役立つような選択をする力を持っているということを，患者に伝えることである。後半の観点として，患者が向精神薬を服用しているときの治療スタンスを述べる。これは，患者は分別を持った大人であり，医学的なケアを得るためのプロセスを自分で決めることができ，自分の要望を主張することができるということである。患者へのコンサルテーションでは，患者の能力に対する敬意を伝える (Linehan, 1993)。DBT のセラピストは，患者に代わって問題を解決するのではなく，患者自身が解決するように支援する。

　この患者へのコンサルテーションの方法は，ケースマネジメントとバランスを保ちながら行われる。これは，前章で述べた共同治療の方法と似ている。つまり，治療者が互いに協力し合い，情報共有は患者の許可を得て，そこで何が伝えられているのかを患者が全て知っている状態で行われる。DBT でこのケースマネジメントの方法が用いられるのは，共同治療者との意思疎通がすぐにでも必要なときで，そのような連携の不足が患者を傷つけかねない場合および患者が自分自身で伝えることができない場合である。このような状況の例としては，過剰摂取後（患者の意識がない場合）の情報伝達や，患者が専門家に救命にかかわる情報を伝えたがらない場合があげられる（例えば患者が入手できる致死性薬物の量を制限する必要性）。

　この患者へのコンサルテーションの方法には，さらに利点がある。境界性パーソナリティ障害の患者は対人関係スキルが不足しており，これは一貫した練習によって改善することが必要である。彼らは自分自身に対処し，他者との関係に対処する力を上達させる必要がある。彼らは，アサーティブネスと，通常の人間関係のなかで起こる軋轢に耐える練習をする必要がある。他の治療者との関係は，これらのスキルを練習するよい機会である。

患者にコンサルテーションを実践することは，DBT になじみのない人からは，患者を「自分の面倒は自分で見なさい」と突き放しているものと誤解されることがしばしばある。このような誤解が生じると，患者はチームコンサルティングの会議のなかで，セラピストと処方者と面談する機会をなくし，患者は無視できなかったり状況が必要としている場合であっても，DBT セラピストが介入するための明確な助言が無視されてしまう。境界性パーソナリティ障害に対する DBT で明確にされている基本方針は，患者を助ける努力をするなかで，2 つの立場のバランスをとることである。例えば，処方者が患者の物質乱用のリスクを直ちに知る必要がある場合，あるいは患者のスキルの獲得や使用を邪魔する物質乱用の一貫したパターンがあると気づいた場合には，患者や彼女の治療に害が及ぶのを妨ぐために行動を起こす必要がある。いつでも可能な限り，患者は励まされ，要望を自ら伝えられるような行動を身につける。しかし，もし患者が伝えられなかったり伝えたがらない場合には，セラピストが介入する。

以下のやり取りは，臨床場面における患者へのコンサルテーションの一例である。

ベッキーは，境界性パーソナリティ障害の長い病歴を持つ 28 歳の女性で，DBT チームによるセラピーを受けていた。ルースが彼女のセラピストだった。ベッキーは，精神科医のアダムス医師から双極性障害の薬を処方されていた。ベッキーの薬には，lamotrigine, thyroxine, bupropion が含まれていた。ベッキーは，定期的に通っていたセラピーのセッションにやってきて，怒ったように「もう充分だわ」と言った。彼女は服薬をやめており，アダムス医師のもとへも通っていなかった。ルースはベッキーに，なぜそのような結論に至ったのかを尋ねた。ベッキーは，アダムス医師の態度は失礼で，まったく彼女の訴えを聞いてくれないと言った。また，彼女は，アダムス医師はセッションをいつも 10 分から 15 分遅れて開始すると言った。堪忍袋の緒が切れたのは，先週ベッキーが遅刻したときに，アダムス医師が時間の延長を拒んだことだった。彼女は，ルースに，もしプライマリーケア医が処方をしてくれなかったら，自分は服薬をやめると言い出した。

ルースはまず，この状況は確かに不満を感じるし，不公平なように思うと認めた。そして，ベッキーに，そのことについてどう対処しようとしたのか尋ねた。ベッキーは，ただ前回の予約に行かなかっただけだと答えた。ルースは，そのことはアダムス医師に何らかの影響があるかもしれないしないかもしれないと

言い，確かなのは，アダムス医師には何が問題だったのかが分からないだろうということだと言った。さらに，ルースは，そのことによって意図せずにベッキーの薬物療法を妨げることになり，彼女の気分をも不安定にしかねないことを指摘した。

　ベッキーは当初，これに対して怒りを表した。彼女は，「彼は全く私の話を聞いてくれないのよ」と言い，「彼の肩を持つのね」とルースを責めた。それに対して，ルースは，アダムス医師の態度はプロフェッショナルではないと感じること，ベッキーは彼の問題としてそれを伝えることで，関係をもっと有益なものにする必要があったと思うことを述べた。ルースは，もしこの計画が無駄だった場合には，他の薬の処方者をみつけたいというベッキーの希望は尊重すると確約した。しかし，アダムス医師と対峙する機会を逃すのはあまりにももったいないとも言った。なぜなら，ベッキーは，人間関係のなかで自分の要望をうまく伝えることに長い間問題を抱えていたからである。そこで2人は，この問題を，ベッキーがより良い人生を送るために変える必要のあることだと捉えることにした。

　ベッキーはルースに，彼女に代わってアダムス医師に電話をかけてくれるように頼んだ。ルースは断ったが，ベッキーがこの状況への対処を学べるような方法を一緒にブレインストームすることはできると言った。彼女たちは結果として，アダムス医師との問題を，彼女が参加するスキルトレーニンググループに持ち込むという解決策を思いついた。そこで問題解決と代替戦略の練習とができるかもしれない。ルースはまた，アダムス医師との次回の予約の直前に，電話でコーチングをするセッションを申し出た。

　この例では，ルースはベッキーのために仲裁に入ることはしていないが，代わりに，この状況は困難であることを認めている。ルースは，ベッキーが新しい対人関係スキルを使うことを励まし，ベッキーの努力をサポートしている。また，アダムス医師に自分の要望を伝えることが役に立つことをベッキーが自覚できるように援助している。しかし，ルースは，ベッキーが自分で行えることを肩代わりするようなアダムス医師への電話は行っていない。

多剤投与

　境界性パーソナリティ障害の患者を治療する臨床家は，あらゆる情報源から，患者にどのような薬が処方されているのかを注意深くチェックしておかなけれ

ばならない。境界性パーソナリティ障害の患者は，多くの医師を悩ませ試すので，医師は多様な薬剤で症状を1つずつ治療しようとするかもしれない。ある調査では，このような患者は2つ以上の向精神薬を処方されており，最も多く使われているのは抗うつ薬と抗精神病薬だった（Kolla et al., 2009）。症状ごとに手あたりしだいに処方する方法は，害になり得る。不眠，悲嘆，不安は，境界性パーソナリティ障害の患者には一般的な症状である。もし同じ患者のそれらの症状を，複数の異なる医師や精神科医がお互いに気づかないまま治療していたとしたら，問題が起こる。

　このような状況では，多剤投与は，いくつかの理由から危険なものになり得る。多剤投与は，過剰摂取に使うための薬を簡単に入手できるルートを提供してしまう。そして，患者に，薬は感情調節障害という症状に対処する唯一の手段であると示唆してしまう（それゆえにうっかり物質乱用の問題を引き起こすかもしれない）。また，多くの望ましくない危険な副作用を引き起こしかねない。境界性パーソナリティ障害の患者は，対人関係に困難があるため，彼女らは医師から医師へと短い期間で渡り歩き，それぞれから薬を処方される。治療者同士の間で，現行の投薬内容に関する話し合いと意思疎通が頻繁に行われれば，このような状況を最小限にとどめることはできるが，理想を言えば，治療の調整では，患者の自主性と意思疎通の能力が重んじられるべきである。患者は，頻繁に処方者を変えて得られる治療は安全でもなく助けにもならないことを，セラピストから教えられる必要があるだろう。

　多剤投与によって複雑になるもう1つの問題は，患者が過剰摂取につながる多量の薬を手に入れてしまう可能性があるということだ。もしも患者が自殺企図のために薬を蓄えていたら，これはDBTチームによって命を脅かす行為として扱われるべきだ。セラピストは処方者よりも頻繁に患者に接するので，自殺の危険の高い患者に対しては，患者が手元における薬物の量を管理する適切な計画が必要である。セラピストは毎週のセッションで，この計画が守られているかモニターすべきである。理想を言えば，患者が自ら進んで薬物療法家に必要性を伝えることによって，自殺の手段にアクセスすることを管理するのが望ましい。

　以下の臨床例は，多剤投与がどのようにして起こり，患者にどのような悪影響をもたらすかの好例である。

　ロレーンは，42歳の境界性パーソナリティ障害の女性である。彼女は，プ

ライマリーケア医と心臓内科医，婦人科医，神経科医から医学的治療を受けている。彼女は「薬物中毒」で入院したのち，DBT チームに治療委託された。10 日前，彼女は無反応状態になっているところを夫に発見され，集中治療室に短期収容された。

　ロレーンは，プライマリーケア医から，睡眠には temazepam で，不安には alprazolam で治療を受けていた。彼女は，頻脈に対しては心臓内科医から propranolol を処方されていた。慢性的な骨盤の痛みには，婦人科医から oxycodone による治療を受けていた。最後に，彼女には三叉神経痛（疼痛性チック）があり，これは carbamazepine で治療していた。ある晩，彼女は夫と動揺するような言い争いを長いこと続けた後に，薬の瓶を取り違えてしまい，その結果薬を過剰摂取してしまった。

　複数の薬物療法を行うことの危険性については，率直でオープンな議論がなされるべきだ。その際特に注意するのは，患者の心配や苦しみを認めることである。患者が複数の異なる種類の薬を飲んだ場合に，意図しない逆の作用を伴って，精神状態が変わってしまうことがあるのは確かな事実なのだ。広告がどう伝えていたにせよ，我々が好もうと好まざるとにかかわらず，ときに症状は改善しないこともあるということを患者に伝えることは極めて重要である。もし患者が責任共有治療を受けているならば，両方の治療者が，薬物療法と心理療法の治療で期待される目標について，患者と話し合っておくことが役に立つ。その結果，薬物の効果について合理的な期待が得られる。

　薬物療法と処方者の態度は，多くの患者にとって大きな意味を持つものであるが，境界性パーソナリティ障害の患者にとってはとりわけ問題となりやすい。患者の要望が合理的なものではない場合に，患者からの特定の種類や用量の薬の要求に処方者が応じないのであれば，このような患者に慣れていない処方者は，事前に教育を受け，彼女らの感情調節障害に対処する準備をしておくべきである。患者はこのように拒否をされると，不当であると感じ，相応の対応をするかもしれない。逆に言うと，処方者が患者の行動を救いを得るための努力ととらえず，患者に対して怒り，患者の行動を「薬物探索」や「操作的」と決めつけると，患者の不安定さはエスカレートする可能性がある。患者には感情的な苦痛があり，苦しんでいるということを，処方者とセラピストからはっきりと明確に伝えられると，例え薬の処方でそれらの苦痛から解放されることがなかったとしても，協力関係は促進される。

薬物療法に携わるプライマリーケアの処方者は，境界性パーソナリティ障害の患者にとって安全に薬を処方する方法について教育を受けるべきである。感情障害や不安障害の場合と同じように，プライマリーケア医はしばしば境界性パーソナリティ障害の患者にとって最初の治療者となる。残念なことに，プライマリーケア医は，患者がストレス状態にあるときの動揺や不安を抑えるために benzodiazepine をしばしば処方するし，患者に物質使用障害の既往がない場合には特にそうしやすい。このようなやり方にはいくつかの問題がある。第一に，患者がこれらの薬を過剰摂取することができてしまう（他の薬と組み合わせて過剰摂取すると，さらに危険性が増す）。第二に，この障害には苦痛に満ちた感情状態が必ずあるために，患者は benzodiazepine に対して身体的にも心理的にも依存しやすい。ほとんどの治療者は，次第に benzodiazepine の処方や増量をためらうようになり，その結果，患者は嘘をつくようなふるまいに出るかもしれない。彼らは薬を必死で手に入れようとし，結果として治療や医師との関係を損なってしまう。第三に，患者は，学んでいるスキルを使ったり，スキルの効果がないときに苦痛に耐えることよりも，苦痛から逃れるために薬を使うことの方をすぐに覚えてしまいかねない。境界性パーソナリティ障害の患者に benzodiazepine を定期的に処方する危険性について，プライマリーケア医に教育をすることは，共同治療の重要な一部である。

処方者教育は，患者との治療関係を保ちながら，患者自身が最も良い支援者であるという原則に基づき，いくつかの方法で行うことができる。第一に，もし行われている治療方式があるなら，DBT に関する全般的な情報を専門家に伝えることができる。DBT の一環として，どのようなスキルが教えられるのかを説明することはとりわけ役に立つ。このモデルになじみのない専門家にとっては，患者がこの治療で得られるツールを理解することや，境界性パーソナリティ障害を生物社会的に概念化するという包括的な考え方は，ためになるだろう。提供される全般的な情報には，治療者同士のコミュニケーションがどのように行われるかという情報も含まれるべきである。DBT の治療では，主たるコミュニケーションは患者となされ，共同で治療するセラピストではないことを全般的な情報として伝えるべきであり，またなぜその原則を用いるのかの説明も行うべきである。薬物療法の治療者に教育する2つ目の方法は，患者，セラピスト，処方医で合同会議をもつことである。そこでは，薬に関連した問題が話し合われ決められる。このような状況では，患者は会議をリードし，患

者が必要とする治療について主張するように指導されるべきだ。一般に，プライマリーケアの治療では，プライマリーケア医のオフィスと極めて近いところに行動衛生チームが設けられると，合同会議が開きやすい。もしそれが難しければ，他の方法をとることもできる（例：スカイプ，ビデオ会議，電話会議）。精神科医がDBTの治療者のすぐ側にいると，合同会議は，行動衛生の枠組みのなかで行いやすくなる。

責任共有治療におけるコミュニケーション不足の問題

　境界性パーソナリティ障害の患者に共同で治療を行う場合に，薬物の処方者と意思疎通をはかるセラピストは，処方者がたとえ精神科医であっても，相手が臨床場面でのDBTやCBTについて多くを知っていると思うべきではない。これらの治療は比較的活用されておらず，精神科医の研修トレーニングでも普及が限られている。ましてや，プライマリーケア医の研修トレーニングではなおさら普及率は低い。境界性パーソナリティ障害の患者に対するDBTやCBTのアプローチについて，治療者がどのような知識をもっているかを知り，教育を申し出ることが必要である。薬物療法の治療者に説明する特別な内容としては，あなたが患者にできること，治療の目標，自殺の危機にある状況でのアプローチが含まれる。治療者の多くは，DBTに参加している患者の家族が受けるのと同じような，自殺の危機に対処する教育を受ける必要があるだろう。自殺行動にはいつも入院で対処しているような治療者には，とりわけ必要である。このような患者を概念化し対応する新しい方法を学ぶことは，治療上受ける容赦のない大混乱によって打ちのめされたと感じている治療者からは，しばしば高く評価される。患者は，自分ができる最善のことをしているというDBTでの前提は，共同治療における他の治療者にあてはめても役に立つ。いずれの治療者も患者に有益な知識を持っているが，そのような知識は提供され快く受け入れられるべきである。教育によって共同治療者のスキルを向上させ，患者へのアプローチはあなたと共通点の多いやり方を推奨する。こうすることは，処方者がこのような患者に対するDBTアプローチの経験が少ない場合には，彼ないし彼女にとって非常に役立ち歓迎されるだろう。

　処方者が境界性パーソナリティ障害の患者の治療にあたっており（それがプライマリーケア医であるか精神科医であるかにかかわらず），自分の裁量で薬を管理するスキルを持っている場合，そのスキルを患者にとって有効な度合を

超えて頻繁に使ってしまうかもしれない。より良く教育された処方者は確認のため，感情的な苦痛に対処するために患者が使えるかもしれないスキルは何かと尋ねるだろう。そして，患者に電話でのコーチングを勧めたり，患者とともに問題解決の姿勢を続けるかもしれない。これらの実践により，多剤投与は最小限になり，治療パラダイムはさらに強化されるだろう。関連する問題としては，処方者が患者の治療を十分に行わなかったり，特定の種類の薬物療法（例：benzodiazepine や気分安定薬）を避けることがあげられる。これらが非常に役立つ可能性があるときでも，処方者は患者の物質乱用や過剰摂取を心配するあまり,処方を避けてしまう。このような状況では,患者へのコンサルテーションは複雑になる。セラピストは，適切な薬物療法について知識を得る必要があるし，処方者は進んで耳を傾ける必要がある。もしこのような患者が，プライマリーケアでの治療を受けているならば，患者がプライマリーケア医に，精神科医の専門的な診察を受けたいと主張できるように指導することがよい方法となるだろう。このような紹介を利用できるならば，プライマリーケア医はこの提案を歓迎することが多い。

　境界性パーソナリティ障害の患者を診察へ紹介するときは，第3章で述べた原則を思い出すと役に立つ。他の専門家の治療方針を明確に理解すると，患者が自分自身で対処するスキルを使うことで最もうまくいくような状況で，性急な介入をしないような共同治療者を見つけるのに役立つ。ルースとアダムス医師によるベッキーの治療の初期に起こったことは，この一例である。

　ベッキーは，仕事で特別嫌なことがあった日に，アダムス医師へ薬物療法の診察に行った。彼女は前日の夜に寝過ごして，仕事に遅刻した。彼女は診察予約のために早退したので，昼食を食べる時間がなかった。診察のために仕事から離れる直前に，ベッキーはオフィスでかかっているラジオ局について，同僚の一人とみんなの前で口論になり，上司から叱責された。ベッキーのこのような振る舞いは，初めてのことではなかったのだ。ベッキーは,診察で涙ぐみ怒った。彼女には自律神経の症状はなかったし，気分高揚の既往もなく，思考障害もなかった。アダムス医師は，この状況を精査し，ベッキーの valproic acid を増やし，彼女のいらだちを鎮めるために lorazepam を追加した。アダムス医師は，ベッキーが自分で対処するために使える手段を他に何か持っていないかと尋ねることはなかったし，言い争いの前にどんな出来事があったのかと問うこともなかった。

ベッキーは，境界性パーソナリティ障害と併発している双極性障害の治療を行っていたが，彼女が躁病のエピソードにあてはまっているという証拠はなかった。アダムス医師は，ベッキーのいらだちには薬で対処をし，ベッキーをセラピーに紹介し直して感情状態の脆弱性を減らす方法を育てることや，いらだちに対処したり対人関係の問題に対処するスキルを用いることはしなかった。

　治療理念を共有することに加えて，患者に関して意思疎通をはかる頻度と手段が明確にされるべきである。患者がDBTを行っていて，患者と直接話し合う機会が不十分な場合には，三者間のコンサルテーション会議や，患者との電話でのやりとりもできる。DBTに参加していない患者もまた，この情報共有の方法は役に立ちうる。この方法は，チームの一員である患者と明確で曖昧でないコミュニケーションを可能にし，患者の自主性と熟練した対人関係のコミュニケーションとが尊重され，奨励されるからである。患者を治療する上で，共同治療者を理解することによって，治療者間の治療アプローチの決定的な違いを避けることができる。この違いは，患者にとっては明らかであり，治療を不安定にさせるかもしれないものである。もし治療チームの一人が，その患者に対する他の治療アプローチの価値に疑問を呈したら，治療は混乱しダメになる。

　他に明らかにすべき重要な問題は，非常時に患者がどのように治療を受けるかである。危機的な状況が起きたときに，どの治療者に連絡するかを明確にしておくことが重要である。境界性パーソナリティ障害の患者は，非常時に治療者と連絡を取らなければならないことが頻繁にある。治療者たちは，自殺の危険のある状況でどのように電話応対をするか，合意しておく必要がある。また，どのような基準で入院措置をとるか合意しておくことが望ましい。いつ，そしてどの境界性パーソナリティ障害の患者を入院させるのが保護することになるのかを判断するのは非常に難しい。希死念慮が強いとき，状況は緊急性を帯びるため，治療上の決断はより困難になる。自殺は，セラピストにとっても処方者にとっても同様に，トラウマとなる出来事である。患者の自殺に対する恐怖から，それぞれの治療者が持っている患者の情報を注意深く考慮することなく危機対応をとってしまうという影響が出かねない。治療者間で治療理念を共有し合わない場合には，患者に対する特定の懸念にそれぞれがどのようにアプローチするつもりかを知ることが，極めて有益である。こうすることにより，アプローチの大きな違いが，不必要に治療を複雑にすることを防ぐことができ

る。ロレーンと彼女を担当するDBTチームは，治療初期にこのような困難に直面した。

　ロレーンは，前述したように，薬物の過剰摂取のために入院をしたが，その後彼女と夫との関係は急速に悪化した。このことで，彼女はひどく衝撃を受けた。彼女は個人セラピーを受けており，DBTのスキルトレーニングも始めていたが，彼女の苦痛は非常に強く，常に自殺を考える状態だった。彼女は，苦痛から逃れるための薬を求めて，プライマリーケア医のもとに電話をかけたり訪れたりすることを続け，医師にはDBTのセラピストは「私がどんなに苦しんでいるのかわからない」のだと訴えた。そのような会話のなかで，彼女は自殺願望がどれほど強いのかを打ち明けた。プライマリーケア医は警察に電話をし，ロレーンは病院に送られた。この入院でロレーンの自殺願望が減ることはなく，彼女のスキルがさらに上達することもなかった。実際のところ，ロレーンを診察した医師は，彼女の自殺願望は生物学的な病気の結果であり，薬を効果的に併用しないと良くならないだろうと彼女に伝えた。彼女は精神科の治療を受け，薬を複数組み合わせて処方されたが，効果を得られずにDBTに戻ってきた。

　処方者が精神科医で，患者が共同治療を受けている場合，治療の役割は明確に決めておくべきである。処方者は，患者を充分に知っているかもしれないが，処方者は薬物療法の定期的な診察のなかで他の形式の心理療法を行いたいという気持ちを抑えなければならない。アドヒアランスについての治療的介入と，セラピーに対するアドヒアランスは，この禁止事項には含まれない。患者は，DBTチームとの強い結びつきを必要としているし，主たるセラピストとの堅固な関係を必要とする。つまり，そこには，役割が明確に分けられていて，治療者が似たような治療理念を共有しており，援助者は限られ，処方者は患者にとって補助的な援助者であり得るといった状況があるだろう。この方法は，危機的状況では，患者にとって有効で重要なサポートになり得る。このように役割の範囲を調整することの利点は，患者のことを熟知し，同じような治療理念を持っている処方者が，セラピストが不在のときにも対応できることである。不利な点は，セラピストがかつて過渡期にあったように，より限定された役割に戻ってしまい，精神科医が薬を処方するだけの場合に，患者と精神科医の間に問題を抱えるかもしれないことである。このため，役割範囲の調整がもつ限定的な性質と，主たるセラピストが対応できるようになったらすぐにそのセラ

ピストに戻る必要性については，そのような調整がなされる前に，患者とはっきり明確に話し合っておくべきだ。

一人の治療者が薬物の処方と DBT の主セラピストを担う場合の時間管理と意思決定

　標準的な DBT では，精神科医（あるいは看護師）が患者にセラピーと薬物療法の両方を行うことは推奨していない。共同治療こそが，患者マネジメントの最善の策とみなされている。この考えは，精神医学の文献で最近多く勧められているものとは正反対であり，そこではこのような患者に対して望ましいのは，1 人の治療者による治療であるとされている（Gabbard & Kaye, 2001）。標準的な DBT が提案している立場は，薬物療法と治療者を分けるという，初期の精神力動論の文献でみられたものと同じような意図に基づいている。つまり，異なる治療者が，患者の治療でそれぞれの担当をうまく行うときに，治療関係が最もよく保たれるのだ。どちらの方法も，引用できるエビデンスに基づくものではない。必要に迫られ，あるいは患者の選択によって，患者の治療が 1 人の治療者によって行われている状況もある。このように治療が構成されている場合，患者と治療者は率直に治療契約について話し合う必要がある。そこでは，もしも薬物に関する勢力争いが生じたり，薬物に関する問題がセラピーの主要な話題にとってかわるようなときには，患者が他の治療に紹介される可能性があるということも話し合われる。率直に言って，1 人の治療者が両方の治療を行う場合の時間の制約は，重大な問題である。このように複雑な患者に対して，1 回のセッションで，診断評価と薬物療法のマネジメントを同時に行い，さらに心理療法を行うというのは，極めて困難である。時間的制約によって，患者とは 1 週間に 1 回以上会う必要が生じ，それぞれの目的に応じて時間を割り当てなければならない。加えて，両方の治療介入をすることには，治療者がどの治療がふさわしいかを熟考するためにさらに多くの時間を必要とする。一方で，患者は感情を制御することに苦しんでおり，救済されることを切実に望んでいるため，頻繁に薬を乱用したり探し求めるといった手段をとる。また一方では，I 軸障害は，薬物療法の対象としては効果的で，この種の患者には一般的である。先に引用した文献が示すように，薬のターゲット療法が，患者が経験している苦痛な症状を解決するのに役に立つこともあり得る。患者が 1 人の治療者によって治療を受けているとき，患者との相互作用の強さと相まって

この決断は複雑になり，治療者はできる限り最良な決断をするために，DBT チームとの頻繁なコンサルテーションが必要となる。治療者が薬を処方する権限や抑制する権限を持っているために，治療者―患者関係が悪影響を受けることもある。患者はより協力的でなくなり，専門家は最良の治療に関して盲点を生んでしまうかもしれない。

逆転移

　境界性パーソナリティ障害の患者に対する責任共有治療では，逆転移の問題が特に問題となる。まず第一に，慢性的な自殺行動のある患者は，治療の担当者たちに莫大な不安を生じさせる。処方医がしばしば心配するのは，共同治療では彼らがより重い法的責任をもつことであり，それゆえに，患者が自殺企図をしているとき，DBT セラピストによる介入の欠如（彼らにはそのように見える）を懸念するようになる。DBT について十分な教育を受けていない医師や，一般的に共同での治療を行っていない医師，あるいは患者や他の精神保健の治療者に対して高圧的な態度をとる医師は，なおさらこのような見方をしがちである。このような状況を避ける良い方法は，第3章で述べた技法を用いることで，あなたが紹介できる拠点をみつけ，あなたが持っている共同治療の関係のなかで十分な教育を提供することである。

　逆転移に関して他に問題となるのは，このような患者の治療にあたっている処方者やセラピストが，自動的に，ある行動は患者による意図的な「操作」であるとみなしたり，患者のある徴候をもって「あまりにも重篤で治療ができない」と思ってしまうことである。境界性パーソナリティ障害で苦しむ患者たちがとる方法や行動には，ある機能がある。その機能が何であるかを見極め，より効果的で害の少ない行動へと置き換えることが，治療の重要な目標となる。患者が行っている行動を責めても，良い結果を生まないだろう。それゆえ，治療者が「分裂している」という概念は，難しい患者に治療者たちが異なる反応をすることという概念に置き換えられるかもしれない。そして，患者は，特定の要求を満たすために，これらの反応に対応しているのである。

　境界性パーソナリティ障害の患者が，他の治療担当者のことを否定的に言う場合，それは患者が対人関係スキルを用いる良い機会であり，患者がその担当者とより良い関係を築けるように援助をする。しかしながら，深刻な苦情が起こっている場合には（例：倫理的あるいは性的な不正行為，合理的な治療基

準からの著しい逸脱)，それらを無視すべきではない。セラピストや処方者は，他の治療者に質問をして，ひそかに調査をすべきである。例えば，境界性パーソナリティ障害の患者は，治療担当者と性的関係を持つ割合がきわだって示されており (Galletly, 2004)，そのため，そのような深刻な情報が伝えられたら注意が必要である。

境界性パーソナリティ障害の患者に共同で治療にあたることは，疑いようもなく，治療者が直面する最も困難な臨床場面の1つである。これらの患者に対する現在の治療と将来の治療の発展について，楽観的な見方ができる多くの理由がある。境界性パーソナリティ障害の治療の発展は，多大な進歩を遂げている。より効果的なツールや方略が可能になり，よりよい治療法をみつけるための研究は結果としてさらに広く知られるようになった。この困難な問題においては，併用療法の研究によって，我々が本当に困っている患者に効果的で成功する治療を提供できるようになることが期待される。

第 11 章
妊娠・出産・授乳期における併用療法

概　要

　妊娠中や産後に精神疾患を発症した場合，複数の専門家の力が必要となる。メンタルヘルスの専門家は，産科医や小児科医の協力なしに，最良の治療を行うことは難しい。妊娠する以前から精神症状に悩まされている女性や精神疾患の薬物療法をすでに受けている女性の治療では，その精神症状や薬物療法が妊娠へ及ぼす影響と産後に生じるリスクについて患者に説明して話し合うことが必要である。妊娠中に用いる薬剤の安全性（または危険性）の情報を確認しておくことも重要である。治療者に求められることは，患者やその家族の助けとなるよう問題の解決策を検討したり，妊娠や出産に向けた治療を計画したり，患者が治療選択するために必要な情報を提供することである。妊娠中に薬物療法をするかどうかの判断は，患者と，可能ならば配偶者に同席してもらい，彼らの気持ちに配慮しながら，インフォームドコンセントを得て行うのが理想的である。このように慎重に準備しても，精神疾患の罹患に関係なく，受胎，妊娠，出産の過程では予測できない事態が多く起こる。精神疾患の既往歴のある女性が妊娠すると，妊娠に伴って生じるさまざまな出来事で症状が再発しやすい。多くの場合，妊娠中の薬物療法の有効性を医師と妊娠前から相談しないために，妊娠中に強い不安が持続して，胎児の発育へ悪影響を与えかねない。
　現在のところ妊娠中の向精神薬の安全性に関する情報は不十分であるため，この章では各薬剤の安全性について詳しく述べない。向精神薬による胎内曝露が胎児の発育へ与える危険性に関する最新情報は随時更新されていくので，これらの情報を正確に伝えることは不可能に近い。その代わりに，妊娠中あるいは妊娠を希望している女性患者の実地臨床に役立つ情報として，治療原則と有害事象が報告されている薬剤について述べる。妊娠計画や受胎それぞれの時期で選択できる薬剤が異なることから，薬剤の安全性に関する最新情報を入手して，個々の患者に適した治療を計画する必要がある。薬剤の安全性に関

する情報源は，米国医師用医薬品便覧（「Physicians' Desk Reference」）のような出版物など，いくつかある。米国小児科学会や米国産婦人科学会は，レトロスペクティブ研究やプロスペクティブ研究で得られた結果をまとめて妊娠中の使用で有害事象を招いた薬剤情報を定期的に公表している（American Academy of Pediatrics, 2000; ACOG Practice Bulletin, 2008）。現状では，妊娠中の投与で催奇形性を発生させる可能性が高い薬剤（例えば，lithium）と十分な情報が示されていない薬剤（例えば，SNRI）が混在しており，母となる女性患者に納得のゆく治療説明を行うことが難しい。さらに最新の論文で「治療者と患者が医療情報に基づいて治療選択する場合でも，過去に示された情報と最新情報が矛盾することがよくある」と指摘されている（Burt, Bernstein, Rosenstein, & Altshuler, 2010）。

精神疾患を患う妊婦に対する治療原則

無治療の精神疾患が胎児へ与える危険性

　妊娠中に向精神薬を服用するかどうかに悩んでいる女性患者の治療にあたるとき，無治療の精神疾患自体が有害事象となりうることを同時に考慮することが重要である。例えば，無治療のうつ病は胎児の成長や発達に問題を生じさせる危険因子とされる。母親がうつ病を患うと妊娠中に必要な健康管理が難しくなり，母子両者に好ましくない。うつ病を治療していない母親から生まれた子どもは，新生児期に易刺激性，興奮性を示すことが多く，乳幼児期に強い不安や行動抑制を示す（Oberlander, Warburton, Misri, Aghanjanian, & Hertzman, 2006）。また，無治療のうつ病は母子間の関係性へ悪影響を及ぼすと指摘されている（Lovejoy, Graczyk, O'Hara, & Neuman, 2000）。うつ病を患う母親に養育される子どもは，言語発達の遅れや知能指数（IQ）の低さなどの神経発達の問題を抱える可能性が高くなる（Sohr-Preston & Scaramella, 2006）。さらに，睡眠障害を抱えやすく，精神疾患や身体疾患を発症することが多いと指摘されている（van den Bergh, Mulder, Mennes, & Glover, 2005）。

　Wisner ら（2009）のプロスペクティブ研究は，これまでレトロスペクティブ研究で示された，無治療のうつ病が早産や低出生体重児の危険因子であることを決定づけた。無治療のうつ病が胎児の発育へ悪影響を及ぼす背景に，副腎皮質ホルモン（ストレスホルモン）の高値下で胎児が発育することが関係して

いるのではないかと推定されている（Talge, Neal, & Glover, 2007）。これまでうつ病の女性患者を対象とする研究が最も多いが，これは妊娠可能年齢の女性でうつ病の罹患率が高いためである（Weissman & Olfson, 1995）。もしストレスホルモンが胎児の発育に関係することが正しいとしたら，うつ病以外の疾患でも早産や出生時低体重児の発生が多くなる。一般住民を母集団として，統合失調症の妊婦が胎児へ与える危険性を検討した研究で，妊娠中に定型抗精神病薬を服薬した妊婦と同様に，統合失調症を治療していない妊婦にも早産との関連性が示されている（Lin, Chen, Chen, Lee, & Wu, 2010）。

妊娠中や産後に増強する精神症状

　これまで妊娠がうつ病や不安障害を軽減させると考えられてきたが，現在そうではないことがわかってきた。例えば，妊娠中に気分障害や不安障害に罹患する人の割合は，数字にばらつきがあるものの，およそ10〜15%である（Evans, Heron, Francomb, Oke, & Golding, 2001）。薬物療法を受けている女性患者が妊娠したとき，妊娠に伴うストレス（心理的および神経化学的要因）から服薬を一気に中止してしまうと強い離脱症状が生じる危険性が高い上に，投薬の中止を急激に行うことで感情障害や気分障害を再発させることが多く，患者が二重の苦しみを背負うことになる（Baldessarini, Tondo, Ghiani, & Lepri, 2010）。このような事態は統合失調症や双極性障害のような疾患で起こりやすく，特に双極性障害では，妊娠や投薬の中止によって症状が急速交代型（rapid-cycling）へ移行する可能性が高くなる。さらに，気分安定薬を急激に中止すると，症状が再燃したり，希死念慮へ発展する危険性が高まる（Faedda, Tondo, Baldessarini, Suppes, & Tohen, 1993）。双極性障害患者には，妊娠計画の段階からlithiumや他の抗てんかん気分安定薬を徐々に減らしていき，妊娠初期に第二世代抗精神病薬を投与することが適切な治療管理と考えられる。

　精神疾患の既往歴のある妊婦や妊娠中に服薬の中止を希望する女性患者には，認知行動療法（CBT）を用いた併用療法が役立つかもしれない。第5章と第7章で述べたように，薬物療法でうつ病や不安障害から回復した患者に対してCBTを実施すると再発が抑えられる。妊娠中に服薬を中止したうつ病患者の68%にうつ病が再発したという報告もある（Cohen et al., 2006）。妊娠中に服薬を中止するうつ病患者に対してCBTを実施する利点は，うつ病や薬の曝露による危険性を避けながら，うつ病の再発を予防できることにある。さらなる

利点に，CBT の治療では CBT を通して学んだスキルを患者自ら実行することやライフイベントを乗り越えるための問題解決スキルを学ぶことに重点が置かれていることが挙げられる。このため，患者たちはストレスフルなライフイベントに遭遇したときにいつでも，CBT で学んだスキルを活用することができる。

　うつ病の既往歴のある妊婦に産後うつ病の発症率が高いことが知られている。薬物療法を受けていないうつ病の妊婦に対して，地域の保健スタッフが 7 セッションで構成される CBT プログラムを実施した効果について検討した研究がある（Rahman, Malik, Sikander, Roberts, & Creed, 2008）。対象者は，地域保健スタッフによる CBT プログラムまたは保健スタッフと過ごす時間を通常よりも増加した定期的ケアのどちらかに無作為に割り振られた。結果は，産後 6 カ月の時点でうつ病の診断基準を満たす人の割合が，定期的なケアを受けたグループは 53％であったが，CBT が実施されたグループはわずか 23％であった。産後 12 カ月の時点でも同様の結果が維持され，母性機能や子どもの健康状態が良好であることも示された。この結果から，うつ病の妊婦に対する CBT は妊娠中だけでなく産後にも有効であると言える。CBT で改善がみられない妊婦は，CBT と並んで高い治療効果が示されている対人関係療法で改善するかもしれない（Clark, Tluczek, & Wenzel, 2003）。不安障害に対して有効性が示されている CBT は投薬の中止へ不安を抱く妊婦にも役立つだろう。

薬物療法中に妊娠を希望する女性に対する治療アプローチ

女性のための薬物療法

　精神疾患を患う女性患者が妊娠したり，妊娠を希望するとき，その治療選択は複雑であるために，時間をかけて慎重に検討することが必要である。妊娠可能年齢にある女性患者の治療管理では，これから可能性のある妊娠について話し合うこと，妊娠に伴う危険性について患者が理解しているかどうかを確認すること，その危険性について患者に心理教育を行うことが適切である。向精神薬を服薬している患者には，避妊対策をしているかどうかを確認して，妊娠中の薬物療法の利点と危険性について話し合った後に妊娠を計画することが望ましいと伝えておく。薬物療法の継続もしくは中断を選択するときに，精神疾患の既往歴，薬物療法歴，症状の重症度や特徴，自殺企図歴やこれまでの暴力行為の有無を考慮すべきである。さらに治療者は，患者が活用できるソーシャル

サポート資源，患者や家族の価値観，文化的背景について前もって知っておく方が望ましい。妊娠可能年齢にある女性患者の治療では，日頃から妊娠について話し合うことで必要な情報が得やすくなるだろう。

　向精神薬による胎内曝露の危険性を理解するためには，その危険性を子どもの発達時期ごとに考えると良い。向精神薬による胎内曝露の危険性に，催奇形性，胎内発育遅延，新生児毒性や行動抑制，乳幼児期における神経認知的な発達の問題がある。これらとは別に，授乳に伴う危険性にも注意する必要がある。薬剤の種類や薬物代謝の個人差から，薬剤が乳児へ与える危険性もさまざまである。向精神薬の成分は胎盤を通過して胎児や羊水へ移行して，母乳中にも移行する。治療者向けの薬物毒性に関する最新情報は，http://www.reprotox.org や http://depts.washington.edu/terisweb などの電子リソースから得ることができる。入手できる薬剤情報は限られているが，患者の治療選択に役立つ最新情報が定期的に更新されていることから，患者と話し合うときは最新情報を必ず確認すると良い。

❏ 催奇形性

　催奇形性とは，器官形成期に向精神薬による胎内曝露で胎児に奇形を発生させることである。奇形は薬へ曝露していない場合でも発生することや催奇形性の危険を伴う薬剤とされる根拠の多くが症例報告であることを踏まえると，向精神薬による胎内曝露と催奇形性に関連性があるかどうかについて慎重に判断していく必要がある。また，薬剤曝露と同時に，他のコントロールされていない要因（例えば，アルコールや違法ドラック）に曝露されていることが多く，催奇形性を発生させる要因を特定することは難しい。しかしながら，向精神薬の多くが催奇形性に関係すると考えられる。例えば，妊娠初期の lithium による胎内曝露と心臓奇形の関連は明らかである。催奇形性の危険性が高い時期は限られている。器官がいったん形成されると，その後は薬剤曝露の影響で奇形が発生する危険性はない。催奇形性の危険性が高い時期は妊娠初期（妊娠第一期）に限られているため，妊娠可能年齢で薬物療法を受けている女性患者は，催奇形性の危険性を避けるために，妊娠を計画的に進めることが好ましい。また，患者が妊娠に気づかずに初期に向精神薬を服薬した場合，治療者は奇形の危険性を患者が正しく理解できるよう援助しなければならない。自然発生的に起こる奇形の危険性を示すことで，患者は問題とどう向き合うことが最善かを考えることができるだろう。患者へのこうした援助は，産科医と連携しながら

行うと良い。下記の症例は，妊娠初期に抗うつ薬を服薬している患者の治療管理を示す良い例である。

　ジェーンは25歳の既婚女性で，重度のうつ病を再発してcitalopramによる薬物療法を受けている。ジェーンは20代前半に自殺企図と症状の再燃で2回の入院治療を受けていた。彼女は順調に回復して，治療管理のためにプライマリーケア医のもとへ通院している。

　最近，ジェーンは妊娠16週目であることがわかった。ジェーンと医療補助員の夫は，日頃から子どもを授かりたいと願っていた。ジェーンは精神科医のホワイト医師の診察をすぐに予約して，夫とともに来院したいと告げた。夫は，ジェーンが抗うつ薬を服薬していたことを非常に心配していた。夫妻は，妊娠が明らかになるまで服薬について話し合っていなかった。ジェーンは投薬を中止することに不安を感じて精神科医のもとを受診した。

　最初の受診時に，ホワイト医師は，妊娠初期の抗うつ剤SSRIによる胎内曝露の危険性をジェーン夫妻に説明した。夫妻は，妊娠中に抗うつ剤SSRIの多くが使用されている事実と妊娠初期のcitalopramによる曝露が胎児の発育に重大な影響を与えないことを知って，とても安心した。しかし夫妻は，うつ病が再発したら，うつ病それ自体が胎児の発育へ影響を与えることに気づいていなかった。さらに，ジェーンは入院治療を終えてから心理療法を全く受けていなかった。そこで，ホワイト医師はCBTプログラムを実施して，ジェーンが投薬を中止できるだろうと夫妻が判断したときにcitalopramを漸減しながら中止する治療計画を提案した。

❏ 胎児の発育

　向精神薬の曝露が胎児へ与える危険性は，催奇形性のほかに発育遅延がある。胎児の発育遅延は，乳児期の発育遅延の予測要因で，母体の体重増加と関連している。抗うつ剤SSRIへの曝露が妊娠後期に続くと，胎児の発育に好ましくない影響を与える（Chambers, Johnson, Dick, Felix, & Jones, 1996）。妊娠中期から後期にSSRI剤を服薬した妊婦の胎児は低体重で，早産で生まれる割合が高い（Wisner et al., 2009; Oberlander et al., 2006）。こうした現状では母体の体重管理と体重増加に取り組むことが重要であり，このために併用療法を試みるとよい。もし患者がCBTによる併用療法を実践したら，CBTによって症状の再燃を防ぐことができ，患者は薬を徐々に減らしていくことができるだろう。

❏ 新生児シンドローム（Neonatal Syndromes）

新生児シンドロームとは，向精神薬に胎内曝露されていた乳児にみられる，医学的または行動学的特徴である。また，新生児シンドロームは妊娠中に精神疾患を治療しなかった母親から生まれた乳児にもみられる。Chambers らの研究（Chambers et al., 2006）で新生児シンドロームが的確に示されている。この研究によると，妊娠 20 週以降に paroxetine に胎内曝露されていた乳児は，非曝露児と比べて新生児遷延性肺高血圧症のリスクが 6 倍以上高いことが示された。これは相対危険度から得られた数字であるが，新生児遷延性肺高血圧症は死に至る可能性のある病気である。この結果から妊娠中に投薬を継続する必要性がある場合，使用する抗うつ剤 SSRI の種類を検討しなければならないことがわかる。さらに，Chambers ら（1996）は抗うつ剤 SSRI の種類に関係なく SSRI に胎内曝露された胎児の 3 分の 1 に，乳児期に行動異常がみられたと報告している。新生児シンドロームを示す他の症状として，妊娠後期から抗うつ剤 SSRI に胎内曝露されていた乳児に，呼吸困難，震え，睡眠障害，黄疸，栄養問題が起きたことが報告されている（Moses-Kolko et al., 2005; Oberlander et al., 2006）。これらの有害事象は医学的処置を必要としないことが多いが，抗うつ剤 SSRI に胎内曝露されていた乳児は長期の入院や高度なケアを必要とすることが多い。抗うつ剤 SSRI 以外の向精神薬でも新生児シンドロームは起こる。妊娠中に投薬を継続する必要性がある場合，産科医や小児科医と協力してチーム医療を行う。妊娠中に投薬を継続するかどうかを話し合うときには，これらの乳児期に起こる有害事象の危険性を考慮しなければならない。また，妊娠中にうつ病を治療しなかった母親から生まれた乳児にもさまざまな有害事象が起こると報告されている（Misri et al., 2004）。したがって，妊娠中のうつ病と薬への胎内曝露それぞれが新生児低体重と早産の危険因子であったように，これらは乳児期に発生する有害事象の独立した危険因子でもある。投薬を中止して再発を予防できた場合，投薬を中止して再発した場合と比べて乳児期に発生する有害事象の危険性は低下する。

❏ 認知発達の神経基盤

妊娠中の薬や精神疾患による胎内曝露が幼少期の認知発達の神経基盤に影響を与えるのではないかと長年懸念されてきた。小規模な研究であるが，薬への胎内曝露と子どもの認知発達の関連性を示す知見が報告されている。例えば，抗うつ剤 SSRI に胎内曝露された子どもを対象にした研究では，新生児シンド

ロームの症状は本来ならば乳幼児期の早い段階で軽減するはずであるが，これらの症状が研究者の観察によって4歳から5歳で消失したことが確認されている。Misriら（2006）の研究では，抗うつ剤SSRIに胎内曝露された幼児に強い不安，抑うつ，感情の過敏性，身体症状のいずれも顕著にみられなかったことが報告されている。Nulmanら（2002）のプロスペクティブ研究では，抗うつ剤SSRIに胎内曝露された曝露児と非曝露児の認知発達に違いがなかったことが報告されている。また，fluvoxamineおよび三環系抗うつ薬による胎内曝露された曝露児と非曝露児のIQ値，性格傾向，気分，活動，行動，言語発達に違いがなかったと報告されている（Nulman et al.,1997）。これらの研究のサンプルサイズはいずれも小さいため，妊娠中の精神疾患や薬による胎内曝露と幼少期の認知発達との関連性は，今後さらにプロスペクティブに追跡して評価していくことで明らかになるだろう。

無治療の精神疾患が母親に与える危険性

これまで胎児に起こる危険性を述べてきたが，精神疾患を治療しないことは胎児だけでなく母親にも危険性を引き起こす。母親に起こる主な危険性に，自殺念慮や自殺企図，自殺，自己管理が不十分になること，心理社会的ストレス症状がある。特に注意が必要な疾患は双極性障害で妊娠中に症状が悪化する可能性がある。妊娠，出産に伴い精神疾患を発病した女性患者のなかには，病気の症状だけでなく，子どもを授かった喜びを感じる時期に病気を発症したことへの恥ずかしさに苦しめられる。この恥ずかしさから症状を訴えることに戸惑う患者もいるだろう。家族や友人もまた，患者の症状をあまり深刻に受け止めることができず（例えば，「彼女は妊娠して気持ちが落ち着かないだけだろう」），子どもを授かった喜びを得られない患者を責めるかもしれない。精神疾患は心の弱さが原因であるという社会通念が女性患者たちをさらに苦しめるだろう。妊婦が精神疾患に罹患すると，妊娠中に必要とされる健康管理や十分な栄養摂取が難しくなる。妊娠中にうつ病に罹患した女性は産後うつ病を発症することが多い。産後うつ病になると，体調管理が難しくなり，育児を十分に行うことができず，夫婦関係さえも悪化しかねない。

精神疾患の既往歴のある女性患者は，子どもが遺伝的に精神疾患を発症しやすいのではないかという不安に必ず苦しむ。こうした不安にもかかわらず，女性患者の多くは子どもを授かりたいと願う。これは治療が功を奏して，重篤な

精神症状に悩まされていた女性たちが家族をもちたいと望むまでに改善したことを意味する。家族を持ちたいという望みは当然であり，治療者は彼女たちの望みに応えて治療法の選択とその危険性を検討する必要がある。患者が薬物療法を中止したい場合，薬物療法の代替となる治療法の評価と治療選択を行い，患者の病状にあわせて治療法を変更できるよう治療ストラテジーを考えておく必要がある。

妊娠中の向精神薬の管理

妊娠中に適した薬物療法として，胎児への毒性が低い薬剤の使用，必要最小限の薬剤量で投与すること，妊娠初期は可能な限り投薬しないことが挙げられる。これらを踏まえると，CBTと薬物療法の併用療法が妊娠中の治療として適している。患者はCBTで学んだ対処スキルで症状を緩和させて，薬を漸減することができるだろう。投薬が必要な場合，産科医と協力しながら，母体の体重増加や胎児の成長や発達を監視していく必要がある。患者と話しあった内容は，チーム医療メンバーと共有しておく必要がある。患者に分娩時期が近づいたら，産後の病状悪化や授乳に備えて治療計画を立て，可能な場合は新生児科医と相談しておくとよい。妊娠初期の治療管理の例として，妊娠中の薬物療法の選択をした，双極性障害でlithiumを服薬しているサリーの症例を示そう。

サリーは，双極性障害Ⅱ型と診断された32歳の女性である。サリーはこれまでに自殺未遂を2回経験し，入院治療したことがある。そのうち1回は多量服薬でICUへ搬送された。彼女は27歳からlithiumの服薬を継続して病状が安定している。サリーと夫は子どもを授かりたいと考えた。

サリーは，妊娠初期にlithiumを服薬することが胎児に催奇形性を発生させる危険性が高いことを夫と話し合った。夫妻ともに催奇形性の危険性や心臓奇形が確認されたら中絶するという選択は避けたいと考えた。また，サリーはlithiumの服薬を中止したら急速交代型（rapid-cycling）の症状へ移行する可能性があることを知っている。彼女を非常に苦しめる症状はうつ病相のときに生じる。サリーはlithiumを断薬することに不安を感じている。

夫妻は，主治医のウッド医師へ相談して，1週間に1セッションのCBTと気分のモニタリングを行う治療を計画した。サリーに明らかなうつ症状がみられた場合，行動活性化へ取り組む計画を立てた。この取り組みでも改善の兆しがみられなかった場合，lithiumの服薬が再開できる妊娠初期を過ぎるまでデ

イケアへ通い，日常生活の活動量を増やす計画を立てた。さらに，自殺念慮や躁状態の兆しがみられたら入院することをサリーは承諾した。また，妊娠初期に投薬可能とされる第二世代抗精神薬を気分安定剤として用いて薬物療法を再開することにも承諾した。

産後検診

　気分障害に罹患する女性患者に必要なケアとして，産後うつ病を発症する危険性や産後に生じる症状で医療的処置を必要とする場合があることを説明することが挙げられる。十分な説明を受けた患者は，治療を早期に開始して病状の悪化を防ぐことができる。産後うつ病は，母子間の関係性の問題（Murray et al., 1996）や子どもの認知発達の遅れ（Sharp et al., 1995）に示されるように，乳幼児へ深刻な影響を及ぼす。Rahman（2008）が指摘しているように，患者はCBTで学ぶスキルを活用することで産後うつ病の症状を軽減させることができるかもしれない。うつ病や双極性障害の既往歴のある患者や妊娠中にうつ病を発症した患者には，出産直後から産後うつ病の評価を頻繁に行うと良いだろう。なぜならば彼女らは産後うつ病の発症率が高いためである。例えば，うつ病の既往歴のある女性患者の産後うつ病の発症率は，一般の女性と比べると2倍，妊娠中にうつ状態であった女性でおよそ3倍高くなる。CBTは対人関係療法（IPT）や薬物療法と並んで産後うつ病に対して効果的な治療法である（Clark, Tluczek, & Wenzel, 2003）。薬物療法に比べてCBTとIPTは，授乳へ影響を与えない点で優れている。産褥期精神病を発症する女性は少なく，発症率はおよそ0.1％と報告されている。産褥期精神病は入院治療を要する重篤な病気である。産褥期精神病を発症しやすいのは，特に双極性障害患者である。産褥期精神病を予防するために，双極性障害患者はlithiumの服薬を分娩後48時間以内に再開すると良いだろう。妊娠でlithiumを断薬したサリーの症例は，妊娠後期の投薬を含む治療管理を示した良い例である。

　サリーは，lithiumの服薬を中断してから3カ月後に妊娠した。妊娠初期はなにごともなく，胎児の発育も順調であった。サリーは，症状が安定していることや服薬しなければ薬による胎内曝露の危険性がないことから，lithiumの服薬の再開を延期しようと考えた。妊娠中期に入ると，サリーはこれまでに経験したことのない不眠症状に悩まされた。サリーが運動，睡眠衛生の向上，瞑想へ取り組んで不眠症状は改善したが，妊娠30週には彼女の睡眠時間は1日

6時間ほどであった。サリーは強いイライラ感に悩まされることが多くなった。この時点でサリーにうつ状態や躁状態の兆候は全くなかった。ウッド医師はサリー夫妻と会って，薬物療法の利点と危険性を再び話し合い，出産と産後の治療計画を立てた。サリーは自分の母親がサリーを出産した後に産褥期精神病を発症して入院していた事実を知った。この事実を両親がサリーに隠していたので，彼女は妊娠するまで知らなかった。

　ウッド医師とサリー夫妻は産褥期精神病を発症する危険性を話し合うとともに，サリーが悩まされている症状への不安についても話し合った。サリーは，妊娠に伴うストレスから気が散りやすく注意散漫になり，思考が次から次へと現れることを訴えた。サリー夫妻は最良の選択として lithium の投薬を直ちに再開すること，そして授乳ができなくても投薬を産後まで継続することを決断した。

授乳管理

　サリーの症例で示したように，薬物療法中の女性患者と授乳について相談する必要がある。子どもにとって授乳に利点があるが，授乳の利点と薬剤曝露の危険性について話し合っておく必要がある。このとき重要になるのが，子どもの月齢と健康状態である。子どもに薬物を代謝するための器官が健常で十分に発達していなければ，薬剤曝露の危険性を伴う授乳はできない。授乳や母乳を介した薬剤曝露に関する情報は，妊娠中の薬への胎内曝露と同様で，症例報告やサンプル数が非常に少ない研究によるものである（Kohen, 2005）。向精神薬の母乳移行性について調査するために，授乳期に服薬している母親の子どもの血液サンプルが分析された（American Academy of Pediatrics, 2001）。分析の結果，多くの薬剤が母乳を介して子どもへ移行することが判明したが，その移行量は少ないか無いに等しい数値を示していた。さらに，母乳を介した薬剤曝露が子どもの発達へ与える影響を示した研究は極めて少ない。これまでの研究から言えることは，母乳を介した SSRI または三環系抗うつ薬の曝露が子どもへ与える危険性について一致した結果が得られていないことである。lithium と clozapine といった薬剤は授乳期の投与は禁忌とされる。授乳期の治療計画は極めて限られた情報のもとで行われるため，分娩前から計画を立て準備しておくべきである。

　精神疾患を患う母親の遺伝的素因，妊娠に伴うストレス，妊娠中と産後の薬

剤曝露は，子どもの発達を阻害する要因である。薬物療法の代わりに CBT と薬物療法の併用療法や CBT の単独治療で，このような母親や子どもが直面する問題，つまり子どもの発達を阻害する危険因子を抑えることができるかもしれない。治療初期に女性患者と積極的かつ率直に話し合うことで，最良の治療選択へ向けた検討を重ねることができ，妊娠中と産後に生じるさまざまな症状へ早期介入するための土台が作られる。

第 12 章

物質乱用と物質依存の併用治療

Samson Gurmu M.D. との共同執筆

　アルコール乱用と薬物乱用は，実際の患者数に比べて症例数も，治療を受けている患者数も過小報告されがちな難治性の疾患である。こうした状況は，他の精神疾患の治療を難しくする一因となっている。臨床医の多くは，慢性的で再発を繰り返すことの多いアルコール依存症，薬物依存症の性質に手を焼いており，こうした患者を治療するための効果的な方法をなんとか見つけようと苦心している。この章では，まずアルコール依存症と薬物依存症の臨床的治療を支援するために，現在行われている投薬について詳述し，各条件下での認知行動療法による介入と投薬の併用についてのエビデンスを考察する。最後に，アルコール乱用，薬物乱用を併発して患う精神病患者，妊婦，HIV 患者，C 型肝炎患者等の治療の際に生ずる，特有の課題について若干議論する。

概　要

　依存症とは，依存状態にある患者本人や，その周囲の人々に有害な結果をもたらすにもかかわらず，強迫的に薬物を求めて使用し，慢性的で再発を繰り返す脳の病気である（National Institute on Drug Abuse, 2009）。薬物とアルコール関連の問題は，米国における精神保健従事者が最も頻繁に扱う問題の 1 つである。2009 年の薬物使用と健康に関する全国調査によると，12 歳以上の米国人のうち，推計 2,180 万人が現行の違法薬物使用者であった（Substance Abuse and Mental Health Services Administration, 2010）。この推計は，同調査の対象年齢層である米国の人口の 8.7％にあたる。この調査では，推計 2,250 万人，すなわち調査対象の約 9％の人々が物質依存または物質乱用に分類されている。このうち 320 万人がアルコールと違法薬物の両方の依存または乱用者，390 万人が違法薬物の依存または薬物乱用はあるがアルコール依存のない者，

1,540万人がアルコール依存または乱用はあるが違法薬物の依存がない者と分類されている。米国において，進行性のアルコール依存症を患う生涯リスクは，男性で15%以上，女性で8％から10%の間で，アルコール依存症は最も一般的な精神疾患の1つである。これまで実施された複数の全国調査は，薬物・アルコール関連の問題は若者，マイノリティ，貧困層，低学歴層に著しく偏りがあることを一貫して示唆している。米国における物質乱用の経済的コストは，健康，犯罪関連，生産性損失のコストを織り込んだ算出によると，一年で5,000億ドル超にのぼる（Office of Ntional Drug Control Policy,2004, Centers for Disease Control and Prevention, 2005, Harwood 2000）。

薬物使用疾患に対する投薬治療のエビデンス

　向精神薬は，薬物関連疾患で苦しむ患者のうつや不安といった持続性の精神症状への対応に使われることが多い。本章のこの節では，薬物やアルコールの消費量を直接的に減らすために使用される投薬治療を検討していく。近年，食品医薬品局（FDA; Food and Drug Administration）は，薬物使用疾患の治療のため，複数の新薬を認可している。

アルコール依存症における投薬治療

　アルコール依存の治療には，3つの投薬治療——disulfiram（Antabuse®），naltrexoneの経口薬（Revia®）と長時間作用型製剤（Vivitrol®），そしてacamprosate（Campral®）——が認可されている。これらのFDA認可薬に加えて，topiramateやcarbamazepineのような抗けいれん剤の投与による治療への関心が高まりつつある（Muller et al., 1997; Johnson et al., 2008）。薬物使用疾患および特にアルコール依存症に対する薬物療法は，外面的あるいは実質的制御のメカニズムを，生物学的に強化するものとして捉えられる。例えば，「嫌酒剤」としてのdisulfiramの使用は，アルコールの摂取で気分が悪くなる作用により，外面的に制御を強めるであろう。一方で，acamprosateやnaltrexoneのように，内因性の報酬システムに作用する薬剤は，薬物使用における積極的／消極的な強化（例えば，前者なら薬物使用の喜び，後者なら薬物使用にかかわる渇望から免れることなど)を遮断することにより，実質的に制御を強めると考えられる。

　なお，本章ではアルコールとエタノールという語を，ほぼ同義なものとして

扱っている点に留意してほしい。

❏ ジスルフィラム（disulfiram）

　disulfiram はアルコール（エタノール）への抗酒薬で，エタノールへの身体反応を変化させる忌避薬であるため，エタノールを摂取すると不快になり，中毒を起こすこともある。disulfiram は，FDA がアルコール依存症の治療薬として認可している唯一のアルコール感作薬である。disulfiram は，肝臓のアルデヒド・デヒドロナーゼ酵素の働きを阻害する。この酵素は，エタノールの分解物質である有毒なアセトアルデヒドを酢酸に変える作用を司るものである。この酵素が阻害された状態でアルコールを摂取すると，血中のアセトアルデヒド濃度が上昇する。したがって，disulfiram を服用している人，または断続的であれ disulfiram を摂取して一週間以内の人は，ジスルフィラム・エタノール反応（DER; dislfiram-ethanol reaction）を起こす。ジスルフィラム・エタノール反応の症状と兆候には，皮膚のほてりや紅潮，心拍数の増加，動悸，血圧の低下，悪心，吐き気，息切れ，発汗，めまい，かすみ目，および精神錯乱などがある。ほとんどの DER 反応は限定的で，30 分続く程度だが，激しい反応も起こりうる。こうした反応の激しさの度合いは，disulfiram の服用量および／またはアルコール摂取量に拠り，命を脅かすことさえある。つまり，アルコール依存症の治療における disulfiram の効用とは，DER 反応を起こすと患者が知ることで，アルコール摂取を忌避すると見込んでいる点にある。disulfiram の使用は，眠気，倦怠感，疲労感など，一般にさまざまな副作用を伴う。まれに，視神経炎，ニューロパシー，肝臓毒性を起こすこともある。FDA がアルコール依存症治療に disulfiram を認可（1951）した当時は，現在，市場に流通する薬に課される，薬効に係る厳密な要件を満たすことを定期的に確認する規定の導入前だった。アルコール依存症治療薬として認可されてから 20 年後の 1971 年に，disulfiram の薬効に関する既存文献を検討した報告によると，充分な研究計画の基準を満たしていたのは 40 以上の研究のうちたった 1 つだけだった（Lundwall & Baekeland, 1971）。さらに，認可から半世紀後，disulfiram に関する 135 の調査研究を再検討した報告によると，経口 disulfiram について実施された比較臨床試験は，たった 5 件だった（Garbutt, West, Carey, Lohr, & Crews, 1999）。

❏ ナルトレキソン（naltrexone）

　アヘン中毒の治療に使われる naltrexone も，アルコール依存症の治療薬と

してFDAに認可されている。naltrexoneはオピオイド拮抗薬である。この薬は，オピオイドシステム内部のアルコールの「プライミング効果[5]」を遮断し，アルコールによる陶酔感を下げることで，アルコール依存症の治療に効果があると考えられている。つまり，この効果でアルコール使用への執着を弱めるという訳である。naltrexoneには，経口剤と長時間作用型（1カ月）の注射剤の二種類がある。naltrexoneは心理療法を開始するときに処方されるのが望ましい。一般的に，この薬は安全で有害性は少ないが，まれに肝毒性の副作用を生ずることがある（Volpicelli, Alterman, Hayashida, & O'Brien, 1992）。

❏ アカンプロセート（acamprosate）[6]

acamprosateはアルコール依存症の治療薬としてFDAに承認された最新の薬である。その作用機序は明確には分かっていないが，ガンマアミノ酪酸（GABA; gamma-aminobutyric acid）の神経伝達を増加させる効果があるため，結果としてグルタミン酸の神経伝達システムに変化が生じるのではないかと考えられている。naltrexoneと同様，acamprosateは，アルコール依存症の患者が再び飲酒する（再発）割合が減少すること，飲酒再発患者においても飲酒量や頻度の低下に関与することが報告されている（Kranzler & Gage, 2008）。disulfiramやnaltrexoneと異なり，acamprosateは肝臓で代謝されることなく，そのまま腎臓から排出される。そのため，使用に際しては腎機能の状態を十分に考慮することが重要である。よくある副作用には，胃腸障害（例えば，下痢，腹部膨満感），掻痒感がある（Boothby & Doering, 2005）。

アヘン依存症治療の薬物投与

アヘン中毒の治療用としてFDAが認可している薬も数多くある。こうした薬には，アヘン作動薬のbuprenorphine, methadone, LAAM（levo-alpha-acetylmethadol），およびオピオイド μ 拮抗薬naltrexone等がある。LAAMはオピオイド依存症治療薬に指定されているが，不整脈を起こす可能性があるという報告があるため，すでに市販されていない。米国では，naltrexoneとbuprenorphineは，診療所でのプライマリーケアや精神科で投薬できるが，

5…プライミング効果：先行する刺激（プライマー）の処理が後の刺激（ターゲット）の処理を促進または抑制する効果のこと（月浦崇　プライミング効果　脳科学辞典　http://bsd.neuroinf.jp/wiki/プライミング効果（2012））。
6…平成25年5月より本邦でも商品名「レグテクト」として日本新薬より発売されている。

methadone がアヘン中毒の治療に使えるのは，特別に許可された治療プログラムを通じてのみである。

❏ ナルトレキソン（naltrexone）

naltrexone は治療域での服用で，オピオイド受容体を完全に遮断するため，アヘン依存の増強をきわめて効果的に低下させる（Kosten & Kleber, 1984）。それなら，naltrexone は理論上アヘン依存症の治療に魅力的な選択肢となるはずだが，臨床現場での実績をみると，6 カ月間を超える治療保持率はわずか 20％から 30％で，必ずしも楽観できない状況である（Kosten, 1990）。なぜこうした結果となるのかについては，いくつかの説明がされてきた。一つには，methadone や buprenorphine 等のオピオイド作動薬とは異なり，naltrexone は内在性のオピオイド覚醒作用を持たないため，アヘンへの渇望感に対処できない。加えて，naltrexone のような拮抗薬治療をやめたとしても，アヘンへの執着を強化する離脱症状により性急に薬を求めるようなことはない。しかし，naltrexone は，治療を順守し，オピオイドを断つことに他の動機がある人や，非常に治療意欲のある患者など，特定の患者グループ（業務を続けるための資格を失う瀬戸際にある医療専門職の人，保護観察期間中の人など）には著効することが分かっている（Washton, Gold, & Pottash, 1984）。治療順守の問題は，長期作用型の注射製剤を使用することで対処可能となることもある。

❏ ブプレノルフィン（buprenorphine）

buprenorphine は，オピオイド依存症の治療に用いられる部分的 μ 受容体作動薬である。部分的受容体作動薬とは，特定の受容体に結合し（この場合は μ オピオイド受容体），その受容体を部分的に刺激して，（完全作動薬と比較して）最大限に反応するのを一部抑制する物質のことである。こうした作動薬は，ある濃度（服用量）では，受容体拮抗薬として働くこともある。2002 年に buprenorphine がオピオイド依存の治療薬として承認されたことは，オピオイド依存治療へのアクセスを拡大したという点で，重要な節目となった。buprenorphine は，診療所での治療においても安全に投与できる（Amass et al, 2004）。buprenorphine は methadone よりもかなり高価なのだが，より安全で，乱用に陥る危険性が低く，社会的偏見が少なく，一般の人にずっと受け入れられやすいという利点がある（Helmus, Downey, Arfken, Henderson, & Schuster, 2001）。methadone には，高活性抗レトロウィルス薬療法（HAART; highly active antiretroviral therapy）を受けている HIV/AIDS 患者に，臨床

的に重篤な副作用を併発し，症状を悪化させる懸念がある。こうした患者の治療にも，buprenorphine は臨床治療薬として魅力ある選択肢となっている（McCance-Katz et al., 2006）。

❏ メサドン（methadone）

methadone 維持療法（MMT: methadone maintenance treatment）は，オピオイド依存の患者に最もよく適用される薬物療法である。この治療法は，40年以上にわたり薬効と安全性の面で良い成績をおさめてきた。長期 methadone 維持療法は，長引くオピオイド離脱症状を緩和することで効果をあげる。また，オピオイド誘発性の陶酔感（特にヘロイン）も遮断する（Dole, 1972; Kosten, 1990）。さらに，これらの効果と同じく重要なのは，この治療が長期的に患者の心理的安定をもたらすという点である。methadone 療法の利点として報告されているのは，薬物探索行動の減少，高い治療継続率，心理的適応や関係性の改善，危険な行動（性的な行動，および注射針を回し合うなどの行動の両方）を起こすリスクの減少，そして犯罪率の低下等である（Dole, 1972; Cooper, Altman, Brown, & Chechowicz, 1983; Camacho, Bartholomew, Joe, Cloud, & Simpson, 1996）。コクラン共同計画[7]の最近のレビューによると，methadone 維持療法に心理療法的介入をすることで，経過観察中にオピオイドを絶てる患者の割合が増加する（Amato, Minozzi, Davoli, Vecchi, Ferri, & Mayet, 2008）。

オピオイド維持療法の規制をめぐる難題

methadone 維持療法と禁断療法は，国立薬物研究所（NIDA; National Institute on Drug Abuse）と米国麻薬取締局（the U.S. Drug Enforcement Administration）が検討し，米国食品医薬品局（FDA）が作成した規則により管理されている。それに加えて，ほとんどの州が連邦政府の規制を基にしながら，各々の観点に即したより厳しい各州独自の規制を設けている。残念ながら，これらの規制は患者ケアの質を保証するものにはなっていない。methadone 維持療法は，オピオイド依存症の効果的治療法だという強固なエビデンスが複数あるにもかかわらず，こうした規制は患者を治療から遠ざけてしまうこともある。methadone は処方麻薬に分類され，制限的に扱われることに加えて，いかなる状況で，どうオピオイド中毒に使用するかを規制するために保険

---

[7]…コクラン共同計画：1992年に英国で設立された，エビデンスに基づくヘルスケアに関する情報を系統的にレビューし，広く提供していこうとする国際プロジェクト。http://www.cochrane.org

社会福祉省（the Department of Health and Human Services）が定めた特別標準という他に類のない第三の規制まで存在する。2001年以来，これらの標準は物質乱用・精神衛生管理庁（SAMHSA; the Substance Abuse and Mental Health Service Administration）が管理してきた。このような複数段階の規制構造を設ける狙いは，methadoneの流通を，特別に認可・管理された病院・薬局に限ることで，流通の「閉じたシステム」を作ることにある。さらに，ほとんどの州がmethadoneに関する複数の規制を設けている——これらは連邦政府の規制より厳しいことさえある。ここに郡や市レベルでの規制が加わることも，methadoneがどう使われるかに影響を与える（Rettig & Yarmolinsky, 1995; Dole, 1995; Kissin, McLeod, Sonnefeld, & Stanton, 2006）。こうした規制が，methadone維持療法を受ける患者数を制限しているのである。医学研究所の報告によると，1995年時点でmethadone治療に登録しているヘロイン中毒患者は，わずか18％から36％であった（Institute of Medicine, 1995）。American Association for the Treatment of Opioid Dependenceによると，2004年には全米で1,106のオピオイド治療プログラムがあり，そのうち54％は7つの州で実施されているものだった。その一方で6つの州（アイダホ，ミシシッピ，モンタナ，ノースダコタ，サウスダコタ，ワイオミング）には，患者が受けられるオピオイド作動薬による治療は全くなかった。こうした状況から，本来なら開業医がbuprenorphine維持療法を受ける方がずっと容易で，広く行われてしかるべきである。しかし，2001年の新たな連邦規制導入や，開業医でbuprenorphine治療が受けやすくてもなお，buprenorphine治療を受ける患者はほとんど増えていない。特別な認定の必要や治療を受けられる場所が不足していることが，治療を受ける患者数が伸び悩む原因かもしれない。

現在のところ，その他の物質依存に対してはニコチン依存症だけがFDAが承認している治療法である。コカイン依存症に関して，何段階かの薬物療法が検討されたが，現在承認されている効果と安全性の基準に一貫して見合うものはなかった。いくつかの対照臨床試験では，選択的セロトニン再取り込み阻害薬（SSRI; selective serotonin reuptake inhibitors）はプラシーボ以上に効果的だという結果が得られなかった（Lima, Farrell, Reisser, & Soares, 2003; Winhusen et al., 2005）。disulfiramはコカイン依存症（Farren, Scimeca, Wu, & O'Malley, 2008），コカインとアルコール依存症を併発している患者にいくぶん効果的という結果が得られている（Suh, Petinatti, Kampman, & O'Brien,

2007)。

物質乱用障害における認知行動療法（CBT）と薬物療法による併用療法のエビデンス

　重篤な薬物，アルコール中毒の治療に最も効果的なのは，多様な治療の組み合わせだということは一般に認められている。心理的リハビリテーション，患者家族へのサポートと介入および医療介入の必要性から，こうした患者における併用療法は，例外的というよりも標準的治療となっている。渇望を抑え，アルコールやその他の薬物からの離脱への強化を促す薬物療法が現れたことにより，ルーチンとしての併用療法はより多くの実績をあげることとなろう。

アルコール依存症への併用療法

　アルコール依存症の併用療法，単独治療に関する全レビューの前提として了解されているのは，患者の多くは単独の治療では効果があがらず，長期的な結果がばらつき，残念な結果となることが多いということである。いずれか1つだけの治療というのは病状の回復には実質的に不十分で，再発率も高い——一年以内に飲酒を再開してしまう患者が70％にものぼる（Swift, 1999）。一方，薬物療法と心理療法を併用した場合は（認知行動的介入，12ステップのグループ治療など）治療成績の上昇がみられた。

　24のランダム化対照試験のレビューによると，acamprosateはアルコールを断った後，断酒を続けるのに効き目があり，再発にいたるまでの時間を延ばすことが確認された。そのうち9つの論文では，他の治療も加えた上での有意な結果となっている（Rosner, Hackl-Herrwerth, Leucht, Lehert, Vecchi, & Soyka, 2010）。このレビューでは，naltrexoneとacamprosateを比較した3つの研究についても取り上げ，断酒，再度の深酒，断酒の持続性に関しては，どちらの薬にも明確な優位性は見出されていないと言及している。併用認知行動的介入の大規模な臨床試験（the COMBINE study）では，9つの患者グループでacamprosate, naltrexone, 認知行動介入（CBI: cognitive-behavioral interventions）と内科的管理を比較した。その結果によると，16週間の積極的な治療の後，内科的管理にnaltrexoneかCBI，あるいは両方を加えると，内科的管理だけの場合よりも治療成績が良かった。しかし，naltrexoneとCBI

の組み合わせの場合は，どちらか1つだけの治療と比べて特に優位性はなかった（Zarkin et al., 2008）。認知行動療法（CBT）と naltrexone の併用療法の効果をより詳しく検討した他の研究によると，CBT と naltrexone の併用療法は，支持療法と naltrexone の併用や CBT とプラシーボの併用よりも効果が高かった（Balldin et al., 2003）。この研究では CBT と naltrexone を併用したときの具体的な利点が2つ指摘されている。すなわち，この併用療法を受けた患者は，大量飲酒を再発する率が減り，断酒の期間が大幅に延長する。その他の効果で指摘しているのは，アルコールと他の物質を数多く使用してきた患者には同様の効果はないということ。つまり，他の併用療法よりも CBT と naltrexone の併用療法の方が，より多くの飲酒関連のパラメーターが変化すると思われる。併用療法に関するあらゆる研究が導いている結論は，こうした慢性疾患の違いについて実質的な検討をするには，臨床試験の期間だけでは不十分だということである。

　アルコール依存症患者の計画的治療における重要な課題は，「1つの治療がすべての患者に合う」わけではないということである。どの治療法がどの患者に望ましいのかを特定しようとする研究は複数あるのだが，どの患者にどの治療法が効くのかはわかっていない（Mattson & Litten, 2005）。現在のところ併用療法への合理的なアプローチは，患者の症状に的を絞って誂えた介入（テイラーメイドの介入）ということになろう。例えば，渇望が強い患者であれば naltrexone − CBT 介入に acamprosate を足すことで，より効果が上がると思われる。この患者の場合，症状を標的にするため，CBT においても特別な努力，すなわち渇望を抑制するための技術（urge surfing）や渇望の予測に関する認知の修正などが必要となるだろう。心理的リハビリテーションをより必要とする患者の場合（例：飲酒をしない友人ネットワークを必要とする人など），12ステップ・プログラムへの参加を増やすよう指示されるかもしれない。

　物質依存の併用療法について考える際のもう1つの問題は，「治療」対「治癒」をどう見るかである。この疾患が慢性的性質を有することを考慮すると，アルコール依存症が長期にわたっているケースの場合，心理療法と薬物療法の両方とも継続する必要があろう（Miller, Locastro, Longabaugh, O'Malley, & Zweben, 2005）。最後に，併用療法には断酒の他にも効果に関して実質的利点があると考えられる（Cisler, Kivlahan, Donovan, & Mattson, 2005）。例えば，併用療法を受けている患者は，服薬をより正確に，頻回に行い，より良い心理

的機能を有する傾向にある。これはつまり，飲酒に逆戻りすることがあまりないということになる。CBT の核となる考え方が，患者によるスキル開発と獲得という点にあることから，アルコール使用に関する対処スキルを患者に教えれば，将来の飲酒エピソードは減るだろう。

　臨床診療に活かすべく検討する重要度の高い，COMBINE 研究で行われた認知行動介入の特徴は，介入が構造化されていたという点である。治療では動機づけの強化，認知行動的介入，12 ステップ・プログラム，重要な他者との作業等を，患者の飲酒行動を機能分析した結果に基づき各々に合わせて提供した（Longabaugh, Zweben, Locastro, & Miller, 2005）。治療者と患者は，治療計画を決めるために患者の心身の体力とスキルの欠如について分析した。このような構造的アプローチは，臨床診療の重要な特徴を研究上の設定に変換し，こうした難治性疾患の治療改善に期待を抱かせるものである。

　アルコール依存症の，ある新しい重要研究では，うつのエビデンスがない場合，sertraline と naltrexone の組み合わせは治療効果を向上させることはないが（Farren, Scimeca, Wu, & O'Mally, 2008），うつとアルコール依存症を併発している場合は，この併用療法は断酒とうつの両方を改善する（Pettinati et al., 2010）と指摘している。

　従来の臨床知識では，断酒が達成されるまでは抗うつ薬を適切に処方することはできないとされてきたため，治療の初期で抗うつ剤の投与が控えられることが多かった。うつとアルコール依存の症状を併発しているときの初期投薬法として，抗うつ薬である SSRI の使用はアルコール使用と気分障害の双方を改善すると思われる。

　アルコール依存症の臨床治療の一例として，エリックをとりあげる。22 歳で大学 2 年生のエリックは，14 歳のときから「気晴らしに」アルコールを使用してきた。彼は重いアルコール中毒で救急処置室に 3 回訪れた後，在籍する学校の学生保健課を通じて，心理学者のグリーン博士に紹介された。彼は自動車を運転する必要のない規模の小さな大学に所属していたので，飲酒および麻薬影響下での運転（DUI: driving under the influence）での召還や自動車事故を起こす危険はなかった。大学在籍中に彼は断酒しようとは思いもよらなかったし，どんな状況であれ飲酒をやめるかどうか態度をはっきりさせなかった。しかし，彼は 3 人のおじをアルコール関連の合併症で亡くしていたことから，アルコールを断つほうが良いだろうと考えてはいた。彼は他の薬物は使用

していなかった。アルコール使用が勉強を妨げることから，エリックは学業面もやや不振だった。彼は飲酒をやめようとしたが，アルコール使用への欲求やもの足りなさが著しく膨らんで，飲酒していたときの「リラックスした楽しい時間」が欲しくなるのだった。

　グリーン博士はエリックのアルコール使用を慎重に評価した。飲酒の心理的，身体的影響について連続する教育的セッションの後，彼女はエリックに1週間に一定回数の飲酒をするため，目標を設定したいかどうか尋ねた。エリックはお酒を5杯飲んでよい夜を一週間のうちに3日設ける目標に同意した。3週間後，彼の試みは失敗した──ラクロスチームで一緒の彼の友人たちは，毎晩パーティーをしていて，彼の同居人たちは「酒代の節約のため」に出がけに飲酒する習慣があり，エリックもそれにつき合った。また，中間試験が終わったときも，その後は「私は休んでもよい」ということで飲んだ。

　エリックとグリーン博士はエリックの目標についてもう一度検討し，彼のおかれた環境が断酒を続けるにはいかに難しいかについて話し合った。彼らはエリックの環境が問題だとして取り組むことにした。エリックは彼の友人2人が飲酒をしないことを確認し，1週間に1晩，この友人のうち1人と一緒に過ごす案に同意した。グリーン博士はエリックに投薬治療についても検討してみるよう勧めた。彼は併用療法が効果的かどうかをみるために，精神科医を受診しnaltrexoneを服用することに同意した。最終的に，エリックはグリーン博士とともに，一生懸命頑張った後に楽しみを求める潜在的原因を特定した。エリックは，自分にさらなる飲酒を許してしまう罠として，これを「私は休んでもよい」思考と名づけた。

　この患者の例は，アルコール依存症患者の治療における2つの重要な原則を示している──断酒の可能性を向上させるために薬物療法も併用しながら，飲酒に関する目標を決め，患者に合わせて心理的介入を増やすという点である。

薬物依存における併用療法

　CBTは治療法として単独でも，薬物乱用や薬物依存に効果的だという実質的エビデンスがある。効果の程度は物質によってさまざまである。多様な物質を使ったCBTに関する34の研究をメタ分析したレビューによると，大麻には穏やかな効果がみられ，大麻よりもコカイン，アヘンの順で効果が下がる。多剤乱用の場合は最も効果が薄い (McHugh, Hearon, & Otto, 2010)。薬物乱

用におけるCBTの重要な構成要素の1つは，随伴性マネジメントである。薬物を断っていることに対して，患者が有形の報酬(例：食べ物，お金，バウチャー)を与えられる場合，彼らが薬物なしでいられる可能性はずっと高くなる。残念ながら，ほとんどの治療プログラムは，こうしたアプローチへの資金を限っている。また文化的にみてこれらのプログラムは「押しつけ」と受け取られる面もある。私たちの文化では，薬物使用者を「悪者」とみなし，薬物を断ったことに対して報酬など要らない――むしろ薬物使用に対する処罰に資金を集中させるべき――と非難する傾向にある。随伴性マネジメントは，薬物検査の陰性結果と引き換えに有形の報酬が供与される場合に最も効果が高い（Carroll & Onken, 2005）。こうした報酬システムは報酬を止めると機能しなくなり，資金面で限りがあることが多い。また，都会に住む重篤な物質乱用患者の治療の際に直面する深刻な問題の1つは，患者が違法薬物の使用を中心に展開するサブカルチャーのなかで生活していることが多いという点である。刺激制御の実施が非常に困難なことが多く，患者の自己効力感が，薬物やアルコール使用にかかわるスキルに根ざしていることが少なからずある。併用療法中の患者に新たな環境を提供する，いわゆる防御的包囲（wrap around）支援への尽力が成功の鍵となる。臨床治療において，こうした知見は，断酒活動を強化するための患者との積極的な活動構築に活かすべきだろう。患者の家族も，患者が薬物を使用しなければ報酬を与えるという諸活動への参加で，この治療プロセスを手助けできる。

　薬物乱用治療CBTと薬物療法の併用に関する諸研究のレビューによるエビデンスは，methadone維持療法に随伴性マネジメントを加えることと，コカイン依存症治療のCBT（McHugh et al., 2010）にdisulfiram（Farren et al., 2008）またはcitalopramの投与を加えることを支持している。disulfiramの投与は，飲酒をしないコカイン乱用患者に対して効果が顕著なことから，disulfiramはコカイン乱用患者に対して何らかの直接的効果があることがうかがえる。

　最後に，物質乱用治療でコンピューター支援CBTが，さまざまなタイプの物質をより長い期間断ち，尿検査での陽性結果を減らすなど，目覚ましい効果をあげている（Carroll et al., 2008）。コンピューター支援CBTを週2回実施した患者は，薬物使用を減らせたことに加え，より多くのホームワークを仕上げることができた。こうした配信型システムの提供で，CBTは物質乱用治療

プログラムへの参加者に，さらに広く利用しやすいものとなるだろう。

物質乱用と依存に対する併用療法において特に配慮すべき事柄

重度持続性精神疾患（SPMI: Severe and Persistent Mental Illness）と物質乱用の場合

　本書の随所で指摘してきたことだが，薬物使用に慢性的な精神疾患を併発している場合，両疾患とも悪化することが多い。物質を少しでも摂取すると，統合失調症，双極性障害，不安障害は，急性症状か症状悪化に陥る可能性がある。物質乱用は衝動性を高め，判断力を鈍らせる。自殺行動も増える。こうした患者は，C型肝炎やHIVに感染したり，安定した住居や人間関係を失ったりするなど，重篤な内科的，精神的影響を被ることが多い。投獄される可能性も高い。経済的，身体的，性的な被害者になることも高い割合で起る。SPMIを併発している物質乱用患者は，きちんと治療薬を摂取せず，再発の可能性がより高い。残念なことに，両疾患の有病率は極めて高い――都市部の患者の50%以上が両疾患を持つと診断されているとする研究が複数ある（Cleary, Hunt, Matheson, Siegfried, & Walter, 2010）。この問題の深刻さ，心理的，社会的，医療的コストの大きさにもかかわらず，治療アプローチの方針をたてるのに必要な情報は，ごくわずかしかない。最近の系統的なレビュー（Cleary et al., 2010）によると，ランダム化対照実験はわずか25件しかなく，しかも，各研究が異なる疾患を異なる方法，サンプリングで扱っているため比較が非常に難しい。明らかな利点が示された特定の治療は全くない。こうした患者をケアするのに最も効果的な治療は，両疾患への統合的治療アプローチだという点は，ほとんどの専門家が合意している（Daley & Marlatt, 2006）。両方の疾患を治療する臨床医には，患者のニーズに適切なケアレベルに注意を払い，できる限り治療を統合することが求められる。可能ならば，患者と同様の問題（例：二重診断の患者など）に苦しむ他の人々と出会えるサポートグループは，患者にとって情報とスキルを得られ，最も魅力ある場所となろう。

　複数の物質依存症とSPMIを併発している患者の場合，回復を促すには，できる限り多くの補助的サポートが必要である。それらには，家族介入，住居，医療，精神的回復，余暇活動等が含まれる。二重診断のあるホームレス患者は，特に被害者になったり，外傷を負ったりしやすいため，PTSD（posttraumatic stress disorder）かどうか判断の必要がある。また，彼らは放置したままだと，過度の罹患率や死亡率の原因となる未治療の医療疾患を患っていることが多い。第9章で取り上げた患者のベティのケースは，こうした患者が直面する諸問題をよく表している。

　ベティは35歳で統合失調症を患って16年になる。彼女は12歳のときにアルコールとマリファナを使い始め，15歳になるまでにクラック・コカイン使用者になっていた。彼女にはここ10年，定住先がなかった。彼女のボーイフレンドのジャックもクラック・コカイン使用者で，ベティが彼に連絡をとると必ず彼女に薬物を渡していた。その一方で，彼は彼女を経済的，性的に搾取していた。トランジショナル・ハウジング（ホームレスの自立支援のための一時宿泊所）で順調に過ごした後，ベティは精神科クリニックの外来患者フォローアップと，12ステップ・プログラムに参加することとなった。そして，ベティが断酒するのを支援してくれる，彼女の妹と一緒に暮らしはじめた。しかし，ジャックはベティと執拗に連絡をとろうとし，結果的に彼女はコカイン使用を再開してしまい，支離滅裂な行動がみられたとして再入院した（往来をさまよっているところを発見された）。

　ベティ，彼女の妹，そして治療者の3人は，ジャックの元に戻って再発を繰り返すパターンを解決するために，問題を話し合った。ベティは，ジャックからの電話が携帯電話にかかってきても，着信拒否にすることを了承した。彼女は妹のもとでの「二度目のチャンス」を台なしにしたことに動揺しており，姉が戻るのを受け入れると約束してくれた妹に感謝していた。ベティは日中の活動を適切に行えるようデイ・プログラムに登録した。

妊娠している患者の治療

　妊婦による物質乱用はハイリスク妊娠と定義される。母親と胎児両方の健康に深刻な影響を及ぼす潜在的な危険性がある（Keegan, Parva, Finnegan, Gerson, & Belden, 2010）。米国では，この30年間で妊娠期間中の物質乱用が著しく増加している。こうしたことから，毎年22万5,000人もの乳児が出生前に違法物質にさらされる結果を招いている（Kuczkowski, 2007）。妊婦の物質乱用の既往歴がわかった場合は，患者を治療プログラムに繋ぐ，できれば出生前ケアを提供する機関と緊密に連携しているところに紹介するよう，あらゆる手を尽くすべきである。物質乱用の妊婦には，出生前訪問や陣痛，分娩管理

の際の診断においても，特別に注意を払う必要がある。威嚇的，批判的でなく，患者に共感的な姿勢を保つことが，患者を治療に向かわせるのに極めて重要である。依存症患者が異様で常軌を逸した行動をとったり，怒ったり投げやりな振る舞いをする場合は，計画に沿った治療の継続は著しく困難で，もどかしいものとなろう（Byrne & Learner, 1992）。しかし多くの例から，妊娠は物質使用患者の母親たちが，薬物乱用や依存の極めて自己破壊的な性質と折り合いをつけ始めるのを助ける，契機となる事柄（sentinel event）として機能するのかもしれない。こうした洞察は，これから生まれる子どもや新生児にとって，予期せぬプラスの影響をもたらす可能性がある（Keegan et al.,2010）。妊娠期間中に複数の物質を使用することは，胎児に害を及ぼす危険がある。ニコチンは妊娠期間中に使用されることの多い物質だが，自然流産，胎児の発育遅延，早産と強い関連がある。ヘロインを使用する妊婦は，6倍もの産科合併症を経験するが，それらには胎児の発育遅延，妊娠後期の膣出血，胎位異常，早産，その他産後の合併症などがある（Minozzi, Amato, Vecchi, & Davoli, 2008）。子宮内でヘロインに曝露した乳児の95%は離脱症状を経験するが，症状が極めて深刻になる恐れがあり，新生児の特別ケアが必要である（Andre, 2004）。オピオイド依存症の妊婦に対するmethadone維持療法は，違法物質の使用量の減少，妊婦検診の順守，新生児の体重改善（増）といった良い結果を示している（Minozzi et al., 2008）。物質依存症の妊婦への併用療法の適用は，母親にも赤ちゃんにも同じく健康に良い効果をもたらすと思われる。妊娠中のコカイン使用は，胎児の発育遅延，重篤な胎盤早期剝離，死産に関与している。コカインと同様アンフェタミンも，母体の栄養不良と，それに伴う胎児の発育遅延に関与している。これらの物質のどちらかを使用している女性が妊娠した場合，生まれてくる乳児への深刻な影響をできる限り回避するため，患者が物質を断てるよう早期の積極的な介入が必要である。

　処方薬の乱用も，妊婦の診断をするときに考慮しなければならない。一般に使用，乱用されている多くの処方薬も，出生前の曝露が胎児に深刻な結果をもたらすことがある。妊娠中，妊娠初期のbenzodiazepine乱用は先天性異常をもたらす可能性があり，分娩時の鎮静状態，離脱症状とも関与している。このような新生児症候群は，新生児の子宮外での生活を困難にする（Keegan et al., 2010）。胎児が子宮内でbenzodiazepineに曝露することの長期的影響は分かっていない。また，benzodiazepineを含む鎮静催眠剤は母乳にすぐに排出され

るため，授乳に安全と見なされていない。

HIV/AIDSと肝炎患者の治療

　血液感染症と性感染症は，アルコールやその他の薬物使用によく見られる合併症である（Cherubin & Sapira, 1993; Brown & Levine, 2002）。米国では，HIV感染における既知の危険因子を持つ成人のうち，2002年から2005年の間にHIVと診断された患者の33%に麻薬静注，他17%に麻薬静注者との性的接触があったと報告されている（Centers for Disease Control, 2007）。初診時には，患者はこれらの感染症とともに，他の感染症（例：他の性感染症，結核）についても評価される必要がある。薬物使用への依存や，苦痛の対処を何らかの手段で回避するため，物質依存のあるHIV/AIDS患者は，他のHIV/AIDS患者ほど上手く病気の治療に適応できない。こうした不適応は，HIV治療に上手に対応できないことと関連して，精神的苦悩を深めることから，悪循環の原因となる（Avants, Warburton, & Margolin, 2001）。HIV検査を受けている間，物質依存症のない患者と比較して，物質依存症のある患者の方がずっと強い精神的苦悩を抱えるが，検査結果が陽性だと伝えても彼らの薬物依存治療の結果が悪くなることはない（Perry, Jacobsberg, Card, Ashman, Frances, & Fishman, 1993; Wimbush, Amicarelli, & Stein, 1996）。また，HIV検査を受けて陽性の結果が知らされる過程は，自殺のリスクを高めることもないようである（Van Haastrecht, Mientjes, vanden Hoek, & Coutinho, 1994）このため，患者に検査を勧めることは重要な公衆衛生対策となる。

　薬物依存治療自体は，潜在的に感染の危険性がある人々のHIV感染を減らす（Sorensen & Copeland, 2000）。このエビデンスはmethadone維持療法で最も明確だが，その他の治療もHIVリスクを減らす（Hubbard, Craddock, Flynn, Anderson, & Etheridge, 1997）。一例として，マニュアル化された行動治療アプローチである，コミュニティ強化アプローチ（CRA: the Community Reinforcement Approach）では，HIV/AIDSに感染しているmethadone維持療法中の患者の注射行動リスクに改善がみられた（Abbott, Moore, Weller, & Delaney, 1998）。マトリックスモデルは，行動原理を外来患者の集中的治療に利用したものだが，これもコカインとmethadone中毒の治療と，HIVリスク行動の減少に効果的である（Rawson et al.,1995; Shoptaw, Rawson, McCann, & Obert, 1994）。したがって，脆弱な患者たちにおける，HIVの投薬治療と

CBT，または MMT（methadone maintenance treatment）-HIV 投薬治療と CBT などの併用治療は，公衆衛生上かなり大きな影響があると思われる。

　B型，C型肝炎も物質依存症と関連する重大な感染症である。注射薬の使用は，成人のB型肝炎感染に関連する最大の危険因子である（Lamagni et al., 1999）。注射薬の使用がB型，C型肝炎の最大の感染リスク要因であることが知られている一方，C型肝炎は他の人々よりもアルコール依存症患者に多いことが確認されている（Rosman, Paronetto, Galvin, Williams, & Lieber, 1993; Sata et al., 1996）。慢性C型肝炎の治療に対して現在推奨されているのは，患者に現在進行中の物質依存症がある場合，その症状が沈静化するまで，肝炎治療のための投薬（インターフェロンなど）を控えるというものである（National Institutes of Health, 1997）。しかし，methadone と buprenorphine の安定的な維持治療を受けている患者は，C型肝炎治療も上手に乗り切れるという，確実なエビデンスもある（Davis & Rodrigue, 2001; Edlin et al., 2001）。オピオイド中毒の患者がC型肝炎の治療を求める場合は，オピオイド中毒とC型肝炎の両疾患に対して良い効果が期待できるため，できる限り methadone 維持療法を選択すべきである（Novick, 2000）。

　物質乱用と依存症のある患者の治療は困難だが，CBT と薬物療法との併用療法を行えば，こうしたコストのかかる慢性疾患でも，どちらか一方の治療法だけでのぞむよりも良い結果をもたらす。治療者のスティグマや逆転移は，エビデンスに基づく治療を多くの患者が受ける機会を阻むのに加担してしまう。私たちがなにより望むのは，こうした困難な患者の治療に，より良い成果をもたらす支援と効果的なケアである。

文 献

Abbott, P. J., Moore, B. A., Weller, S. B., & Delaney, H. D. (1998). AIDS risk behavior in opioid dependent patients treated with community reinforcement approach and relationships with psychiatric disorders. *Journal of Addictive Diseases, 17*(4), 33–48.

Agras, W. S., Crow, S. J., Halmi, K. A., Mitchell, J. E., Wilson, G. T., & Kraemer, H. C. (2000). Outcome predictors for the cognitive behavior treatment of bulimia nervosa: Data from a multisite study. *American Journal of Psychiatry, 157*(8), 1302–1308.

Aikens, J. E., Nease, D. E., & Klinkman, M. S. (2008). Explaining patient's beliefs about the necessity and harmfulness of antidepressants. *Annals of Family Medicine, 6*, 23–29.

Alda, M., Hajek, T., Calkin, C., & O'Donovan, C. (2009). Treatment of bipolar disorder: New perspectives. *Annals of Medicine, 41*(3), 186–196.

Alloy, L., Abramson, L., Gibb, B., Crossfield, A. G., Pieracci, A. M., Spasojervic, J., & Steinberg, J. A. (2004). Developmental antecedents of cognitive vulnerability to depression: Review of findings from the cognitive vulnerability to depression project. *Journal of Cognitive Psychotherapy, 18*(2), 115–133.

Amass, L., Ling, W., Freese, T. E., Rieber, C., Annon, J. J., Cohen, A. J., . . . Horton, T. (2004). Bringing buprenorphine-naloxone detoxification to community treatment providers: The NIDA Clinical Trials Network field experience. *The American Journal on Addictions, 13*, [1 Supplement], S42–S66.

Amato, L., Minozzi, S., Davoli, M., Vecchi, S., Ferri, M. M., & Mayet, S. (Updated October 8, 2008). Psychosocial combined with agonist maintenance treatments versus agonist maintenance treatments alone for treatment of opioid dependence. [Cochrane Review]. In *Cochrane Database of Systematic Reviews*, 2008 (4). Retrieved October 23, 2010, from the Cochrane Library, Wiley Interscience.

American Academy of Pediatrics. (2000). Use of psychoactive medication during pregnancy and possible side effects on the fetus and newborn. *Pediatrics, 105*(4), 880–887.

American Academy of Pediatrics Committee on Drugs. (2001). The transfer of drugs and other chemicals into human milk. *Pediatrics, 108*, 776–789.

American Association for the Treatment of Opioid Dependence (2004). Retrieved November 12, 2010, from www.aatod.org/qa_otp.html

ACOG Practice Bulletin. (2008). Use of psychiatric medications during pregnancy and lactation. *Obstetrics and Gynecology, 111*(4), 1001–1020.

Andersen, A. E. (2007). Eating disorders and coercion. *American Journal of Psychiatry, 164*(1), 9–11.

Andre, R. L. (2004). *Effects of therapeutic, diagnostic, and environmental agents and exposure to social and illicit drugs.* In R. K. Creasy, R. Resnik, & J. D. Iams (Eds.), Creasy and Resnik's maternal fetal medicine: Principles and practice (pp. 281–314). Philadelphia: W. B. Saunders.

Ascher-Svanum, H., Zhu, B., Faries, D., Lacro, J. P., & Dolder, C. R. (2006). A prospective study of risk factors for non-adherence with antipsychotic medication in the treatment of schizophrenia. *Journal of Clinical Psychiatry, 67* (7), 1114–1123.

Avants, S. K., Walburton, L. A., & Margolin, A. (2001). How injection drug users coped with testing HIV-seropositive: Implications for subsequent health-related behaviors. *AIDS Education and Prevention, 13*(3), 207–218.

Bacaltchuk, J., Hay, P., & Mari, J. J. (2000). Antidepressants versus placebo for the treatment of bulimia nervosa: A systemic review. *The Australian and New Zealand Journal of Psychiatry, 34*, 310–317.

Bacaltchuk, J., Hay, B. P., & Trefiglio, R. (2001). Antidepressants versus psychological treatments and their combination for bulimia nervosa. *Cochrane Database of Systemic Reviews,* Issue 4. Art. No.: CD003385. DOI: 10.1002/14652858. CD003385.

Bacaltchuk, J., Trefiglio, R. P., deOlveira, I. R., Lima, M. S., & Mari, J. J. (1999). Antidepressants versus psychotherapy for bulimia nervosa: A systemic review. *Journal of Clinical Pharmacy and Therapeutics, 24*, 23–31.

Bakker, A., van Balkom, A. J. L. M., Spinhoven, P., Blaauw, B. M. J. W., & van Dyck, R. (1998). Follow-up on the treatment of panic disorder with or without agoraphobia: A quantitative review. *Journal of Nervous and Mental Disease, 186*, 414–419.

Baldessarini, R. J., Tondo, L., Ghiani, C., & Lepri, B. (2010). Illness risk following rapid versus gradual discontinuation of antidepressants. *American Journal of Psychiatry, 167*, 934–941.

Baldessarini, R. J., Pompili, M., & Tondo, L. (2006). Suicide in bipolar disorder: Risks and management. *CNS Spectrums, 11*, 465–471.

Balldin, J., Berglund, M., Sorg, S., Mansson, M., Bendsen, P., Franch, J., Gustafsson, L., Halldin, J., Nilsson, L. H., Solt, G., & Willander, A. (2003). A 6-month controlled naltrexone study: Combined effect with cognitive behavioral therapy in outpatient treatment of alcohol dependence. *Alcoholism, Clinical and Experimental Research, 27*(7), 1142–1149.

Barlow, D. H., Gorman, J. M., Shear, M. K., & Woods, S. W. (2000). Cognitive-behavior therapy, imipramine, or their combination for panic disorder: A randomized controlled trial. *Journal of the American Medical Association, 283*, 2529–2536.

Barrett, C. L., & Wright, J. H. (1984). Therapist variables. In M. Heisen, L. Michelson, & A. S. Belleck (Eds.), *Issues in psychotherapy research* (pp. 361–391). New York: Plenum Press.

Barrowclough, C., Haddock, G., Tarrier, N., Lewis, S. W., Moring, J., O'Brien, R., Schofield, N., & McGovern, J. (2001). Randomized controlled trial of motivational interviewing, cognitive behavior therapy and family intervention for patients with co-morbid schizophrenia and substance use disorders. *American Journal of Psychiatry, 158*, 1706–1713.

Basco, M. R., & Rush, A. J. (2005). *Cognitive behavioral therapy for bipolar disorder.* New York: Guilford.

Basoglu, M., Marks, I. M., Kilic, C., Brewin, C. R., & Swinson, R. P. (1994). Alprazolam and exposure for panic disorder with agoraphobia: Attribution of improvement to medication predicts subsequent relapse. *British Journal of Psychiatry, 164*, 652–659.

Baxter, L. R. Jr., Schwartz, J. M., Bergman, K. S., Szuba, M. P., Guze, B. H., Mazziotta, J. C., . . . Phelps, M. E. (1992). Caudate glucose metabolic rate changes with both drug and behavior therapy for obsessive-compulsive disorder. *Archives of General Psychiatry, 49*(9), 681–689.

Beck, J. S. (2001). A cognitive therapy approach to medication compliance. In Kay, J. (Ed.), *Integrated Psychiatric Treatment for Psychiatric Disorders* (pp. 113–141). Washington DC: American Psychiatric Publishing.

Bellino, S., Rinaldi, C., & Bogetto, F. (2010). Adaptation of interpersonal psychotherapy to borderline personality disorder: A comparison of combined therapy and single pharmacotherapy. *Canadian Review of Psychiatry, 5, 5*(2), 74–81.

Bissada, H., Tasca, G. A., Barber, A. M., & Bradwejn, J. (2008). Olazapine in the treatment of low body weight and obsessive thinking in women with anorexia nervosa: A randomized, double-blind, placebo-controlled trial. *American Journal of Psychiatry, 165*, 1281–1288.

Black, D. W. (2006). Efficacy of combined pharmacotherapy and psychotherapy versus monotherapy in the treatment of anxiety disorders. *CNS Spectrums 11*, [10 Supplement 12], 29–33.

Blanco, C., Heimberg, R. G., Schneider, F. R., Fresco, D. M., Chen, H., Turk, C. L., . . . Liebowitz, M. R. (2010). A placebo-controlled trial of phenylzine, cognitive-behavioral group therapy, and their combination for social anxiety disorder. *Archives of General Psychiatry, 67*(3), 286–295.

Bobes, J., Arango, C., Garcia-Garcia, M., & Rejas, J. (2010). Healthy lifestyle habits and 10-year cardiovascular risk in schizophrenia spectrum disorders: An analysis of the impact of smoking tobacco in the CLAMORS schizophrenia cohort. *Schizophrenia Research, 119*(1–3), 101–109.

Bockting, C. L. H., Spinhoven, P., Wouters, L. F., Koeter, M. W., & Schene, A. H. (2009). Long-term effects of preventative cognitive therapy in recurrent depression: A 5.5 year follow-up study. *Journal of Clinical Psychiatry, 70*(12), 1621–1628.

Bockting, C. L. H., ten Doesschate, M. C., Spijker, J., Spinhoven, P., Koeter, M. W., & Schene, A. H. (2008). DELTA study group. Continuation and maintenance use of antidepressants in recurrent depression. *Psychotherapy and Psychosomatics, 77*(1), 17–26.

Boothby, L. A., & Doering, P. L. (2005). Acamprosate for the treatment of alcohol dependence. *Clinical Therapeutics, 27*(6), 695–714.

Bouton, M. E., Mineka, S., & Barlow, D. H. (2001). A modern learning theory perspective on the etiology of panic disorders. *Psychological Review, 108*(1), 4–32.

Brody, A. L., Saxena, S., Stoessel, P., Gillies, L. A., Fairbanks, L. A., Aborzian, S., . . . Baxter, L. (2001). Regional brain metabolic changes in patients with major depression treated with either paroxetine or interpersonal therapy. *Archives of General Psychiatry, 58*, 631–640.

Brody, A. L., Saxena, S., Schwartz, J. M., Stoessel, P. W., Maidment, K., Phelps, M. E., & Baxter, L. R. Jr. (1998). FDG-PET predictors of response to behavioral therapy and pharmacotherapy in obsessive compulsive disorder. *Psychiatry Research, 84*(1), 1–6.

Brown, C., Schulberg, H. C., Madonia, M. J., Shear, M. K., & Houck, P. R. (1996). Treatment outcomes for primary care patients with major depression and lifetime anxiety disorders. *American Journal of Psychiatry, 153*(10), 1293–1300.

Brown, G., Have, T. T., Henriques, G. R., Xie, S. X., Hollander, J. E., & Beck, A. T. (2005). Cognitive therapy for the prevention of suicide attempts: A randomized controlled trial. *Journal of the American Medical Association, 294*, 563–570.

Brown, P. D., & Levine, D. P. (Eds.) (2002). Infections in injection drug users. *Infectious Disease Clinics of North America, 16*(3), 535–792.

Brown, S., Inskip, H., & Barraclough, B. (2000). Causes of the excess mortality of schizophrenia. *British Journal of Psychiatry, 177*, 212–217.

Burt, V. K., Bernstein, C., Rosenstein, W. S., & Altshuler, L. L. (2010). Bipolar disorder and pregnancy: Maintaining psychiatric stability in the real world of obstetric and psychiatric complications. *American Journal of Psychiatry, 167*, 892–897.

Byrne, M. W., & Lerner, H. M. (1992). Communicating with addicted women in labor. *American Journal of Maternal Child Nursing, 17*(1), 22–26.

Camacho, L. M., Bartholomew, N. G., Joe, G. W., Cloud, M. A., & Simpson, D. D. (1996). Gender, cocaine and during-treatment HIV risk reduction among injection opioid users in methadone maintenance. *Drug and Alcohol Dependence, 41*(1), 1–7.

Carroll, K. M., Ball, S. A., Martino, S., Nich, C., Babuscio, T. A., Nuro, K. F., Gordon, M. A., Portnoy, G. A., & Rounsaville, B. J. (2008). Computer-assisted delivery of cognitive-behavioral therapy for addiction: A randomized trial of CBT4CBT. *American Journal of Psychiatry, 165*(7), 881–888.

Carroll, K. M, & Onken, L. S. (2005). Behavioral therapies for drug abuse. *American Journal of Psychiatry, 162*, 1452–1460.

Centers for Disease Control and Prevention (2005). Annual smoking-attributable mortality, years of potential life lost, and productivity losses—United States, 1997–2001. *Morbidity and Mortality Weekly Report, 54*(25), 625–628.

Centers for Disease Control and Prevention (2007). *HIV/AIDS Surveillance Report, 2005. Vol. 17. Revised Edition.* Atlanta: U.S. Department of Health and Human Services, Centers for Disease Control and Prevention, 1–54.

Chambers, C. D., Hernandez-Diaz, S., Van Marter, L. J., Weiler, M. M., Louik, C., Jones, K. L., & Mitchell, A. A. (2006). Selective serotonin reuptake inhibitors and risk of primary pulmonary hypertension of the newborn. *New England Journal of Medicine, 354*, 579–587.

Chambers, C. D., Johnson, K. A., Dick, L. M., Felix, R. J., & Jones, K. L. (1996). Birth outcomes in pregnant women taking fluoxetine. *New England Journal of Medicine, 335*, 1010–1015.

Cherubin, C. E., & Sapira, J. D. (1993). The medical complications of drug addiction and the medical assessment of the intravenous drug user: 25 years later. *Annals of Internal Medicine, 119*(10), 1017–1028.

Cisler, R. A., Kivlahan, D. R., Donovan, D., & Mattson, M. E. (2005). Assessing non-drinking outcomes in combined pharmacotherapy and psychotherapy clinical trials for the treatment of alcohol dependence. *Journal of Studies on Alcohol, 15*, 110–118.

Clark, R., Tluczek, A., & Wenzel, A. (2003). Psychotherapy for postpartum depression: A preliminary report. *American Journal of Orthopsychiatry, 73*(4), 441–454.

Cleary, M., Hunt, G. E., Matheson, S. L., Siegfried, N. M., & Walter, G. (Updated November 11, 2007). Psychosocial interventions for people with both severe mental illness and substance misuse [*Cochrane Review*]. In *Cochrane Database of Systematic Reviews*, 2010 (3). Retrieved October 23, 2010, from the Cochrane Library, Wiley Interscience.

Cochran, S. D. (1984). Preventing medical noncompliance in the outpatient treatment of bipolar affective disorders. *Journal of Consulting and Clinical Psychology, 52*, 873–878.

Coffman, S. J., Martell, C. R., Dimidjian, S., Gallop, R., & Hollon, S. D. (2007). Extreme nonresponse in cognitive therapy: Can behavioral activation succeed where cognitive therapy fails. *Journal of Consulting and Clinical Psychology*, 75(4), 531–541.

Cohen, L. S., Altshuler, L. L., Harlow, B. L., Nonacs, R., Newport, D. J., Viguera, A. C., Suri, R., Curt, V. K., Hendrick, V., Reminich, A. N., Loughead, A., Vitonis, A. F., & Stowe, Z. N. (2006). Relapse of major depression during pregnancy in women who maintain or discontinue antidepressant treatment. *Journal of the American Medical Association*, 295(5), 499–507.

Colom, F., Vieta, E., Tacchi, M. J., Sanchez-Moreno, J., & Scott, J. (2005). Identifying and improving non-adherence in bipolar disorders. *Bipolar Disorders*, 7, 24–31.

Cooper, J. R., Altman, F., Brown, B., & Czechowicz, D. (Eds.). (1983). *Research on the treatment of narcotic addiction: State of the art*. Rockville, MD: National Institute on Drug Abuse.

Craske, M. G., & Rodriguez, B. I. (1994). Behavioral treatment of panic disorders and agoraphobia. *Progress in Behavior Modification*, 29, 1–26.

Cuijpers, P., van Straten, A., Hollon, S. D., & Andersson, G. (2010). The contribution of active medication to combined treatments of psychotherapy and pharmacotherapy for adult depression: A meta-analysis. *Acta psychiatrica Scandinavica*, 121(6), 415–423.

Daley, D. C., & Marlatt, G. A. (2006). *Overcoming your alcohol or drug problem: Effective recovery strategies, second edition. Therapist guide*. New York: Oxford Press. pp. 158–170.

Davidson, J. R., Foa, E. B., Huppert, J. D., Keefe, F. J., Franklin, M. E., Compton, J. S., . . . Gadde, K. A. (2004). Fluoxetine, comprehensive cognitive behavioral therapy, and placebo in generalized social phobia. *Archives of General Psychiatry*, 61(10), 1005–1013.

Davis, G. L., & Rodrigue, J. R. (2001). Treatment of chronic hepatitis C in active drug users. *New England Journal of Medicine*, 345(3), 215–217.

Davis, M., Ressler, K., Rothbaum, B. O., & Richardson, R. (2006). Effects of D-cycloserine extinction: Translation from pre-clinical to clinical work. *Biological Psychiatry*, 60, 369–375.

DeRubeis, R. J., & Feeley, M. (1990). Determinants of change in cognitive therapy of depression. *Cognitive Therapy and Research*, 14, 469–482.

Dichter, G. S., Felder, J. N., Petty, C., Bizzell, J., Ernst, M., & Smoski, M. (2009). The effects of psychotherapy or neural responses or rewards in major depression. *Biological Psychiatry*, 66, 886–897.

Dimidjian, S., Hollon, S. D., Dobson, S., Schmaling, K. B., Dobson, K. S., Kohlenberg, R. J., . . . Jacobson, N. S. (2006). Randomized trial of behavioral activation, cognitive

therapy, and antidepressant medication in the acute treatment of adults with major depression. *Journal of Consulting and Clinical Psychology, 74*(4), 658–670.
Dole, V. P. (1972). Narcotic addiction, physical dependence and relapse. *New England Journal of Medicine, 286*(18), 988–992.
Dole, V. P. (1995). On Federal regulation of methadone treatment. *Journal of The American Medical Association, 274*(16), 1307.
Dowd, S. M., & Janicak, P. G. (2009). *Integrating Psychological and Biological Therapies*. Philadelphia: Lippincott, Williams and Wilkins.
Drevets, W. C. (1998). Functional neuro-imaging studies of depression: The anatomy of melancholia. *Annual Review of Medicine, 49*, 341–361.
Drury, V., Birchwood, M., Cochrane, R., & Macmillan, F. (1996). Cognitive therapy and recovery from acute psychosis: A controlled trial. I: Impact on psychotic symptoms. *British Journal of Psychiatry, 169*, 593–601.
Eddy, K. T., Dorer, D. J., Franko, D. L., Tahilani, K., Thompson-Brenner, H., & Herzog, D. B. (2008). Diagnostic crossover in anorexia nervosa and bulimia nervosa: Implications for DSM V. *American Journal of Psychiatry, 165*, 245–250.
Edlin, B. R., Seal, K. H., Lorvick, J., Kral, A. H., Ciccarone, D. H., Moore, L. D., & Lo, B. (2001). Is it justifiable to withhold treatment for hepatitis C from illicit-drug users? *New England Journal of Medicine, 345*(3), 211–215.
Etkin, A., & Wager, T. (2007). Functional neuro-imaging in anxiety: A meta-analysis of emotional processing in PTSD, social anxiety disorder and specific phobia. *American Journal of Psychiatry, 164*, 1476–1488.
Evans, J., Heron, J., Francomb, H., Oke, S., & Golding, J. (2001). Cohort study of depressed mood during pregnancy and after childbirth. *British Medical Journal, 323*, 257–260.
Faedda, G. L., Tondo, L., Baldessarini, R. J., Suppes, T., & Tohen, M. (1993). Outcome after rapid versus gradual discontinuation of lithium treatment in bipolar disorders. *Archives of General Psychiatry, 50*, 448–455.
Fairburn, C. G. (2008). *Cognitive behavior therapy and eating disorders*. New York: Guilford.
Farren, C. K., Scimeca, M., Wu, R., & O'Malley, S. A double-blind, placebo-controlled study of sertraline with nalrexone for alcohol dependence. (2008). *Drug and Alcohol Dependence, 99*, 317–321.
Fava, G. A., Grandi, S., Zielezny, M., Canestrari, R., & Morphy, M. A. (1994). Cognitive behavioral treatment of residual symptoms in primary major depressive disorder. *American Journal of Psychiatry, 151*, 1295–1299.
Fava, G. A., Grandi, S., Zielezny, M., Rafanelli, C., & Canestrari, R. (1996). Four-year outcome for cognitive behavioral treatment of residual symptoms in major depression. *American Journal of Psychiatry, 153*, 945–947.

Fava, G. A., Rafanelli, C., Grandi, S., Conti, S., & Belluardo, P. (1998). Prevention of recurrent depression with cognitive behavioral therapy. *Archives of General Psychiatry, 55,* 816–820.

Fava, G. A., Ruini, C., Rafanelli, C., Finos, L., Conti, S., & Grandi, S. (2004). Six-year outcome of cognitive behavior therapy for prevention of recurrent depression. *American Journal of Psychiatry, 161,* 1872–1876.

Fava, M., Rush, A. J., Alpert, J. E., Balasubrani, G. K., Wisniewski, S. R., Carmin, C. N., . . . Trivedi, M. H. (2008). Difference in treatment outcome in outpatients with anxious versus nonanxious depression: A STAR*D report. *American Journal of Psychiatry, 165,* 342–351.

Fournier, J. C., DeRubeis, R. J., Hollon, S. D., Dimidjian, S., Amsterdam, J. D., Shelton, R. C., & Fawcett, J. (2010). Antidepressant drug effects and depression severity: A patient-level meta-analysis. *Journal of the American Medical Association, 303*(1), 47–53.

Fournier, J. C., DeRubeis, R. J., Shelton, R. C., Hollon, S. D., Amsterdam, J. D., & Gallop, R. (2009). Prediction of response to medications and cognitive therapy in the treatment of moderate to severe depression. *Journal of Consulting and Clinical Psychology, 77*(4), 775–787.

Fournier, J. C., DeRubeis, R. J., Shelton, R. C., Amsterdam, J. D., & Hollon, S. D. (2008). Antidepressant medications vs. cognitive therapy in people with or without personality disorder. *British Journal of Psychiatry, 192,* 124–129.

Frank, E., Kupfer, D. J., Perel, J. M., Cornes, C., Jarret, D. B., Mallinger, A. G., . . . Grochocinski, V. J. (1990). Three-year outcomes for maintenance therapies in recurrent depression. *Archives of General Psychiatry, 47,* 1093–1099.

Franklin, M. E., Abramowitz, J. S., Bux, D. A., Zoellner, L. A., & Feeny, N. C. (2002). Cognitive behavioral therapy with and without medication in the treatment of obsessive-compulsive disorder. *Professional Psychology: Research and Practice, 33*(2), 162–168.

Frazer, A., & Benmansour, S. (2002). Delayed pharmacological effects of antidepressants. *Molecular Psychiatry, 7* [supplement 1], 523–528.

Frewen, P. A., Dozois, D. J. A., & Lanius, R. A. (2008). Neuro-imaging studies of psychological interventions for mood and anxiety disorders: Empirical and methodological review. *Clinical Psychology Review, 28,* 228–246.

Friedman, E. S., Wright, J. H., Jarrett, R. B., & Thase, M. E. (2006). Combining cognitive therapy and medication for mood disorders. *Psychiatric Annals, 36*(5), 320–328.

Furmark, T., Tillfors, M., Marteinsdottir, I., Fischer, H., Pissiota, A., Langstrom, B., & Frederikson, M. (2002). Common changes in cerebral blood flow in patients with social phobia treated with citalopram or cognitive behavioral therapy. *Archives of General Psychiatry, 59,* 425–433.

Gabbard, G. (2006). The rationale for combining medication and psychotherapy. *Psychiatric Annals, 36*(5), 315–319.

Gabbard, G., & Kaye, J. (2001). The fate of integrated treatment: Whatever happened to the biopsychosocial psychiatrist? *American Journal of Psychiatry, 158*, 1956–1963.

Galletly, C. A. (2004). Crossing professional boundaries in medicine: The slippery slope to patient sexual exploitation. *Medical Journal of Australia, 181*(7), 380–383.

Garbutt, J. C., West, S. L., Carey, T. S., Lohr, K. N., & Crews, F. T. (1999). Pharmacological treatment of alcohol dependence: A review of the evidence. *Journal of the American Medical Association, 281*(14), 1318–1325.

Garner, D. M., Olmstead, M. P., & Polivy, J. (1983). Development and validation of a multidimensional eating disorder inventory for anorexia nervosa and bulimia. *International Journal of Eating Disorders, 2*, 15–34.

Gaynes, B. N., Warden, D., Trivedi, M. H., Wisniewski, S. R., Fava, M., & Rush, A. J. (2009). What did STAR*D teach us? Results from a large-scale, practical, clinical trial for patients with depression. *Psychiatric Services, 60*(11), 1439–1445.

Goldapple, K., Segal, Z., Garson, C., Lau, M., Bieling, P., Kennedy, S., & Mayberg, H. (2004). Modulation of cortical-limbic pathways in major depression: Treatment specific effects of cognitive behavior therapy. *Archives of General Psychiatry, 61*, 34–31.

Goldman, L. S. (1999). Medical illnesses in patients with schizophrenia. *Journal of Clinical Psychiatry, 60* [supplement 21], 10–15.

Gorman, J. M., Barlow, D. H., Ray, S., Shear, M. K., & Woods, S. (2001). Merging the cognitive behavioral and psychopharmacological paradigms in comparative studies: Controversies, issues, and some solutions. *Psychopharmacological Bulletin, 35*(2), 111–124.

Gotlib, I. H., Joormann, J., Minor, K., & Hallmayer, J. (2008). HPA axis reactivity: A mechanism underlying the associations among 5-HTTLPR, stress and depression. *Biological Psychiatry, 63*, 847–851.

Guastella, A. J., Richardson, R., Lovibond, P. F., Rapee, R. M., Gaston, J. E., Mitchell, P., & Dadds, M. R. (2008). A randomized controlled trial of D-cycloserine enhancement of exposure therapy for social anxiety disorder. *Biological Psychiatry, 63*, 544–549.

Gunderson, J. G., Stout, R. L., Sanislow, C. A., Shea, M. T., McGlashan, T. H., Zanarini, M. C., . . . Skodol, A. E. (2008). New episodes and new onsets of major depression in borderline and other personality disorders. *Journal of Affective Disorders, 111*(1), 40–45.

Gunderson, J. G., Weinberg, I., Daversa, M. T., Kueppenbender, K. D., Zanarini, M. C., Shea, M. T., . . . Dyck, I. (2006). Descriptive and longitudinal observations on the relationship of borderline personality disorder and bipolar disorder. *American Journal of Psychiatry, 163*, 1173–1178.

Gupta, S., Rosenthal, M. Z., Mancini, A. D., Cheavens, J. S., & Lynch T. R. (2008). Emotion regulation skills mediate the effects of shame in eating disorder symptoms in women. *Eating Disorders, 16*, 405–417.

Halmi, K. A. (2008). The perplexities of conducting randomized, double-blind, placebo-controlled treatment trials in anorexia nervosa patients. *American Journal of Psychiatry, 165*(10), 1227–1228.

Halmi, K. A., Eckert, E., LaDu, T. J., & Cohen, J. (1986). Treatment efficacy of cyproheptadine and amitriptyline. *Archives of General Psychiatry, 49*, 262–266.

Harman, J. S., Rollman, B. L., Hanusa, B. H., Lenze, E. J., Shear, M. K. (2002). Physician office visits of adults for anxiety disorders in the United States, 1985–1998. *Journal of General Internal Medicine, 17*(3), 165–172.

Harner, C. J., O'Sullivan, U. O., Favaron, E., Massey-Chase, R., Ayers, R., Reinecke, A., Goodwin, G. M., & Cowen, P. H. (2009). Effect of acute antidepressant administration on negative affective bias in depressed patients. *American Journal of Psychiatry, 166*, 1178–1184.

Harner, C. J., Goodwin, G. M., & Cowen, P. J. (2009). Why do antidepressants take so long to work? A cognitive neuropsychological model of antidepressant drug action. *British Journal of Psychiatry, 195*, 102–108.

Harwood, H. *Updating estimates of the economic costs of alcohol abuse in the United States: Estimates, update methods, and data.* Report prepared by The Lewin Group for the National Institute on Alcohol Abuse and Alcoholism, 2000.

Hay, P. J., Bacaltchuk, J., & Stefano, S. (2004). Psychotherapy for bulimia nervosa and binging. *Cochrane Database of Systemic Reviews.* Issue 3, Article No. CD00562. DOI: 10.1002/14651858. CD00562.pub2.

Helmus, T. C., Downey, K. K., Arfken, C. L., Henderson, M. J., & Schuster, C. R. (2001). Novelty seeking as a predictor of treatment retention for heroin dependent cocaine users. *Drug and Alcohol Dependence, 61*, 287–295.

Hetrick, S. E., Purcell, R., Garner, B., & Parslow, R. (2010). Combined pharmacotherapy and psychological therapies for post traumatic stress disorder (PTSD). *Cochrane Database of Systematic Reviews, July 7*; 7:CD007316.

Herzog, D. B., Dorer, D. J., Keel, P., Selwyn, S. E., Ekeblad, E. R., Flores, A. T., . . . Keller, M. B. (1999). Recovery and relapse in anorexia and bulimia nervosa: A 7.5 year follow-up study. *Journal of the American Academy of Child and Adolescent Psychiatry, 38*(7), 829–837.

Hodgekins, J., & Fowler, D. (2010). CBT and recovery from psychosis in the ISREP trial: Mediating effects of hope and positive beliefs on activity. *Psychiatric Services, 61*, 321–324.

Hollon, S. D., DeRubeis, R. J., Shelton, R. C., Amsterdam, J. D., Saloman, R. M., Reardon, J. P., . . . Gallop, R. (2005). Prevention of relapse following cognitive therapy versus medications in the treatment of moderate to severe depression. *Archives of General Psychiatry, 62,* 417–422.

Hollon, S. D., Evans, M. D., & DeRubeis, R. J. (1990). Cognitive mediation of relapse prevention following treatment for depression: Implications of differential risk. In R. E. Ingram (Ed.), *Psychological aspects of depression,* pp. 117–136. New York: Plenum.

Hollon, S. D., Jarrett, R. B., Nierenberg, A. A., Thase, M. E., Trivedi, M., & Rush, A. J. (2005). Psychotherapy and medication in the treatment of adult and geriatric depression: Which monotherapy or combined treatment. *Journal of Clinical Psychiatry, 66,* 465–468.

Hollon, S. D., Stewart, M. O., & Strunk, D. (2006). Enduring effects for cognitive behavioral therapy in the treatment of depression and anxiety. *Annual Review of Psychology, 57,* 285–315.

Hsu, L. K. (1996). Epidemiology of the eating disorders. *Psychiatric Clinics of North America, 19,* 681–700.

Hubbard, R. L., Craddock, S. G., Flynn, P. M., Anderson, J., & Etheridge, R. M. (1997). Overview of 1-year follow-up outcomes in the Drug Abuse Treatment Outcome Study (DATOS). *Psychology of Addictive Behaviors, 11*(4), 261–278.

Huxley, N., & Baldessarini, R. J. (2007). Disability and its treatment in bipolar disorder. *Bipolar Disorders, 9,* 183–196.

Ingenhoven, T., Lafay, P., Rinne, T., Passchier, J., & Duivenvoorden, H. (2010). Effectiveness of pharmacotherapy for severe personality disorders: Meta-analyses of randomized controlled trials. *Journal of Clinical Psychiatry, 71,* 14–25.

Jamison, K. R., Gerner, R. H., & Goodwin, F. K. (1979). Patient and physician attitudes toward lithium: Relationship to compliance. *Archives of General Psychiatry, 36,* 866–869.

Joffe, R., Segal, Z., & Singer, W. (1996). Change in thyroid hormone levels following response to cognitive therapy for major depression. *American Journal of Psychiatry, 153,* 411–413.

Johnson, B. A., Rosenthal, N., Capece, J. A., Wiegand, F., Mao, L., Beyers, K., ... Swift, R. M. (2008). Improvement of physical health and quality of life of alcohol-dependent individuals with topiramate treatment: U.S. multisite randomized controlled trial. *Archives of Internal Medicine, 168*(11), 1188–1199.

Kandel, E. R. (2001). Psychotherapy and the single synapse: The impact of psychiatric thought on neurobiological research. *New England Journal of Medicine, 301,* 1028–1037.

Katon, W., Robinson, P., Von Korff, M., Lin, E., Bush, T., Ludman, E., Simon, G., & Walker, E. (1996). A multifaceted intervention to improve treatment of depression in primary care. *Archives of General Psychiatry, 53,* 924–932.

Kaye, W., Nataga, T., Wettzen, T., Hsu, L. K. G., Sokol, M. S., McConaha, C., . . . Deep, D. (2001). Double-blind placebo-controlled administration of fluoxetine in restricting and restricting-purging type anorexia nervosa. *Biological Psychiatry, 49*, 644-652.

Keck, P. E., McElroy, S. L., Stratkowski, S. M., West, S. A., Sax, K. N., Hawkins, M., . . . Haggard, P. (1998). Twelve-month outcome of patients with bipolar disorder following hospitalization for a manic or mixed episode. *American Journal of Psychiatry, 155*, 646-652.

Keegan, J., Parva, M., Finnegan, M., Gerson, A., & Belden, M. (2010). Addiction in pregnancy. *Journal of Addictive Diseases, 29*(2), 175-191.

Keller, M. B., McCullough, J. P., Klein, D. N., Arnow, B., Dunner, D. L., Gelenberg, A. J., . . . Zajecka, J. (2000). A comparison of nefazodone, the cognitive behavioral-analysis system of psychotherapy, and their combination for the treatment of chronic depression. *New England Journal of Medicine, 342*, 1462-1470.

Kemp, R., Hayward, P., Applewhaite, G., Everitt, B., & David, A. (1996). Compliance therapy in psychotic patients: Randomised controlled trial. *British Medical Journal, 312*, 345-349.

Kemp, R., Kirov, G., Everitt, B., Hayward, P., & David, A. (1998). Randomised controlled trial of compliance therapy: 18-month follow-up. *British Journal of Psychiatry, 172*, 413-419.

Kennedy, N., Abbott, R., & Paykel, E. S. (2003). Remission and recurrence of depression in the maintenance era: Long term outcome in a Cambridge cohort. *Psychological Medicine, 33*, 827-838.

Kennedy, S. H., Konarski, J. Z., Segal, Z., Lau, M., Bieling, P. J., McIntyre, R., & Mayberg, H. S. (2007). Differences in brain glucose metabolism between responders to CBT and venlafaxine in a 16-week randomized controlled trial. *American Journal of Psychiatry, 164*, 778-788.

Kessler, R. C., Chiu, W. T., Demler, O., & Walters, E. E. (2004). Prevalence, severity and comorbidity of twelve month DSM-IV disorders in the National Comorbidity Survey (NCS-R). *Archives of General Psychiatry, 62*(6), 17-27.

Kessler, R. C., Stang, E. C., Wittchen, H. U., Usten, T. B., Roy-Byrne, P. P., & Walters, E. E. (1998). Lifetime panic-depression co-morbidity in the national co-morbidity survey. *Archives of General Psychiatry, 55*, 801-808.

Kingdon, D. G., & Turkington, D. (2005). *Cognitive therapy of schizophrenia*. New York: Guilford Press.

Kirsch, I., Deacon, B. J., Huedo-Medina, T. B., Scoboria, A., Moore, T. J., & Johnson, B. T. (2008). Initial severity and antidepressant benefits: A meta-analysis of data submitted to the Food and Drug Administration. *PLoS Medicine, 5*(2), 260-268.

Kissin, W., McLeod, C., Sonnefeld, J., & Stanton, A. (2006). Experiences of a national sample of qualified addiction specialists who have and have not prescribed buprenorphine for opioid dependence. *Journal of Addictive Diseases, 25*(4), 91–103.

Kobak, K. A., Griest, J. H., Jefferson, J. W., & Katzelnick, D. J. (2002). Fluoxetine in social phobia: A double-blind, placebo-controlled pilot study. *Journal of Clinical Psychopharmacology, 22,* 257–262.

Kohen, D. (2005). Psychotropic medication and breast-feeding. *Advances in Psychiatric Treatment, 11,* 371–379.

Kolla, N. J., Links, P. S., McMain, S., Streiner, D. L., Cardish, R., & Cook, M. (2009). Demonstrating adherence to guidelines for the treatment of patients with borderline personality disorder. *Canadian Journal of Psychiatry, 54*(3), 181–189.

Kosten, T. R. (1990). Current pharmacotherapies for opioid dependence. *Psychopharmacology Bulletin, 26*(1), 69–74.

Kosten, T. R., & Kleber, H. D. (1984). Strategies to improve compliance with narcotic antagonists. *American Journal of Drug and Alcohol Abuse, 10*(2), 249–266.

Kranzler, H. R., & Gage, A. (2008). Acamprosate efficacy in alcohol-dependent patients: Summary of results from three pivotal trials. *American Journal on Addictions, 17*(1), 70–76.

Kuczkowski, K. M. (2007). The effects of drug abuse on pregnancy. *Current Opinion in Obstetrics and Gynecology, 19*(6), 578–585.

Lam, D. H., Burbeck, R., Wright, K., & Pilling, S. (2009). Psychological therapies in bipolar disorder: the effect of illness history on relapse prevention—a systematic review. *Bipolar Disorders, 11,* 474–482.

Lam, D. H., Wright, K., & Smith, N. (2004). Dysfunctional assumptions in bipolar disorder. *Journal of Affective Disorders, 79,* 193–199.

Lamagni, T. L., Davison, K. L., Hope, V. D., Luutu, J. W., Newham, J. A., Parry, J. V., & Gill, O. N. (1999). Poor hepatitis B vaccine coverage in injecting drug users: England, 1995 and 1996. *Communicable Disease and Public Health, 2*(3), 174–177.

Lecompte, D. (1995). Drug compliance and cognitive-behavioral therapy in schizophrenia. *Acta Psychiatrica Belgica, 95,* 91–100.

Lecompte, D., & Pelc, I. (1996). A cognitive-behavioral program to improve compliance with medication in patients with schizophrenia. *International Journal of Mental Health, 25*(1), 51–56.

Levin, F. R., & Hennessey, G. (2004). Bipolar disorder and substance abuse. *Biological Psychiatry, 56,* 738–748.

Leykin, Y., Amsterdam, J., DeRubeis, R., Gallop, R., Shelton, R., & Hollon, S. (2007). Progressive resistance to a selective serotonin reuptake inhibitor but not to cognitive therapy in the treatment of major depression. *Journal of Consulting and Clinical Psychology, 75*(2), 267–276.

Li, Y., Luikart, B. W., Birnbaum, S., Chen, J., Kwon, C.-H., Kernie, S. G., . . . Parada, L. F. (2008). TrkB regulates hippocampal neurogenesis and governs sensitivity to antidepressive treatment. *Neuron, 59*, 399–412.

Licht, R. W., Gijsman, H., Nolen, W. A., & Angst, J. (2008). Are antidepressants safe in the treatment of bipolar depression? A critical evaluation of their potential risk to induce switch into mania or cycle acceleration. *Acta psychiatrica Scandinavica, 118*, 337–346.

Lieb, K., Vollm, B., Rucker, G., Timmer, A., & Stoffers, J. M. (2010). Pharmacotherapy for borderline personality disorder: Cochrane systematic review of randomized trials. *British Journal of Psychiatry, 196*, 4–12.

Lieberman, J. A. (2000). Delayed detection of psychosis: Causes, consequences, and effect on public health. *American Journal of Psychiatry, 157*, 1727–1730.

Lieberman, J. A., Stroup, T. S., McEvoy, J. P., Swartz, M. S., Rosenheck, R. A., Perkins, D. O., . . . Hsia, J. K. (2005). Effectiveness of antipsychotic drugs in patients with chronic schizophrenia. *New England Journal of Medicine, 353*(2), 1209–1223.

Lima, M., Farrell, M., Reisser, A. A., & Soares, B. (Updated July 5, 2007). Antidepressants for cocaine dependence. [*Cochrane Review*]. In *Cochrane Database of Systematic Reviews*, 2003 (2). Retrieved November 24, 2010, from the Cochrane Library, Wiley Interscience.

Lin, H. C., Chen, I. J., Chen, Y. H., Lee, H. C., & Wu, F. J. (2010). Maternal schizophrenia and pregnancy outcome: Does the use of antipsychotic medications make a difference? *Schizophrenia Research, 16*, 55–60.

Linden, D. E. J. (2006). How psychotherapy changes the brain—The contribution of functional neuro-imaging. *Molecular Psychiatry, 11*, 528–538.

Linehan, M. M. (1993). *Cognitive behavior therapy for borderline personality disorder.* New York: The Guilford Press.

Linehan, M. M., Armstrong, H. E., Suarez, A., Allmon, D., & Heard, H. L. (1991). Cognitive-behavioral treatment of chronically parasuicidal borderline patients. *Archives of General Psychiatry, 48*, 1060–1064.

Longabaugh, R., Zweben, A., Locastro, J. S., & Miller, W. R. (2005). Origins, issues, and options in the development of the combined behavioral intervention. *Journal of Studies on Alcohol, 15*, 179–187.

Lovejoy, M. C., Graczyk, P. A., O'Hare, E., & Neuman, G. (2000). Maternal depression and parenting behavior: A meta-analytic review. *Clinical Psychology Review, 20* (5), 561–592.

Lundwall, L., & Baekeland, F. (1971). Disulfiram treatment of alcoholism: A review. *The Journal of Nervous and Mental Disease, 153*(6), 381–394.

MacPhillamy, D. J., & Lewinsohn, P. M. (1982). The pleasant events schedule: Studies on reliability, validity, and scale intercorrelation. *Journal of Consulting and Clinical Psychology, 50*(3), 363–380.

March, J., Silva, S., Petrycki, S., Curry, J., Wells, K., Fairbank, J., . . . Severe, J. (2004). Treatment for Adolescents with Depression Study (TADS) Team. Fluoxetine, cognitive-behavioral therapy, and their combination for adolescents with depression: Treatment for Adolescents with Depression Study (TADS) randomized controlled trial. *Journal of the American Medical Association, 292*(7), 807–20.

Mark, T. L., Levit, K. R., & Buck, J. A. (2009). Datapoints: psychotropic drug prescriptions by medical specialty. *Psychiatric Services, 60*, 1167.

Marks, I., Swinson, R., Basoglu, M., Kuck, K., Norshirvani, H., O'Sullivan, G., . . . Sengun, S. (1993). Alprazolam and exposure alone and combined in panic disorder with agoraphobia: A controlled study in London and Toronto. *British Journal of Psychiatry, 162*, 776–787.

Martin, S. D., Martin, E., Rai, S. S., Richardson, M. A., & Royall, R. (2001). Brain blood flow changes in depression in patients treated with IPT or venlafaxine hydrochloride. *Archives of General Psychiatry, 58*, 641–648.

Mattson, M. E., & Litten, R. S. (2005). Combining treatments for alcoholism: Why and how? *Journal of Studies on Alcohol, 15*, 8–16.

Mayberg, H. (2006). Defining neurocircuits in depression. *Psychiatric Annals, 26*, 4, 259–268.

McAuliffe, C., Corcoran, P., Keeley, H. S., Arensman, E., Bille-Brhae, U., De Leo, D., . . . Wasserman, D. (2006). Problem-solving ability and repetition of deliberate self-harm: A multicentre study. *Psychological Medicine, 36*(1), 45–55.

McCance-Katz, E. F., Moody, D. E., Morse, G. D., Friendland, G., Pade, P., Baker, J., . . . Rainey, P. M. (2006). Interaction between buprenorphine and antiretrovirals. I. The non-nucleoside reverse-transcriptase inhibitors efavirenz and delavirdine. *Clinical Infectious Diseases, 43*[supplement 4], s224–234.

McCance-Katz, E. F., Moody, D. E., Smith, P. F., Morse, G. D., Friendland, G., Pade, P., . . . Rainey, P. M. (2006). Interaction between buprenorphine and antiretrovirals. II. The Protease inhibitors nelfinavir, lopinavir/ritonavir, and ritonavir. *Clinical Infectious Diseases, 43*[supplement 4], s235–246.

McHugh, K., Hearon, B. A., & Otto, M. W. (2010). Cognitive behavioral therapy for substance use disorders. *Psychiatric Clinics of North America, 33*, 511–525.

McIntosh, V. V. W., Jordan, J., Carter, F. A., Luty, S. E., McKenzie, J. M., Bulik, C. M., . . . Joyce, P. R. (2005). Three psychotherapies for anorexia nervosa: A randomized controlled trial. *American Journal of Psychiatry, 162*, 741–747.

McKnight, R. F., & Park, R. J. (2010). Atypical antipsychotic medications and anorexia nervosa: A review. *European Eating Disorders Review, 18*(1), 10–21.

Miklowitz, D. J., Otto, M. W., Frank, E., Reilly-Harrington, N. A., Wisniewski, S. R., Kogan, J. N., . . . Sachs, G. S. (2007). Psychological treatments for bipolar depression: A one year randomized trial from the STEP-BD. *Archives of General Psychiatry, 64*, 419–427.

Miklowitz, D. J. (2008). Adjunctive psychotherapy for bipolar disorder: State of the evidence. *American Journal of Psychiatry, 165*, 11, 1408–1419.

Miller, W. R., Locastro, J. S., Longabaugh, R., O'Malley, S., & Zweben, A. (2005). When worlds collide: Blending the divergent traditions of pharmacotherapy and psychotherapy outcome research. *Journal of Studies on Alcohol, 15*, 17–23.

Minozzi, S., Amato, L., Vecchi, S., & Davoli, M. (Updated January 7, 2008). Maintenance agonist treatments for opiate dependent pregnant women. [*Cochrane Review*]. In *Cochrane Database of Systematic Reviews*, 2008 (2). Retrieved October 23, 2010, from the Cochrane Library, Wiley Interscience.

Misri, S., Oberlander, T. F., Fairbrother, N., Carter, N., Ryan, D., Kuan, A. J., & Reebye, P. (2004). Relation between prenatal maternal mood and anxiety and neonatal health. *Canadian Journal of Psychiatry, 49*(101), 684–689.

Misri, S., Reebye, P., Kendrick, K., Carter, D., Ryan, D., Gruman, R. E., & Oberlander, T. F. (2006). Internalizing behaviors in 4 year-old children exposed in utero to psychotropic medications. *American Journal of Psychiatry, 163*, 1026–1032.

Mitchell, J. E., & Groat, R. (1984). A placebo-controlled, double-blind trial of amitryptiline in bulimia. *Journal of Clinical Psychopharmacology, 4*, 186–193.

Mondraty, N., Birmingham, C. L., Touyz, S., Sundakov, V., Chapman, L., & Beumont, P. (2005). Randomized controlled trial of olanzapine in the treatment of cognitions in anorexia nervosa. *Australasian Psychiatry, 13*(1), 72–75.

Moses-Kolko, E. L., Bogen, D., Perel, J., Bregan, A., Uhl, K., Levin, B., & Wisner, K. L. (2005). Neonatal signs after late in utero exposure to selective serotonin reuptake inhibitors: Literature review and implications for clinical application. *Journal of the American Medical Association, 293*, 2372–2383.

Mueller, T. I., Stout, R. L., Rudden, S., Brown, R. A., Gordon, A., Solomon, D. A., Recupero, P. R. (1997). A double-blind, placebo-controlled pilot study of carbamazepine for the treatment of alcohol dependence. *Alcoholism, Clinical and Experimental Research, 21*, 86–92.

Murphy, G. E., Carney, R. M., Knesevich, M. A., Wetzel, R. D., & Whitworth, P. (1995). CBT, relaxation training and TCA medication in the treatment of depression. *Psychological Reports, 77*, 403–420.

Murray, L., Fiori-Cowley, A., Hooper, R., & Cooper, P. (1996). The impact of postnatal depression and associated adversity on early mother-child interactions and later infant outcome. *Child Development, 67*, 2512–2252.

National Institute on Drug Abuse (2009). *Principles of drug addiction treatment: A research-based guide, second edition.* (NIH Publication No. 09–4180). Retrieved from www.drugabuse.gov/PDF/PODAT/PODAT.pdf.

National Institutes of Health Consensus Development Conference Panel Statement: Management of hepatitis C (1997). *Hepatology, 26* [supplement 1], s2–s10.

Nemeroff, C. B., Heim, C. M., Thase, M. E., Klein, D. N., Rush, A. J., Schatzberg, A. F., . . . Keller, M. B. (2003). Differential responses to psychotherapy versus pharmacotherapy in patients with chronic forms of major depression and childhood trauma. *Proceedings of the National Academy of Science USA, 100*(24), 14293–14296.

Newcomer, J. W. (2007). Antipsychotic medications: Metabolic and cardiovascular risk. *Journal of Clinical Psychiatry, 64*[supplement 4], 8–13.

Newman, C. F., Leahy, R. L., Beck, A. T., Reilly-Harrington, N., & Gyulai, L. (2001). *Bipolar disorder: A cognitive therapy approach.* Washington. D.C.: American Psychological Press.

Nierenberg, A. A., Keefe, B. R., Leslie, V. C., Alpert, J. E., Pava, J. A., Worthington, J. J. 3rd, . . . Fava, M. (1999). Residual symptoms in depressed patients who respond acutely to fluoxetine. *Journal of Clinical Psychiatry, 60*(4), 221–225.

Ninan, P. T., Rush, A. J., Crits-Christoph, P., Kornstein, S. G., Manber, R., Thase, M. E., . . . Keller, M. B. (2002). Symptomatic and syndromal anxiety in chronic forms of major depression: Effect of nefazodone, cognitive behavioral analysis system of psychotherapy, and their combination. *Journal of Clinical Psychiatry, 63*(5), 434–441.

Novick, D. M. (2000). The impact of hepatitis C virus infection on methadone maintenance treatment. *The Mount Sinai Journal of Medicine, 67*(5–6), 437–443.

Nulman, I., Rovet, J., Stewart, D. Z., Wolpin, J., Pace-Asciak, P., Shuhaiber, S., & Koren, G. (2002). Child development following exposure to tricyclic antidepressants or fluoxetine throughout fetal life: A prospective, controlled study. *American Journal of Psychiatry, 159*(11), 1889–95.

Nulman, I., Rovet, J., Stewart, D. Z., Wolpin, J., Gardner, H. A., Theis, J. G. W., . . . Koren, G. (1997). Neuro-development of children exposed in utero to antidepressant drugs. *New England Journal of Medicine, 336*(4), 258–262.

Oberlander, T. F., Warburton, W., Misri, S., Aghanjanian, J., & Hertzman, C. (2006). Neonatal outcomes after prenatal exposure to selective serotonin reuptake inhibitor antidepressants and maternal depression using population-based linked health data. *Archives of General Psychiatry, 63*, 898–906.

O'Donnell, C., Donohue, G., Sharkey, L., Owens, N., Migone, M., Harries, R., . . . O'Callaghan, E. (2003). Compliance therapy: A randomized controlled trial in schizophrenia. *British Medical Journal, 327*, 834–838.

Office of National Drug Control Policy. *The economic costs of drug abuse in the United States: 1992–2002.* Washington, DC: Executive Office of the President (Publication No. 207303), 2004. Retrieved fromwww.ncjrs.gov/ondcppubs/publications/pdf/economic_costs.pdf.

Olfson, M., & Marcus, S. C. (2009). National patterns in antidepressant medication treatment. *Archives of General Psychiatry, 66*(8), 848–856.

Otto, M. W., Pollack M. H., Sachs, G. S., Reiter, S. R., Meltzer-Brody, S., & Rosenbaum, J. F. (1993). Discontinuation of benzodiazepine treatment: Efficacy of cognitive-behavior therapy for patients with panic disorder. *American Journal of Psychiatry, 150*(10), 1485–1490.

Otto, M. W., Tolin, D. F., Simon, N. M., Pearlson, G. D., Basden, S., Meuiner, S. A., . . . Pollack, M. H. (2010). Efficacy of D-cycloserine for enhancing response to cognitive behavior therapy of panic disorder. *Biological Psychiatry, 67*, 365–370.

Pampallona, S., Bollini, P., Tibaldi, G., Kupelnick, B., & Munizza, C. (2004). Combined pharmacotherapy and psychological therapy for depression. *Archives of General Psychiatry, 61*, 714–719.

Paquette, V., Levesque, J., Mensour, B., Leroux, J. M., Beaudoin, G., Bourgouin, P., & Beauregard, M. (2003). 'Change the mind and you change the brain': Effects of cognitive-behavioral therapy on the neural correlates of spider phobia. *Neuroimage, 18*, 401–409.

Patterson, T. L., & Leeuwenkamp, O. R. (2008). Adjunctive psychosocial therapies for the treatment of schizophrenia. *Schizophrenia Research, 100*, 108–119.

Paykel, E. S. (2007). Cognitive therapy in relapse prevention in depression. *International Journal of Neuropsychopharmacology, 10*(1), 131–136.

Paykel, E. S., Ramana, R., Cooper, Z., Hayhurst, H., Kerr, J., & Barocka, A. (1995). Residual symptoms after partial remission: An important outcome in depression. *Psychological Medicine, 25*, 1161–1170.

Paykel, E. S., Scott, J., Teasdale, J. D., Johnson, A. L., Garband, A., Moore, R., . . . Pope, M. (1999). Prevention of relapse in residual depression by cognitive therapy. *Archives of General Psychiatry, 56*, 825–835.

Pecknold, J. C., Swinson, R. P., Kuch, K., & Lewis, C. P. (1988). Alprazolam in panic disorder and agoraphobia: Results from a multicenter trial. III. Discontinuation effects. *Archives of General Psychiatry, 45*, 429–436.

Perlis, R. H., Ostacher, M. L., Patel, J. K., Marangell, L. B., Zhang, H., Wisniewski, S. R., . . . Thase, M. E. (2006). Predictors of recurrence in bipolar disorder: primary outcomes from the (STEP-BD) Systematic treatment enhancement program for bipolar disorder. *American Journal of Psychiatry, 163*, 217–224.

Perris, C., & Skagerlind, L. (1994). Cognitive therapy with schizophrenic patients. *Acta psychiatrica Scandinavica, 89* [supplementum 382], 65–70.

Perry, S., Jacobsberg, L., Card, C. A., Ashman, T., Frances, A., Fishman, B. (1993). Severity of psychiatric symptoms after HIV testing. *American Journal of Psychiatry, 150*(5), 775–779.

Pettinati, H. M., Oslin, D. W., Kampman, K. M., Dundon, W. D., Xie, H., Gallis, T. L., . . . O'Brien, C. P. (2010). A double-blind, placebo-controlled trial combining sertraline and naltrezone for treating co-occurring depression and alcohol dependence. *American Journal of Psychiatry, 167*, 6688–6675.

Pope, H. G., & Hudson, J. I. (2004). Bulimia nervosa: Persistent disorder requires equally persistent treatment. *Current Psychiatry, 1*, 12–22.

Posternak, M. A., Zimmerman, M., Keitner, G. I., & Miller, I. W. (2002). A reevaluation of the exclusion criteria used in antidepressant efficacy trials. *American Journal of Psychiatry, 159*(2), 191–200.

Rahman, A., Malik, A., Sikander, S., Roberts, C., & Creed, F. (2008). Cognitive behaviour therapy-based intervention by community health workers for mothers with depression and their infants in rural Pakistan a cluster randomized controlled trial. *Lancet, 372*(9642), 902–909.

Ramana, R., Paykel, E. S., Cooper, Z., Hayhurst, H., Saxty, M., & Surters, P. G. (1995). Remission and relapse in major depression: A two-year prospective follow-up study. *Psychological Medicine, 25*, 1161–1170.

Rawson, R. A., Shoptaw, S. J., Obert, J. L., McCann, M. J., Hasson, A. L., Marinelli-Casey, P. J., . . . Ling, W. (1995). An intensive outpatient treatment for cocaine abuse treatment: The Matrix model. *Journal of Substance Abuse Treatment, 12*(2), 117–127.

Regier, D. A., Farmer, M. E., Rae, D. S., Locke, B. Z., Keith, S. J., Judd, L. L., & Goodwin, F. K. (1990). Co-morbidity of mental disorders with alcohol and other drug abuse: Results from the epidemiological catchment area (ECA) study. *Journal of the American Medical Association, 264*, 2511–2518.

Reilly-Harrington, N., & Knauz, R. D. (2005). Cognitive-behavior therapy for rapid cycling bipolar disorder. *Cognitive and Behavioral Practice, 12*, 66–75.

Rettig, R., & Yarmolinsky, A. (1995). *Federal Regulation of Methadone Treatment.* Washington: National Academy Press.

Riba, M. B., & Balon, R. (1999). *Psychopharmacology and psychotherapy: A collaborative approach.* Washington, DC: American Psychiatric Publishing.

Rinne, T., deKloet, E. R., Wouters, L., Goekoop, J. G., deRijk, R. H., & van den Brink, W. (2003). Fluvoxamine reduces responsiveness of HPA axis in adult female borderline personality disorder patients with history of sustained childhood abuse. *Neuropsychopharmacology, 28*(1), 126–132.

Risch, N., Herrell, R., Lehner, T., Liang, K. Y., Eaves, L., Hoh, J., . . . Merikangas, K. R. (2009). Interaction between the serotonin transporter gene (5-HTTLPR), stressful life events, and risk of depression: A meta-analysis. *Journal of the American Medical Association, 301*(23), 2462–2471.

Rosman, A. S., Paronetto, F., Galvin, K., Williams, R. J., & Lieber, C. S. (1993). Hepatitis C virus antibody in alcoholic patients: Association with the presence of portal and/or lobular hepatitis. *Archives of Internal Medicine, 153*(8), 965–969.

Rosner, S., Hackl-Herrwerth, A., Leucht, S., Lehert, P., Vecchi, S., & Soyka, M. (Updated July 29, 2009). Acamprosate for alcohol dependence [*Cochrane Review*]. In *Cochrane Database of Systematic Reviews*, 2010 (9). Retrieved October 23, 2010, from the Cochrane Library, Wiley Interscience.

Roy Byrne, P. P., Craske, M. G., Stein, M. B., Sullivan, G., Bystritsky, A., Katon, W., . . . Sherbourne, C. D. (2005). A randomized effectiveness trial of cognitive-behavioral therapy and medication for primary care panic disorder. *Archives of General Psychiatry, 62*, 290–298.

Sachs, G. S., Nierenberg, A. A., Calabrese, J. R., Marangell, L. B., Wisniewski, S. R., Gyulai, L., . . . Thase, M. E. (2007). Effectiveness of adjunctive antidepressant treatment for bipolar depression. *New England Journal of Medicine, 356*, 1711–1722.

Sackheim, H. A. (2001). Functional brain circuits in major depression and remission. *Archives of General Psychiatry, 58*, 649–650.

Safer, D. L., Telch, C. F., & Agras, W. S. (2001). Dialectical behavior therapy for bulimia nervosa. *American Journal of Psychiatry, 158*, 632–634.

Sata, M., Fukuizumi, K., Uchimura, Y., Nakano, H., Ishii, K., Kumashiro, R., . . . Tanikawa, K. (1996). Hepatitis C virus infection in patients with clinically diagnosed alcoholic liver diseases. *Journal of Viral Hepatitis, 3*(3), 143–148.

Schneider, J. E. (2008). Give food a chance: Treating anorexia nervosa without drugs and psychology. *Frontiers in Neuroendocrinology, 29*, 520–521.

Schwartz, J. N., Stossel, P. W., Baxter, J. P. Jr., Martin, K. M., & Phelps, M. E. (1996). Systematic changes in cerebral glucose metabolic rate after successful behavior modification treatment of obsessive-compulsive disorder. *Archives of General Psychiatry, 53,* 109–113.

Scott, J., & Pope, M. (2002). Self-reported adherence to treatment with mood stabilizers, plasma levels and psychiatric hospitalization. *American Journal of Psychiatry, 159,* 1927–1929.

Segal, Z., Kennedy, M. D., Gemar, M., Hood, K., Pedersen, R., & Buis, T. (2006). Cognitive reactivity to sad mood provocation and the prediction of depressive relapse. *Archives of General Psychiatry, 63,* 749–755.

Seibyl, J. P., Scanley, B. E., Krystal, J. H., & Innis, R. B. (2004). Neuroimaging methodologies: Utilizing radiotracers or nuclear magnetic resonance. In D. S. Charney, E. J. Nestler, (Eds.) *Neurobiology of mental illness,* second edition (pp. 190–209). New York: Oxford University Press.

Sensky, T. (2004). Cognitive behavioral therapy for patients with physical illness. In J. H. Wright (Ed.), *Annual Review of Psychiatry, 23*(3) (pp. 83–121). Washington, DC: American Psychiatric Publishing.

Sensky, T., Turkington, D., Kingdon, D., Scott, J. L., Scott, J., Siddle, R., . . . Barnes, T. R. E. (2000). A randomized controlled trial of cognitive behavioral therapy for persistent symptoms in schizophrenia resistant to medication. *Archives of General Psychiatry, 507,* 165–172.

Serfaty, M. A., Haworth, D., Blanchard, M., Buszewicz, M., Murad, S., & King, M. (2009). Clinical effectiveness of individual cognitive behavioral therapy for depressed older people in primary care. *Archives of General Psychiatry, 66*(12), 1332–1340.

Sharp, D., Hay, D. F., Pawlby, S., Schmucker, G., Allen, H., & Kuman, R. (1995). The impact of postnatal depression on boys' intellectual development. *Journal of Child Psychology and Psychiatry, 36,* 1315–1336.

Shoptaw, S., Rawson, R. A., McCann, M. J., & Obert, J. L. (1994). The Matrix model of outpatient stimulant abuse treatment evidence of efficacy. *Journal of Addictive Diseases, 13*(4), 129–141.

Simon, G. E. (1992). Psychiatric disorder and functional somatic symptoms as predictors of health care use. *Psychiatry in Medicine, 10*(3), 49–59.

Simon, G. E., Heiligenstein, J., Revicki, D., Von Korff, M., Katon, W. J., Ludman, E., . . . Wagner, E. (1999). Long-term outcomes of initial antidepressant drug choice in a "real world" randomized trial. *Archives of Family Medicine, 8*(4), 319–325.

Simon, N. M., Safren, S. A., Otto, M. W., Sharma, S. G., Lanka, G. D., & Pollack, M. H. (2002). Longitudinal outcome with pharmacotherapy in a naturalistic study of panic disorder. *Journal of Affective Disorders, 69,* 201–208.

Simpson, H. B., Foa, E. B., Liebowitz, M. R., Ledley, D. K., Huppert, J. D., Cahill, S., . . . Hembree, E. (2008). A randomized, controlled trial of cognitive-behavioral therapy for augmenting pharmacotherapy in obsessive-compulsive disorder. *American Journal of Psychiatry, 165*, 621–630.

Smith, J., & Hucker, S. (1994). Schizophrenia and substance abuse. *British Journal of Psychiatry, 165*, 13–21.

Smitts, J. A. J., O'Cleirigh, C. M., & Otto, M. W. (2006). Combining cognitive behavioral therapy and pharmacotherapy for the treatment of panic disorder. *Journal of Cognitive Psychotherapy, 20*(1), 75–84.

Smolders, M., Laurant, M., Akkermans, R., Wensing, M., & Grol, R. (2008). General practitioners' assessment of suicide risk in depressed patients. *Primary Care and Community Psychiatry, 13*(3), 138–140.

Sohr-Preston, S. L., & Scaramella, L. V. (2006). Implications of timing of maternal depressive symptoms for early cognitive and language development. *Clinical Child Family Psychology Review, 9*(1), 65–83.

Solomon, D. A., Keitner, G. I., Miller, I. W., Shea, M. T., & Keller, M. B. (1995). Course of illness and maintenance treatment for patients with bipolar disorder. *Journal of Clinical Psychiatry, 56*, 5–13.

Sorensen, J. L., & Copeland, A. L. (2000). Drug abuse treatment as an HIV prevention strategy: A review. *Drug and Alcohol Dependence, 59*(1), 17–31.

Spiegel, D. A., & Bruce, T. J. (1997). Benzodiazepine exposure-based cognitive behavior therapies for panic disorder: Conclusions from combined treatment trials. *American Journal of Psychiatry, 154*, 773–787.

Stephan, A., Krawitz, R., & Jackson, W. (2007). Medication decision-making by adults with borderline personality disorder. *Australasian Psychiatry, 15*(5), 385–389.

Strober, M., Freeman, R., & Morrell, W. (1997). The long-term course of several anorexia nervosa in adolescents: Survival analysis of recovery, relapse, and outcome predictors over 10–15 years in a prospective study. *International Journal of Eating Disorders, 22*, 339–360.

Strunk, D. N., DeRubeis, R. J., Chiu, A. W., & Alvarez, J. (2007). Patients' competence and performance of cognitive therapy skills: Relation to the reduction of relapse risk following treatment for depression. *Journal of Consulting and Clinical Psychology, 75*(4), 523–530.

Sublette, E. M., Carballo, J. J., Moreno, C., Gafalvy, H. C., Brent, D. A., Birmaher, B., John Mann, J., & Oquendo, M. A. (2009). Substance use disorders and suicide attempts in bipolar subtypes. *Journal of Psychiatric Research, 43*, 230–238.

Substance Abuse and Mental Health Services Administration. (2010). *Results from the 2009 National Survey on Drug Use and Health: Volume I. Summary of National*

Finding. Rockville, MD: Office of Applied Studies, NSDUH Series H-38A, HHS Publication No. SMA 10-4586 Findings.

Suh, J., Petinatti, H., Kampman, K., & O'Brien, C. (2007). The status of disulfiram: A half of a century later. *Journal of Clinical Psychopharmacology, 26*(3), 290-302.

Swift, R. M. (1999). Drug therapy for alcohol dependence. *New England Journal of Medicine, 340,* 1482-1490.

Talge, N. M., Neal, C., & Glover, V. (2007). The early stress, translational research and prevention science network: Fetal and neonatal experience on child and adolescent mental health. Antenatal maternal stress and long-term effects on child neuro-development: How and why? *Journal of Child Psychology and Psychiatry, 48*(3-4), 245-261.

Tang, T. Z., DeRubeis, R. J., Hollon, S. D., Amsterdam, J., Shelton, R., & Schalet, B. (2009). Personality change during depression treatment. *Archives of General Psychiatry, 66*(12), 1322-1330.

Tarrier, N., Kinney, C., McCarthy, E., Humphreys, L., Wittknowski, A., & Morris, J. (2000). Two-year follow-up of cognitive behavioral therapy and supportive counseling in the treatment of persistent symptoms in chronic schizophrenia. *Journal of Consulting and Clinical Psychology, 68,* 917-922.

Tarrier, N., Taylor, K., & Gooding, P. (2008). Cognitive-behavioral interventions to reduce suicidal behavior: A systemic review and meta-analysis. *Behavior Modification, 32*(1), 77-108.

Tarrier, N., Yusupoff, L., Kinney, C., McCarthy, E., Gledhill, A., Haddock, G., & Morris, J. (1998). Randomized controlled trial of intensive cognitive behavior therapy for patients with chronic schizophrenia. *British Medical Journal, 317,* 303-307.

Taylor, S., & Liberzon, I. (2007). Neural correlates of emotion regulation in psychopathology. *Trends in Cognitive Sciences, 11*(10), 413-418.

Thase, M. E., Fasiczka, A. L., Berman, S. R., Simons, A. D., & Reynolds, C. F. 3rd. (1998). Electroencephalographic sleep profiles before and after cognitive behavior therapy of depression. *Archives of General Psychiatry, 55,* 138-144.

Thase, M. E., Rush, J., Manber, R., Kornstein, S. G., Klein, D. N., Markowitz, J. C., . . . Keller, M. B. (2002). Differential effects of nefazodone and cognitive behavioral analysis system of psychotherapy on insomnia associated with chronic forms of major depression. *Journal of Clinical Psychiatry, 63*(6), 493-500.

Tondo, L., Hennen, J., & Baldessarini, R. J. (2001). Lower suicide risk with long term lithium treatment in major affective illness: A meta analysis. *Acta Psychiatrica Scandinavica, 104,* 163-172.

Trivedi, M. H., Rush, A. J., Wisniewski, S. R., Nierenberg, A. A., Warden, D., Ritz, L., . . . Fava, M. (STAR*D Study Team) (2006). Evaluation of outcomes with citalopram for depression using measurement-based care in STAR*D: Implications for clinical practice. *American Journal of Psychiatry, 163*(1), 26–40.

Turner, E. H., Matthews, A. M., Linardatos, E., Tell, R. A., & Rosenthal, R. (2008). Selective publication of antidepressant trials and its influence on apparent efficacy. *New England Journal of Medicine, 358*, 252–260.

Van Balkom, A. J., Bakker, A., Spinhoven, P., Blaauw, B., Smeenk, S., & Ruesink, B. (1997). A meta-analysis of panic disorder with or without agoraphobia: A comparison of psychopharmacological, cognitive behavioral and combination treatments. *Journal of Nervous and Mental Diseases, 185*(8), 510–516.

van den Bergh, B. R., Mulder, E. J., Mennes, M., & Glover, V. (2005). Antenatal maternal anxiety and stress and the neurobehavioral development of the fetus and possible mechanisms: A review. *Neuroscience and Biobehavioral Reviews, 29*(2), 237–258.

Van Haastrecht, H. J., Mientjes, G. H., van den Hoek, A. J., & Coutinho, R. A. (1994). Death from suicide and overdose among drug injectors after disclosure of first HIV test result. *AIDS, 8*(12), 1721–1725.

Vittengl, J. R., Clark, L. A., Dunn, T. W., & Jarrett, R. B. (2007). Reducing relapse and recurrence in unipolar depression: A comparative meta-analysis of cognitive-behavioral therapy's effects. *Journal of Consulting and Clinical Psychology, 75*(3), 475–488.

Volpicelli, J. R., Alterman, A. I., Hayashida, M., & O'Brien, C. P. (1992). Naltrexone in the treatment of alcohol dependence. *Archives of General Psychiatry, 49*(11), 876–880.

Volpp, K. G., John, L. K., Troxel, A. B., Norton, L., Fassbender, J., & Loewenstein, G. (2008). Financial incentive-based approaches for weight loss: A randomized trial. *Journal of the American Medical Association, 300*(22), 2631–2637.

von Hausswolff-Juhlin, Y., Bjartveit, M., Lindstrom, E., & Jones, P. (2009). Schizophrenia and physical health problems. *Acta Psychiatrica Scandinavica Supplementum, 438*, 15–21.

Waikar, S. V., Bystritsky, A., Craske, M. G., & Murphy, K. (1994). Etiological beliefs and treatment preferences in anxiety-disordered patients. *Anxiety, 1*(3), 134–137.

Walsh, B. T., Wilson, G. T., Loeb, K. L., Devlin, M. J., Pike, K. M., Roose, S. P., . . . Waternaux, C. (1997). Medication and psychotherapy in the treatment of bulimia nervosa. *American Journal of Psychiatry, 154*, 523–531.

Walter, M., Gunderson, J. G., Zanarini, M. C., Sanislow, C. A., Grilo, C. M., McGlashan, T. H., . . . Skodol, A. E. (2009). New onsets of substance use disorders in borderline personality disorder over seven years of follow-ups: Findings from the collaborative longitudinal personality disorders study. *Addiction, 104*(1), 97–103.

Warden, D., Rush, A. J., Trivedi, M. H., Fava, M., & Wisniewski, S. R. (2007). The STAR*D project results: A comprehensive review of findings. *Current Psychiatry Reports, 9*(6), 449–459.

Warden, D., Trivedi, M. H., Wisniewski, S. K., Davis, L., Nierenberg, A. A., Gaynes, B. N., . . . Rush, A. J. (2007). Predictors of attrition during initial (citalopram) treatment for depression: A STAR*D report. *American Journal of Psychiatry, 164*(8), 1189–1197.

Wardle, J. (1990). Behaviour therapy and benzodiazepines: Allies or antagonists? *British Journal of Psychiatry, 156,* 163–168.

Wardle, J., Hayward, P., Higgitt, A., Stabl, M., Blizard, R., & Gray, J. (1994). Effects of concurrent diazepam treatment on the outcome of exposure therapy in agoraphobia. *Behaviour Research and Therapy, 32,* 203–215.

Washton, A. M., Gold, M. S., & Pottash, A. C. (1984). Naltrexone in addicted physicians and business executives. *National Institute of Drug Abuse Research Monograph, 55,* 185–190.

Watanabe, N., Churchill, R., & Furukaura, T. A. (2009). Combined psychotherapy plus benzodiazepines for panic disorder. *Cochrane Database of Systematic Reviews.* Issue 1. Art. No.: CD005335. DOI: 10.002/14651858.CD005335.pub2.

Weissman, M., & Olfson, M. D. (1995). Depression in women: Implication for health care research. *Science, 269,* 799–801.

Weissman, M. M., Klerman, G. L., Markowitz, J. S., & Ovelette, R. (1989). Suicidal ideation and attempts in panic disorder and attacks. *New England Journal of Medicine, 321,* 1209–1214.

Westen, D., & Morrison, K. (2001). A multidimensional meta-analysis of treatments for depression, panic, and generalized anxiety disorder: An empirical examination of the status of empirically supported therapies. *Journal of Consulting and Clinical Psychology, 59,* 875–899.

Whittal, M. L., Agras, W. S., & Gould, R. A. (1999). Bulimia nervosa: A meta-analysis of psychological and pharmacological treatments. *Behavior Therapy, 30,* 117–135.

Wilhelm, S., Buhlmann, U., Tolin, D. F., Meunier, S. A., Pearlson, G. D., Reese, H. E., . . . Rauch, S. L. (2008). Augmentation of behavior therapy with D-cycloserine for obsessive compulsive disorder. *American Journal of Psychiatry, 165*(3), 335–341.

Wilson, G. T, Fairburn, C. G., Agras, W. S., Walsh, B. T., & Kraemer, H. (2002). Cognitive-behavioral therapy for bulimia nervosa: Time course and mechanisms of change. *Journal of Consulting and Clinical Psychology, 70*(20), 267–274.

Wilson, L. R., Valliant, G. E., & Wells, V. E. (1999). A systemic review of the mortality of depression. *Psychosomatic Medicine, 61*, 6–17.

Wimbush, J., Amicarelli, A., & Stein, M. D. (1996). Does HIV test result influence methadone maintenance treatment retention? *Journal of Substance Abuse, 8*(2), 263–269.

Winhusen, T. M., Somoza, E. C., Harrer, J. M., Mezinskis, J. P., Montgomery, M. A., Goldsmith, J. R., . . . Elkashef, A. (2005). A placebo-controlled screening trial of tiagabine, sertraline, and donepezil as cocaine dependence treatments. *Addiction, 100* [1 Supplement], S68–S77.

Wisner, K. L., Sit, D. K. Y., Hanusa, B. H., Moses-Kolko, E. L., Bogen, D. L., Hunker, D. F., . . . Singer, L. T. (2009). Major depression and antidepressant treatment: Impact on pregnancy and neonatal outcomes. *American Journal of Psychiatry, 166*, 557–566.

Wright, J. H. (2003). Integrating cognitive therapy and pharmacotherapy. In R. L. Leahy (Ed.), *New advances in cognitive therapy*. New York: Guilford Press.

Wright, J. H., Basco, M. R., & Thase, M. E. (2006). *Learning cognitive-behavior therapy: An illustrated guide*. Washington, DC: American Psychiatric Publishing.

Wright, J. S., Turkington, D., Kingdon, D. G., & Basco, M. R. (2009). *Cognitive-behavior therapy for severe mental illness: An illustrated guide*. Washington, DC: APPI Press.

Wykes, T., Steel, C., Everitt, B., & Tarrier, N. (2008). Cognitive behavior therapy for schizophrenia: Effect sizes, clinical models, and methodological rigor. *Schizophrenia Bulletin, 34*(3), 523–537.

Zanarini, M. C., Frankenberg, F. R., Dubo, E. D., Sickel, A. E., Trikha, A., Levin, A., & Reynolds, V. (1998). Axis I comorbidity of borderline personality disorder. *American Journal of Psychiatry, 155*, 1733–1739.

Zanarini, M. C., Reichman, C. A., Frankenburg, M. D., Reich, D. B., & Fitzmaurice, G. (2010). The course of eating disorders in patients with borderline personality disorder: A 10-year follow up study. *International Journal of Eating Disorders, 43*(3), 226–232.

Zarkin, G. A., Bray, J. W., Adridge, A., Mitra, D., Mills, M. J., Couper, D. J., & Cisler, R. A. (2008). Cost and cost-effectiveness of the COMBINE study in alcohol-dependent patients. *Archives of General Psychiatry, 65*(10), 1214–1221.

Zimmerman, M., Mattia, J. I., & Posternak, M. A. (2002). Are subjects in pharmacological treatment trials of depression representative of patients in routine clinical practice? *American Journal of Psychiatry, 159*(3), 469–473.

Zwanzger, P., Diemer, J., & Jabs, B. (2008). Comparison of combined psycho and pharmacotherapy with monotherapy in anxiety disorders: Controversial viewpoints and clinical perspectives. *Journal of Neural Transmission, 116*, 759–765.

人名索引

A

Abbott, P. J.……228
Abbott, R.……76
Abramowitz, J. S.……135
Aghanjanian, J.……202
Agras, W. S.……142, 143, 144
Aikens, J. E.……50, 59
Akkermans, R.……95
Alda, M.……99
Allmon, D.……90
Alloy, L.……77, 92
Alterman, A. I.……216
Altman, F.……218
Altshuler, L. L.……202
Alvarez, J.……77
Amass, L.……217
Amato, L.……218, 227
Amsterdam, J. D.……80, 177
Andersen, A. E.……145
Andre, R. L.……227
Angst, J.……118
Applewhaite, G.……51, 159
Arango, C.……172
Arfken, C. L.……217
Armstrong, H. E.……90
Ascher-Svanum, H.……159
Ashman, T.……228
Avants, S. K.……228

B

Bacaltchuk, J.……142, 154
Baekeland, F.……215
Bakker, A.……133
Baldessarini, R. J.
　……77, 99, 105, 115, 130, 203
Balldin, J.……221
Balon, R.……4, 31
Barber, A. M.……139
Barlow, D. H.……15, 131
Barraclough, B.……172
Barrett, C. L.……17
Barrowclough, C.……174
Bartholomew, N. G.……218
Basco, M. R.……105, 165
Basoglu, M.……131
Baxter, J. P., Jr.……26
Baxter, L. R., Jr.……26
Beck, A. T.……6, 105
Beck, J. S.……53, 59, 66
Belden, M.……226
Bellino, S.……178
Belluardo, P.……76
Benmansour, S.……29
Berman, S. R.……26
Bernstein, C.……115, 202
Birchwood, M.……159
Bissada, H.……139
Bjartveit, M.……175
Black, D. W.……135
Blanco, C.……134
Bobes, J.……172
Bockting, C. L. H.……17, 75
Bogetto, F.……178
Bollini, P.……16, 75
Boothby, L. A.……216
Bouton, M. E.……131
Brody, A. L.……26, 27

Brown, B.……218
Brown, G.……90, 91, 97
Brown, P. D.……228
Brown, S.……172, 175
Bruce, T. J.……132
Buck, J. A.……46
Burbeck, R.……51, 101
Burt, V. K.……115, 202
Bux, D. A.……135
Byrne, M. W.……126, 227
Bystritsky, A.……3

C

Calkin, C.……99
Camacho, L. M.……218
Canestrari, R.……76
Card, C. A.……228
Carey, T. S.……215
Carmin, C. N.……6
Carney, R. M.……16
Carroll, K. M.……224
Chambers, C. D.……206, 207
Cheavens, J. S.……151
Chen, I. J.……203
Chen, Y. H.……203
Cherubin, C. E.……228
Chiu, A. W.……77
Chiu, W. T.……71
Churchill, R.……133
Cisler, R. A.……221
Clark, L. A.……75
Clark, R.……204, 210
Cleary, M.……225
Cloud, M. A.……218
Cochran, S. D.……50, 159

Cochrane, R. ……159
Coffman, S. J. ……80
Cohen, J. ……139
Cohen, L. S. ……203
Colom, F. ……100
Conti, S. ……76
Cooper, J. R. ……218
Copeland, A. L. ……228
Coutinho, R. A. ……228
Cowen, P. H. ……28, 29
Craddock, S. G. ……228
Craske, M. G. ……3
Creed, F. ……204
Crews, F. T. ……215
Cuijpers, P. ……73

D

Daley, D. C. ……225
David, A. ……51, 159
Davidson, J. R. ……134
Davis, G. L. ……229
Davis, M. ……134
Davoli, M. ……218, 227
Delaney, H. D. ……228
Demler, O. ……71
de Oliveira, I. R. ……6
DeRubeis, R. J.
　……73, 77, 80, 177
Dichter, G. S. ……28
Dick, L. M. ……206
Diemer, J. ……129
Dimidjian, S. ……80, 83
Doering, P. L. ……216
Dolder, C. R. ……159
Donovan, D. ……221
Dowd, S. M. ……31
Downey, K. K. ……217
Dozois, D. J. A. ……27
Drevets, W. C. ……23
Drury, V. ……159
Duivenvoorden, H. ……179
Dunn, T. W. ……75

E

Eckert, E. ……139
Eddy, K. T. ……141
Edlin, B. R. ……229
Etheridge, R. M. ……228
Etkin, A. ……25
Evans, J. ……203
Evans, M. D. ……77
Everitt, B. ……159, 160

F

Faedda, G. L. ……203
Fairburn, C. G. ……143
Faries, D. ……159
Farrell, M. ……219
Farren, C. K.
　……219, 222, 224
Fasiczka, A. L. ……26
Fassbender, J. ……57
Fava, G. A. ……76, 77, 97
Fava, M. ……71, 76, 77, 97
Feeley, M. ……77
Feeny, N. C. ……135
Felix, R. J. ……206
Ferri, M. M. ……218
Finnegan, M. ……226
Fishman, B. ……228
Fitzmaurice, G. ……151
Flynn, P. M. ……228
Fournier, J. C.
　……74, 78, 80, 177
Fowler, D. ……161
Frances, A. ……228
Francomb, H. ……203
Frank, E. ……75
Frankenburg, M. D. ……151
Franklin, M. E. ……135
Frazer, A. ……29
Freeman, R. ……141, 145
Frewen, P. A. ……27
Friedman, E. S. ……73

Furmark, T. ……26

G

Gabbard, G. ……31, 198
Gage, A. ……216
Galletly, C. A. ……200
Gallop, R. ……80
Galvin, K. ……229
Garbutt, J. C. ……215
Garcia-Garcia, M. ……172
Garner, B. ……136
Garner, D. M. ……142, 144
Gaynes, B. N. ……19
Gerner, R. H. ……112
Gerson, A. ……226
Ghiani, C. ……77, 130, 203
Gijsman, H. ……118
Glover, V. ……202, 203
Gold, M. S. ……217
Goldapple, K. ……27
Golding, J. ……203
Goldman, L. S. ……172, 175
Gooding, P. ……90
Goodwin, F. K. ……112
Goodwin, G. M. ……28, 29
Gorman, J. M. ……15, 17, 131
Gotlib, I. H. ……29
Gould, R. A. ……142
Graczyk, P. A. ……202
Grandi, S. ……76
Griest, J. H. ……134
Groat, R. ……142
Grol, R. ……95
Guastella, A. J. ……134
Gunderson, J. G. ……180, 181
Gupta, S. ……151
Gurmu, S. ……5, 213
Gyulai, L. ……105

H

Hackl-Herrwerth, A. ……220
Hajek, T. ……99

Hallmayer, J.······29
Halmi, K. A.······138, 139, 147
Hanusa, B. H.······126
Harman, J. S.······126
Harner, C. J.······28, 29, 79
Harwood, H.······214
Hay, B. P.······142
Hay, P. J.······154
Hayashida, M.······216
Hayward, P.······51, 159
Heard, H. L.······90
Hearon, B. A.······223
Helmus, T. C.······217
Henderson, M. J.······217
Hennen, J.······105, 115
Hennessey, G.······116
Heron, J.······203
Hertzman, C.······202
Herzog, D. B.······141
Hetrick, S. E.······136
Hodgekins, J.······161
Hollon, S. D.
······72, 73, 75, 77, 80, 177
Houck, P. R.······97
Hsu, L. K.······138
Hubbard, R. L.······228
Hucker, S.······174
Hudson, J. I.······143
Hunt, G. E.······225
Huxley, N.······105

I

Ingenhoven, T.······179
Innis, R. B.······23
Inskip, H.······172

J

Jabs, B.······129
Jackson, W.······180, 187
Jacobsberg, L.······228
Jamison, K. R.······112
Janicak, P. G.······31

Jarrett, R. B.······73, 75
Jefferson, J. W.······134
Joe, G. W.······218
Joffe, R.······26
John, L. K.
······2, 6, 57, 206, 214
Johnson, B. A.······214
Johnson, K. A.······206
Jones, K. L.······206
Jones, P.······175
Joormann, J.······29

K

Kampman, K.······219
Kandel, E. R.······22
Katon, W. J.······82
Katzelnick, D. J.······134
Kaye, J.······31, 198
Kaye, W.······138, 141
Keck, P. E.······100
Keegan, J.······226, 227
Keitner, G. I.······17, 78, 105
Keller, M. B.
······15, 73, 74, 97, 105
Kemp, R.······51, 159
Kennedy, N.······76
Kennedy, S. H.······27
Kessler, R. C.······71, 125
Kingdon, D. G.······161, 165
Kirov, G.······51
Kirsch, I.······78
Kissin, W.······219
Kivlahan, D. R.······221
Kleber, H. D.······217
Klerman, G. L.······125
Klinkman, M. S.······50
Knauz, R. D.······118
Knesevich, M. A.······16
Kobak, K. A.······134
Koeter, M. W.······75
Kohen, D.······211
Kolla, N. J.······191

Kosten, T. R.······217, 218
Kraemer, H. C.······143
Kranzler, H. R.······216
Krawitz, R.······180, 187
Krystal, J. H.······23
Kuch, K.······132
Kuczkowski, K. M.······226
Kupelnick, B.······16, 75

L

Lacro, J. P.······159
LaDu, T. J.······139
Lafay, P.······179
Lam, D.······51
Lam, D. H.······99, 101, 102
Lamagni, T. L.······229
Lanius, R. A.······27
Laurant, M.······95
Leahy, R. L.······105
Lecompte, D.······50, 51, 159
Lee, H. C.······203
Leeuwenkamp, O. R.······158
Lehert, P.······220
Lenze, E. J.······126
Lepri, B.······77, 130, 203
Leucht, S.······220
Levin, F. R.······116
Levine, D. P.······228
Levit, K. R.······46
Lewinsohn, P. M.······87
Lewis, C. P.······132
Leykin, Y.······79
Li, Y.······22
Liberzon, I.······28
Licht, R. W.······118
Lieb, K.······179
Lieber, C. S.······229
Lieberman, J. A.······157, 158
Lima, M.······219
Lima, M. S.······143
Lin, H. C.······203
Linardatos, E.······78

Linden, D. E. J.……23, 24, 26
Linehan, M. M.……90, 188
Litten, R. S.……221
Locastro, J. S.……221, 222
Loewenstein, G.……57
Lohr, K. N.……215
Longabaugh, R.……221, 222
Lovejoy, M. C.……202
Lundwall, L.……215
Lynch, T. R.……151

M

Macmillan, F.……159
MacPhillamy, D. J.……87
Madonia, M. J.……97
Malik, A.……204
Mancini, A. D.……151
March, J.……15
Marcus, S. C.……81
Margolin, A.……228
Mari, J. J.……142, 143
Mark, T. L.……46, 131
Markowitz, J. S.……125
Marks, I.……128, 131
Marlatt, G. A.……225
Martell, C. R.……80
Martin, E.……27
Martin, K. M.……26
Martin, S. D.……27
Matheson, S. L.……225
Matthews, A. M.……78
Mattia, J. I.……17
Mattson, M. E.……221
Mayberg, H.……28
Mayet, S.……218
McAuliffe, C.……116
McCance-Katz, E. F.……218
McCann, M. J.……228
McHugh, K.……223, 224
Mcknight, R. F.……139
McLeod, C.……219
Mennes, M.……202

Mientjes, G. H.……228
Miklowitz, D. J.
　……100, 101, 102
Miller, I. W.……17, 78, 105
Miller, W. R.……221, 222
Mineka, S.……131
Minor, K.……29
Minozzi, S.……218, 227
Misri, S.……202, 207, 208
Mitchell, J. E.……142
Mondraty, N.……139
Moore, B. A.……228
Moreno, C.……100
Morphy, M. A.……76
Morrell, W.……141, 145
Morrison K.……129
Moses-Kolko, E. L.……207
Mulder, E. J.……202
Munizza, C.……16, 75
Murphy, G. E.……16
Murphy, K.……3
Murray, L.……210

N

Neal, C.……203
Nease, D. E.……50
Nemeroff, C. B.……74
Neuman, G.……202
Newcomer, J. W.……176
Newman, C. F.……105, 117
Nierenberg, A. A.……71
Ninan, P. T.……73, 97
Nolen, W. A.……118
Norton, L.……57
Novick, D. M.……229
Nulman, I.……208

O

O'Brien, C. P.……216, 219
O'Cleirigh, C. M.……130
O'Donovan, C.……99
O'Malley, S.……219, 221

O'Sullivan, U. O.……79
Oberlander, T. F.
　……202, 206, 207
Obert, J. L.……228
Oke, S.……203
Olfson, M.……81
Olfson, M. D.……203
Olmstead, M. P.……142
Onken, L. S.……224
Otto, M. W.
　……128, 130, 134, 223
Ovelette, R.……125

P

Pampallona, S.……16, 75
Paquette, V.……26
Paronetto, F.……229
Parslow, R.……136
Parva, M.……226
Passchier, J.……179
Patterson, T. L.……158
Paykel, E. S.……20, 74, 76
Pecknold, J. C.……132
Pelc, I.……50, 51
Perlis, R. H.……100, 105
Perris, C.……51, 159
Perry, S.……228
Petinatti, H.……219
Phelps, M. E.……26
Pilling, S.……51, 101
Polivy, J.……142
Pompili, M.……99
Pope, H. G.……143
Pope, M.……50, 119
Posternak, M. A.……17, 78
Pottash, A. C.……217
Purcell, R.……136

R

Rafanelli, M.……76
Rahman, A.……204, 210
Rai, S. S.……27

Ramana, R.……76
Rawson, R. A.……228
Ray, S.……15
Regier, D. A.……174
Reich, D. B.……151
Reichman, C. A.……151
Reilly-Harrington, N. A.
……105, 118
Reisser, A. A.……219
Rejas, J.……172
Ressler, K.……134
Rettig, R.……219
Reynolds, C. F.……26
Riba, M. B.……4, 31
Richardson, M. A.……27
Richardson, R.……134
Rinaldi, C.……178
Rinne, T.……179
Risch, N.……29
Roberts, C.……204
Rodrigue, J. R.……229
Rodrigues, B. I.……3
Rollman, B. L.……126
Rosenstein, W. S.……202
Rosenthal, M. Z.……151
Rosenthal, R.……78
Rosman, A. S.……229
Rosner, S.……220
Rothbaum, B. O.……134
Roy-Byrne, P. P.……126
Royall, R.……27
Rucker, G.……179
Rush, A. J.……71, 105

S

Sachs, G. S.……100
Sackheim, H. A.……26
Safer, D. L.……144
Sanchez-Moreno, J.……100
Sapira, J. D.……228
Sata, M.……229
Scanley, B. E.……23

Scaramella, L. V.……202
Schene, A. H.……75
Schneider, J. E.……145
Schulberg, H. C.……97
Schuster, C. R.……217
Schwartz, J.……26
Scimeca, M.……219, 222
Scott, J.……6, 50, 100, 119
Segal, Z.……26, 77
Seibyl, J. P.……23
Sensky, T.……52, 159
Serfaty, M. A.……82
Severe, J.……225
Sharp, D.……210
Shea, M. T.……105
Shear, M. K.
……15, 97, 126, 131
Shelton, R. C.……80, 177
Shoptaw, S. J.……228
Siegfried, N. M.……225
Sikander, S.……204
Simon, G. E.……50, 71
Simon, N. M.……132
Simons, A. D.……26
Simpson, D. D.……218
Simpson, H. B.……135
Singer, W.……26
Skagerlind, L.……51, 159
Smith, J.……174
Smith, N.……99
Smitts, J. A. J.……130
Smolders, M.……95
Soares, B.……219
Sohr-Preston, S. L.……202
Soloman, D. A.……105
Sonnefeld, J.……219
Sorensen, J. L.……228
Soyka, M.……220
Spiegel, D. A.……132
Spinhoven, P.……75
Stanton, A.……219
Steel, C.……160

Stefano, S.……154
Stein, M. D.……228
Stephan, A.……180, 187
Stewart, M. O.……75
Stoffers, J. M.……179
Stossel, P. W.……26
Strober, M.……141, 145
Strunk, D. N.……75, 77
Suarez, A.……90
Sublette, E. M.……116
Suh, J.……219
Sullivan, G.……28, 29, 79
Suppes, T.……203
Swift, R. M.……220
Swinson, R. C.……132

T

Tacchi, M. J.……100
Talge, N. M.……203
Tang, T. Z.……77
Tarrier, N.……90, 159, 160
Tasca, G. A.……139
Taylor, K.……90
Taylor, S.……28
Telch, C. F.……144
Tell, R. A.……78, 134
Thase, M. E.……26, 73
Tibaldi, G.……16, 75
Timmer, A.……179
Tluczek, A.……204, 210
Tohen, M.……203
Tondo, L.……77, 100, 105,
115, 130, 203
Trefiglio, R.……142
Trivedi, M. H.
……20, 71, 72, 97
Troxel, A. B.……57
Turkington, D.……161, 165
Turner, E. H.……78

V

Valliant, G. E.……88

Van Balkom, A. J.……133
van den Bergh, B. R.……202
van den Hoek, A. J.……228
Van Haastrecht, H. J.……228
van Straten, A.……73
Vecchi, S.……218, 220, 227
Vieta, E.……100
Vittengl, J. R.……75
Vollm, B.……179
Volpicelli, J. R.……216
Volpp, K. G.……57
von Hausswolff-Juhlin, Y.
　　……175

W

Wager, T.……25
Waikar, S. V.……3
Walsh, B. T.……142, 143, 144
Walter, M.……180
Walters, E. E.……71
Warburton, W.……202, 228
Warden, D.……71, 72
Wardle, J.……3, 132
Washton, A. M.……217
Watanabe, N.……133
Weissman, M.……203
Weissman, M. M.……125
Weller, S. B.……228
Wells, V. E.……88
Wensing, M.……95
Wenzel, A.……204, 210
West, S. L.……215
Westen, D.……129
Wetzel, R. D.……16
Whittal, M. L.……142
Whitworth, P.……16
Williams, R. J.……229
Wilson, G. T.……143, 144
Wilson, L. R.……87
Wimbush, J.……228
Winhusen, T. M.……219
Wisner, K. L.……202, 206
Wisniewski, S. R.……71, 72
Woods, S.……15, 131

Wouters, L. F.……75
Wright, J. H.
　　……17, 18, 40, 73
Wright, J. S.……165
Wright, K.……51, 99, 101
Wu, F. J.……203
Wu, R.……219, 222
Wykes, T.……160

Y

Yarmolinsky, A.……219

Z

Zanarini, M. C.……151, 180
Zarkin, G. A.……221
Zhu, B.……159
Zielezny, M.……76
Zimmerman, M.……17, 78
Zoellner, L. A.……135
Zwanzger, P.……129
Zweben, A.……221, 222

事項索引

A-Z

acamprosate……214, 216
alprazolam……132, 192
aripiprazole……179
benzodiazepine
　……38, 128, 186, 227
buprenorphine……216
bupropion……143, 189
carbamazepine……192, 214
CATIE トライアル……157
CBASP……73
CBGT……134
chlorimipramine……136
chlorpromazine……139
citalopram……71, 206
clonazepam……122
clozapine……168, 211
COMBINE study……220
cyproheptadine……138
D-cycloserine……133
diazepam……132
disulfiram……214
DSM……14, 52, 88
fluoxetine
　……78, 134, 140, 178
fluvoxamine……180, 208
fMRI……23
HIV/AIDS……228
HIV 患者……213
imipramine……15, 78, 131
LAAM……216
lamotrigine……179, 189
lithium
　……50, 104, 112, 202, 211

lorazepam……195
methadone……216
naltrexone……214, 216
nefazodone……73, 78
olanzapine……139, 179
oxycodone……192
paroxetine……27, 78, 207
PET……23
phenylzine……134
propranolol……192
sertraline……47, 81, 122, 183
SNRI……202
SPECT……23
SSRI……25, 71, 138, 179, 207, 219
STAR*D……19, 71
temazepam……192
thyroxine……189
topiramate……143, 179, 214
valproic acid
　……104, 179, 195
venlafaxine……27, 78
zolpidem……43

ア

アドヒアランス
　……16, 49, 119
アヘン中毒……215
アルコール依存……213
アルコール乱用……213
アルコホーリクス・アノニマス……183
アンヘドニア……76, 80, 84
依存……128
I 軸障害……178

遺伝負因……103
違法薬物……214
陰性症状……157, 159, 167
インターネット……57
うつ病……202
　——の残遺症状……20
　産後——……204
エクスポージャー
　……98, 122
エストロゲン製剤……139
エビデンスに基づいた治療
　……17
嘔吐……143
オピオイド拮抗薬……216

カ

外傷後ストレス障害（PTSD）
　……25, 136
海馬……124
回避行動……123
過活動……145
過食嘔吐……144
過食症……143
家族に焦点を当てた治療
　（Family-Focused Therapy:
　FFT）……101
家族療法……174
渇望……221
カフェイン使用……128
肝炎……228
　C 型——……213
患者ケア……34
感情調節……151
　——障害……191
飢餓状態……144

希死念慮……72
喫煙……172
気分安定薬……136
気分障害……180
気分調整薬……115
逆転移……199
急性治療……104
急速交代型……103, 209
　――双極性障害……118
境界性パーソナリティ障害
　……151, 177
共同治療……31
強迫観念……126
強迫行為……126
強迫性障害（OCD）
　……26, 126, 135
恐怖学習……124
恐怖刺激……98, 124
拒食症……139
起立性低血圧……147
緊急時の連絡方法……38
グルコース……23
グルタミン酸……216
軽躁病……99
下剤乱用……144
血液疾患……145
血流……23
幻覚……100, 162, 165
嫌酒剤……214
抗うつ薬……78
高脂血症……176
抗精神病薬……23
行動活性化……83
　――療法……80
行動活性課題……129
行動実験……63
行動的報酬……57
行動分析……59
行動抑制……205
抗不安薬……23
コカイン依存症……219
国民保健サービス（NHS）
　……160
骨粗鬆症……145
コミュニティ強化アプローチ
　……228
コルチゾール……180
コンピューター CBT
　……127, 224

サ

催奇形性……114, 205
再発……154
　――率……75
残遺症状……71, 76, 100, 157
三環系抗うつ薬……16, 136, 138, 208
産後検診……210
産後精神病……100
産褥期精神病……210
シェアード・ディシジョン・メイキング……187
思考障害……157
自己効力感……140
自殺……71, 99, 115, 194
　――企図……140
　――傾向……87
　――念慮……79
　――リスク……168
思春期うつ病の治療研究
　（Treatment for Adolescents with Depression Study: TADS）……15
自助 CBT……127
社会生活技能訓練（SST）
　……158
社交不安障害（SAD）
　……25, 134
重度持続性精神疾患（SPMI）
　……225
出産……114, 201
授乳管理……211
授乳期……201
食欲不振症……139

処方医……41
神経画像……22
　――検査……23
神経遮断薬……139
神経性大食症……137
神経生物学的エビデンス
　……21
神経性無食欲症……137
新生児シンドローム……207
新生児遷延性肺高血圧症
　……207
新生児毒性……205
心臓奇形……209
心臓疾患……175
身体疾患……71
心不全……145
心理教育……57, 101, 148, 163
心理療法
　……22, 73, 102, 142, 177
睡眠障害……162
睡眠の問題……18
スキーマフォーカストセラピー……178
スキルトレーニング……163
ストレス脆弱性モデル
　……161
責任共有治療
　……31, 88, 117, 121, 194
摂食行動……141
摂食障害……137, 181
セラピスト……31
セルフ・モニタリング
　……54, 163
前駆症状……107, 116
選択的セロトニン再取り込み阻害薬……[SSRI] 参照
前頭前野……27
双極性障害……50, 99, 203
操作……199
　――的……192
躁病……99
　――エピソード……116

タ

ダイアリーカード……183
大うつ病……26, 71, 140, 180
耐久性……74
胎児……202
体重記録……146
対処カード……68, 94
対人関係・社会リズム療法
　……101
対人関係療法（IPT）
　……27, 79, 178, 210
胎内曝露……201, 205
胎内発育遅延……205
第二世代抗精神病薬
　……176, 104, 203
多剤投与……190
単極性うつ病……72
断酒……221
注意欠陥多動性障害……102
長期的治療……105
治療契約……102
治療中断……147
治療抵抗性……20
治療同盟……119
治療費……36
低体重……206
転移焦点化心理療法……178
電解質バランスの障害
　……146
動機づけ面接……148, 174
統合失調症
　……51, 157, 203, 226
糖尿病……154, 175
特定の恐怖症（SP）……25
トラウマ……171
トレーニング……35

ナ

内科的疾患……100
内部感覚エクスポージャー
　……127

Ⅱ軸の精神障害……177
入院……169
　――治療……36
妊娠……114, 201
認知過程……159
認知行動療法（CBT）
　……13, 25, 49, 72, 101, 121,
　138, 157, 177, 203, 220
認知的テクニック……58
認知的報酬……57
認知的リハーサル……69
認知発達……207
妊婦……213, 226
脳卒中……175
脳の委縮……145
ノンアドヒアランス
　……20, 49, 71, 147

ハ

背外側前頭前皮質……26
背外側前頭前野……27
ハイリスクの行動……171
暴露反応妨害法……26
暴露療法……42
恥……151
発育遅延……206
パニック障害
　……47, 125, 131
パニック発作……143
歯のエナメル質……147
反応妨害法……135
非機能的な認知……122
ビタミン……139
非定型抗精神病薬……136
　第二世代――……111
広場恐怖……125
不安が併存するうつ病……95
不安障害
　……25, 99, 121, 180, 203
副作用……111, 176
副腎皮質ホルモン……202
服薬アドヒアランス……158

服薬習慣……55
服薬チェックシステム……55
服薬の利点と欠点……65
不在時の対応……37
2人のフィードバックルール
　……117
物質依存……125, 154
物質使用……128
　――障害……99, 180
物質乱用……102, 125, 174
不眠……73, 80
プライマリーケア……82
　――医……31, 46, 81, 122,
　175, 192, 206
プライミング効果……216
プラスの強化（報酬）……56
プラセボ……15, 73, 78
ブリーフセラピー……177
分離治療……31
併用療法……14, 18, 21, 71,
　72, 99, 121, 137, 157, 177,
　201, 213
ヘビ恐怖症……98
弁証法的行動療法（DBT）
　……38, 90, 144, 177
扁桃体……124
報酬……224
ホームワーク
　……77, 125, 151
母乳……205, 211

マ

マトリックスモデル……228
慢性期うつ病……74
慢性的……80
メタアナリシス……179
メタ認知的アプローチ……74
メンタライゼーション療法
　……178
面談の標準的頻度……35
妄想……100, 165

問題解決……68
　　──型アプローチ……106

ヤ

薬剤曝露……205
薬物依存……116, 213
薬物探索行動……218
薬物とアルコール乱用
　　……172

薬物乱用……116, 213
薬物療法……13, 22, 49, 121,
　　138, 157, 177, 201
歪んだ認知……111
陽性症状……157, 159
抑うつ症状……140
予想計画……68
48時間ルール……117

ラ

ランダム化比較試験
　　……51, 102, 139
リスクファクター……88
離脱症状……203
離脱状態……128

[著者紹介]

Donna M. Sudak, M. D.（ドナ・M・スダック）
　ペンシルバニア医科大学卒業
　現：ドレキセル医科大学精神科教授，精神療法研修プログラム主任
　ベック認知療法研究所講師，認知療法アカデミー理事長，米国精神科医会実施試験問題作成委員，そのほかに認知療法学会や米国精神科医師研修責任者会議において要職についている。2013年8月，第13回日本認知療法学会における国際シンポジウムの招待講師として来日。

[監訳者略歴]

貝谷　久宣（かいや・ひさのぶ）
　現：現医療法人和楽会理事長。京都府立医科大学客員教授。（社）日本筋ジストロフィー協会理事長。NPO法人不安・抑うつ臨床研究会代表。NPO法人東京認知行動療法アカデミー事務局長。
　1943年名古屋生まれ。名古屋市立大学医学部卒業。マックス・プランク精神医学研究所ミュンヘン留学。岐阜大学医学部神経精神医学教室助教授。自衛隊中央病院神経科部長。第3回日本認知療法学会会長。第1回日本不安障害学会会長。
　著書「気まぐれ"うつ"病─誤解される非定型うつ病」筑摩書房（2007），「新版　不安・恐怖症─パニック障害の克服」講談社（2005），「対人恐怖─社会不安障害」講談社（2002），「脳内不安物質─不安・恐怖症を起こす脳内物質をさぐる」講談社（1997）

[訳者紹介]

山中　　学（東京女子医科大学東医療センター内科／第1章・第5章担当）
境　洋二郎（横浜労災病院心療内科／第2章担当）
吉田　栄治（心療内科・神経科赤坂クリニック／第3章・第4章担当）
兼子　　唯（早稲田大学人間科学研究科臨床心理学研究領域博士後期課程，
　　　　　　日本学術振興会特別研究員／第6章・第7章担当）
鈴木　伸一（早稲田大学人間科学学術院／第6章・第7章担当）
杉山風輝子（心療内科・神経科赤坂クリニック／第8章担当）
種市　摂子（東京大学大学院教育学研究科 身体教育学コース／第9章担当）
岩佐　玲子（心療内科・神経科赤坂クリニック／第10章担当）
横山　知加（心療内科・神経科赤坂クリニック／第11章担当）
梅景　優子（翻訳家／第12章担当）

認知行動療法・薬物療法併用ガイドブック
エビデンスベイスト・アプローチ

2013年9月1日 印刷
2013年9月10日 発行

著　者……………………ドナ・M・スダック
監訳者……………………貝谷久宣

発行者……………………立石正信

印　刷……………………平河工業社
製　本……………………誠製本
発行所……………………株式会社 金剛出版
〒112-0005　東京都文京区水道1-5-16
電話 03-3815-6661　振替 00120-6-34848
ISBN978-4-7724-1329-9　C3011　Printed in Japan　©2013

エビデンス・ベイスト心理療法シリーズ

Advances in Psychotherapy Evidence-Based Practice

貝谷久宣，久保木富房，丹野義彦 監修

アメリカ心理学会の粋を結集した疾患別臨床マニュアル！
全9巻　B5判並製　平均120頁　各巻定価2,520円

以下続巻　②強迫性障害　④統合失調症　⑤ADHD　⑥ギャンブル依存

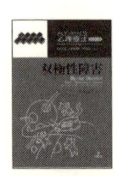

◆1 双極性障害
R・P・レイサー他著／岡本泰昌監訳　簡便で日常臨床に応用可能なエビデンスに基づく統合的なアプローチを紹介する。　2,520円

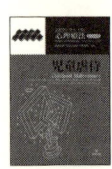

◆3 児童虐待
C・ウィカール他著／福井　至監訳　最新の研究成果と，心理的なケアが必要な被虐待児への，エビデンスに基づく治療法を解説する。　2,520円

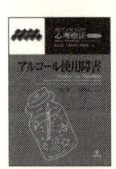

◆7 アルコール使用障害
S・A・メイスト他著／福居顯二，土田英人監訳　診断と治療のガイドラインに沿って実証研究に支持された治療法を示したコンパクトな一冊。　2,520円

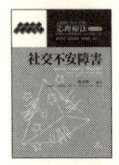

◆8 社交不安障害
M・M・アントニー他著／鈴木伸一監訳　社交不安障害の診断，アセスメント，治療からフォローアップ，症例紹介までをコンパクトに紹介する。　2,520円

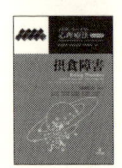

◆9 摂食障害
S・W・トイズ他著／切池信夫監訳　摂食障害の疫学，診断，アセスメントから，認知行動療法を中心としたエビデンスに基づく治療法を提示する。　2,520円

価格は消費税込み（5％）です

嘔吐恐怖症
基礎から臨床まで
貝谷久宣監修／野呂浩史編
Ａ５判　280頁　定価4,410円

　いまだ標準的な治療法は確立されていない嘔吐恐怖症の正確な「診断」から，薬物療法・認知行動療法・森田療法・EMDRを中心とする「治療」へとつなげる本書は，はじめての「嘔吐恐怖症モノグラフ」として，嘔吐恐怖症という病態が今後さらに詳しく研究され新しい診断体系がつくられるための布石となり，その症状に苦悩するクライエントを救うための道標となる。

パーソナリティ障害の認知療法
スキーマ・フォーカスト・アプローチ
Ｊ・Ｅ・ヤング著／福井　至，貝谷久宣，不安・抑うつ臨床研究会監訳
Ａ５判　152頁　定価2,730円

　ヤングは，パーソナリティ障害を引き起こすスキーマは患者の子ども時代に形成される「早期不適応的スキーマ」であるとし，18種類のパーソナリティ障害を引き起こすスキーマを特定した。
　本書で紹介されるスキーマ・フォーカスト・アプローチは，治療困難なパーソナリティ障害，慢性的な不安，抑うつの患者に有効な統合的アプローチである。巻末には治療を効果的に進めるために必要な「ヤング・スキーマ質問紙（YSQ）」ほか数々の質問紙すべてを収録した。

研修医・コメディカルのための
精神疾患の薬物療法講義
功刀　浩編著
Ａ５判　208頁　定価3,780円

　抗精神病薬，抗うつ薬，気分安定薬，抗不安薬，睡眠薬，中枢刺激薬，ノルアドレナリン再取り込み阻害薬，抗てんかん薬，漢方薬まで，精神科医療で使用される向精神薬について「基礎知識」「正しい使用法」「注意すべき副作用」を各領域のスペシャリストがやさしくレクチャーする講義形式ガイドブック。
　精神科薬物をはじめて学ぶ研修医，臨床心理士や看護師などのコメディカル・スタッフにもわかりやすく，推薦できる一冊。

価格は消費税込み（5％）です

マインドフルネス・ストレス低減法ワークブック
B・スタール，E・ゴールドステイン著／家接哲次訳　ヨーガと瞑想による体験重視の実践ワークブック！　3,045円

認知行動療法臨床ガイド
D・ウエストブルック他著／下山晴彦監訳　確かな治療効果のエビデンスに支えられた認知行動療法の正しい型。本物の認知行動療法の基礎知識！　5,460円

「職場うつ」からの再生
春日武彦，埜崎健治編著　「現代型うつ」の医学的アプローチ，家族サポート，リハビリテーションを解説。新しい自分に生まれ変わるための実践ガイド。　2,730円

まんが サイコセラピーのお話
物語：P・ペリー／絵：J・グラート／鈴木龍監修／酒井祥子，清水めぐみ訳　密室で行われる心理療法の様子をマンガで表現した一冊。　2,520円

スキーマモード・セラピー
チェ・ヨンフィ著／福井至他監訳　現在活性化しているスキーマ（中核的な信念）に焦点をあてたアプローチを，わかりやすく解説する。　2,940円

素行障害
齊藤万比古編　素行障害は多くの精神疾患と異なり，社会的な規範に対する問題行動によってのみ規定される。その困難な対応への確かな指針を示す。　4,725円

自殺リスクの理解と対応
S・C・シア著／松本俊彦監訳　患者の自殺念慮を導きだすための画期的な戦略である「CASEアプローチ」について詳述する。　4,410円

CRAFT ひきこもりの家族支援ワークブック
境泉洋，野中俊介著　認知行動療法の技法を応用した，当事者と家族のための治療プログラム。　2,940円

CRAFT 依存症家族のための対応ハンドブック
R・メイヤーズ，B・ウォルフ著／松本俊彦，吉田精次監訳　依存症治療の最強のプログラム「CRAFT」を解説する。　2,730円

PTSD治療ガイドライン[第2版]
E・B・フォア著／飛鳥井望監訳　国際トラウマティック・ストレス学会の特別作業班が中心となって作成したPTSD治療ガイドライン待望の新版！　7,770円

摂食障害の最新治療
鍋田恭孝編著　摂食障害治療のエキスパートが，「治療ガイドライン」にはない現場の"血の通った"アプローチを紹介した治療に役立つ1冊。　3,360円

パーソナリティ障害：診断と治療のハンドブック
レン・スペリー著／近藤喬一，増茂尚志監訳　診断と治療に関する包括的でまとまったアプローチを提供する。　4,830円

認知行動療法を身につける
伊藤絵美，石垣琢麿監修／大島郁葉，安元万佑子著　クライエントの症例に応じたオーダーメイド型CBTを学ぶグループとセルフヘルプのための一冊。　2,940円

精神疾患の脳科学講義
功刀浩著　代表的な精神疾患である統合失調症と気分障害をとりあげ，その遺伝的要因，ストレスなどの環境的要因を脳科学的に解析する。　3,150円

臨床心理学
最新の情報と臨床に直結した論文が満載　B5判160頁／年6回（隔月奇数月）発行／定価1,680円／年間購読料12,600円（増刊含む，送料小社負担）

精神療法
わが国唯一の総合的精神療法研究誌　B5判140頁／年6回（隔月偶数月）発行／定価2,100円（38巻6号までは1,890円，定期購読は送料小社負担）

価格は消費税込み（5％）です